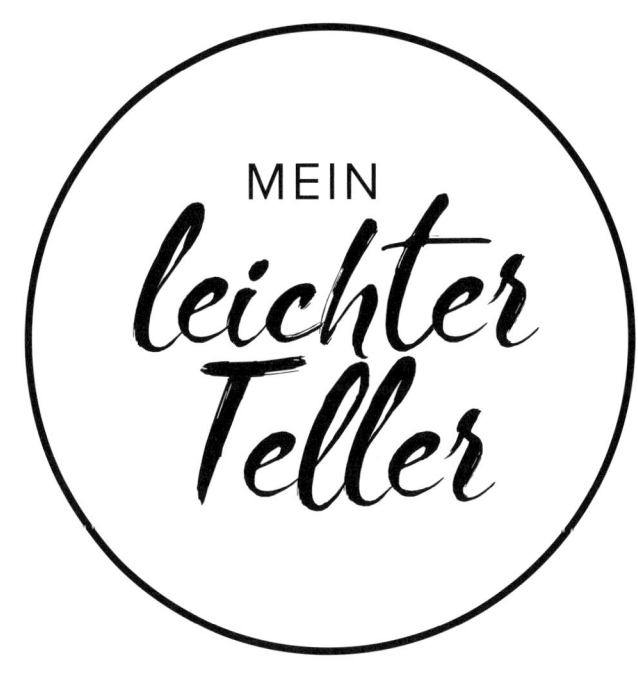

MEIN
leichter
Teller

Jedes Abnehmkonzept, jede Diät verspricht, Abnehmen ohne Anstrengung, ohne Aufwand aber mit Erfolg. Eventuell haben Sie auch einige Versuche hinter sich. Dann wissen Sie, dass Abnehmen gar nicht so einfach ist und die verlorenen Kilos schnell wieder zurückkehren.

Jede Umstellung von Koch- und Essgewohnheiten ist nicht einfach. Der Verzicht auf lieb gewonnene Speisen und Schwierigkeiten in der täglichen Umsetzung sind häufige Gründe für das Scheitern guter Vorsätze. Die Methode „Kochbuch" erfordert zudem eine gewisse Genauigkeit. Zutaten stückgenau einzukaufen, abzuwiegen und exakt nachzukochen, ist jedoch nicht jedermanns Sache.

Unsere schnelllebige Zeit erfordert neue, wenig einschränkende und variable Methoden. Wollen Sie dauerhaft abnehmen, brauchen Sie keine Diät, sondern eine alltagstaugliche, gesunde Ernährungsumstellung. Diese muss satt machen und sicherstellen, dass Sie nicht mehr in die Jo-Jo-Falle tappen.

Auf ganz einfache Art und Weise erreichen Sie den gewünschten Erfolg mit dem hier vorgestellten Konzept „Mein leichter Teller".

Unser Buch ist Schlachtplan, Leitfaden und Ideengeber, liefert Ihnen gut zusammengestellte und abwechslungsreiche Rezepte und eine exakte und einfache Anleitung.

Alle Rezeptideen in diesem Buch sind einfach, in kurzer Zeit zuzubereiten und flexibel. Sie können zu Hause und im Job gesunde Mahlzeiten zusammenstellen und clever die richtigen Lebensmittel auswählen. Sie finden Lunchboxideen und Rezepte, die sich notfalls auch schnell in der Mittagspause zubereiten lassen.

Sehen Sie dieses Buch als Inspiration und Einführung in eine neue Form zu essen. Schon bald werden Sie dieses einfache Prinzip verinnerlicht haben und Spaß daran haben, auch eigene Rezepte zu entwickeln.

JETZT KOMMT DIE NEUE FREIHEIT BEIM ABNEHMEN

Im Kampf gegen Übergewicht wurde von Wissenschaftlern der Harvard T.H. Chan School of Public Health die Methode „The Healthy Eating Plate" entwickelt. Wir haben diese Methode verfeinert und mit alltagstauglichen einfachen Rezepten ergänzt.

Wir nennen die Methode „Mein leichter Teller". Sie ist ideal zum Abnehmen und auch später zum Halten und Stabilisieren des Gewichtes, was oft noch komplizierter ist.

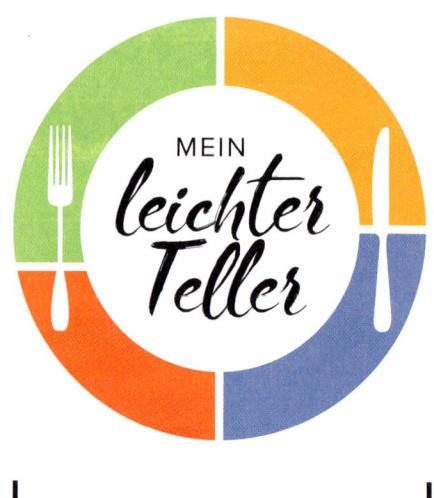

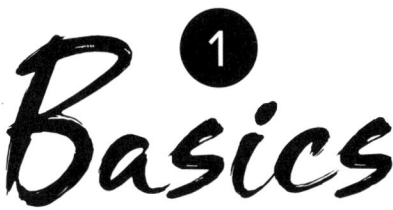

Basics

MEIN LEICHTER TELLER

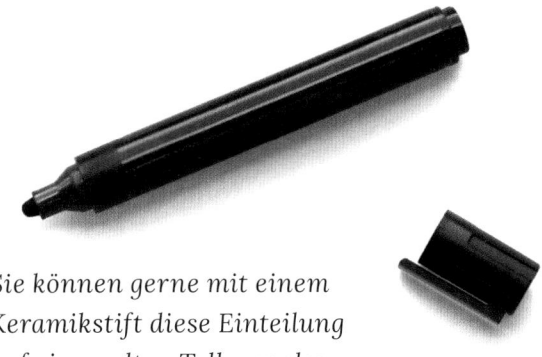

Sie können gerne mit einem Keramikstift diese Einteilung auf einen alten Teller malen.

Wie funktioniert diese Methode der Freiheit? Ohne große Einschränkungen, mit wenigen Vorgaben und mit der Lizenz zum Tauschen oder selbst auswählen. Ohne Waage, ohne Kalorienzählen oder feste Zusammenstellungen. Klingt toll und ist es auch.

Basis der Methode „Mein leichter Teller" ist ein normaler, flacher Essteller, wie in jedem Haushalt vorhanden. Da jedes gesunde Essen bestimmte Makronährstoffe enthalten muss, teilen wir den Teller im Geiste einfach in 4 Viertel. Dies ist die Grundlage, die Einteilung. **Jeder Teil des Tellers ist für eine ganz bestimmte Lebensmittelgruppe vorgesehen.**

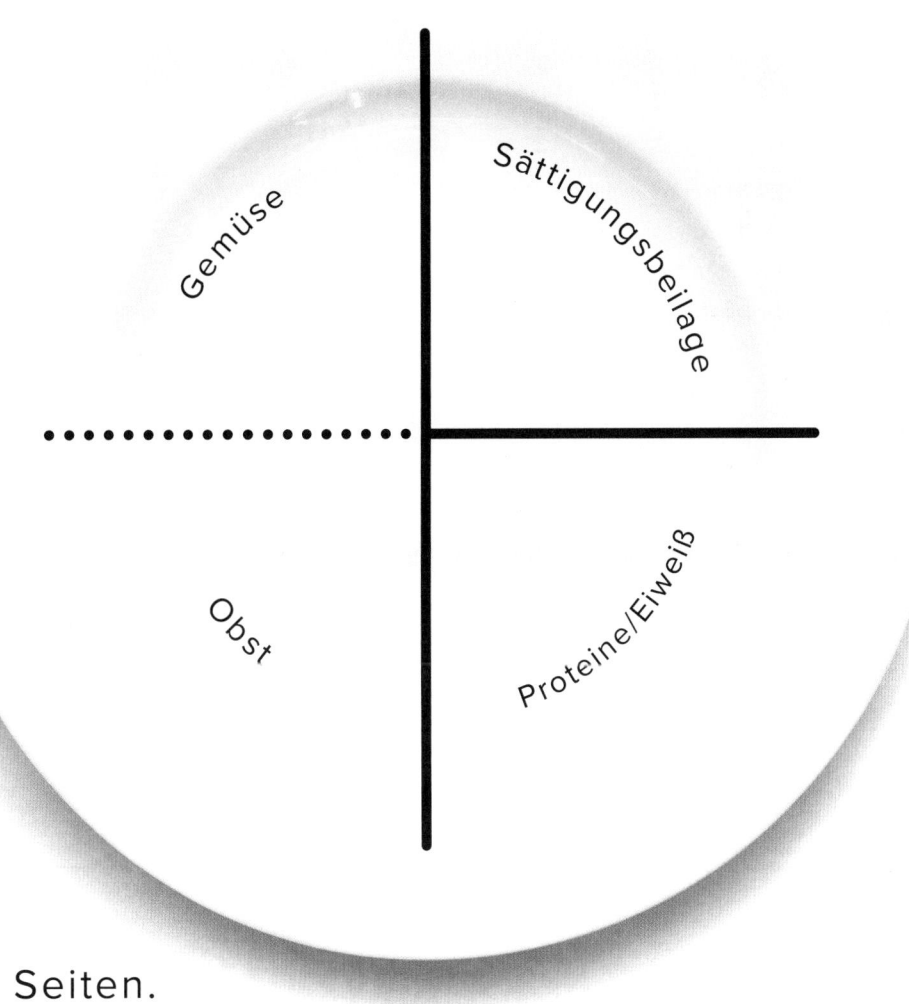

Wie das genau funktioniert, lesen Sie auf den folgenden Seiten.

So gestalten Sie

IHREN „LEICHTEN TELLER"

EIWEISS/PROTEINE

Das erste Viertel auf dem Teller ist reserviert für lebensnotwendiges Eiweiß. Hier richten Sie Fleisch, Fisch, Hülsenfrüchte und andere Eiweiß liefernde Lebensmittel auf den Teller. Wählen Sie aus den Lebensmitteln im blauen Kasten ganz nach Lust, Laune und persönlichem Geschmack.

WÄHLEN SIE

Fisch, Fleisch, Geflügel, Erbsen, Linsen, Bohnen, Kichererbsen, Nüsse, Sojaprodukte, Milch und Milchprodukte.
Schränken Sie aus gesundheitlichen Gründen den Verzehr von rotem und verarbeitetem Fleisch etwas ein.
Mehr Infos dazu ab Seite 10

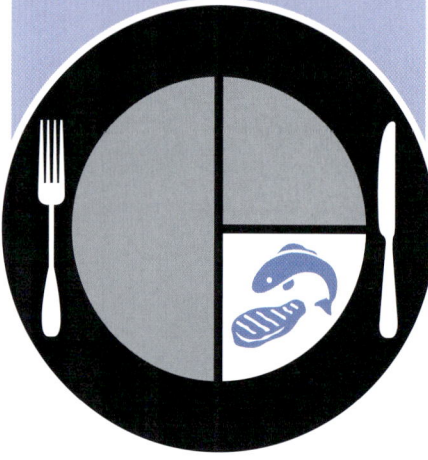

SÄTTIGUNGSBEILAGE

Das zweite Viertel ist vorgesehen für klassische Sättigungsbeilagen, also Kartoffeln, Nudeln, Reis oder Brot. Im gelben Kasten finden Sie eine Auswahl. Füllen Sie damit nach Belieben diesen Sektor des Tellers. Sie brauchen nichts wiegen oder abmessen, nur dieses Viertel füllen.

WÄHLEN SIE

Vollkornnudeln, Vollkornreis, Vollkornbrot, Quinoa, Salz-, Folien- oder Ofenkartoffeln, Hafer- oder Getreideflocken.
Mehr Infos dazu ab Seite 12

GEMÜSE UND OBST

Die noch leere Hälfte, also die restlichen zwei Viertel bleiben dem Gemüse und/oder Obst vorbehalten. Wählen Sie hier Ihr Lieblingsgemüse aus und füllen damit den Teller richtig voll. Sparen Sie hier nicht.

Legen Sie den Schwerpunkt auf Gemüse.
WÄHLEN SIE
Gemüse nach Saison und persönlichen Vorlieben.
Mehr Infos dazu auf Seite 16

WÄHLEN SIE
Alle Obstsorten außer Bananen, Weintrauben und Trockenfrüchte.
Mehr Infos dazu auf Seite 17

KEINE FESTEN VORGABEN, KEINE
STRINGENTE VORAUSWAHL,
KEINE LEBENSMITTEL, DIE SIE
NICHT GERNE ESSEN.

DIES IST
Freiheit, die wir meinen

Sie allein bestimmen, mit welchen Lebensmitteln Sie die jeweiligen Segmente auf Ihrem Teller füllen. Dies klappt zu Hause, in der Kantine und im Restaurant, eigentlich immer. Vom Frühstück über das Mittagessen bis zum Abendbrot. Mit unseren Rezepten erlernen Sie schnell diese Methode.

BEIM KONZEPT „MEIN LEICHTER TELLER" ESSEN SIE SICH 3X AM TAG SATT.

Im Gegenzug entfallen alle Zwischenmahlzeiten, Snacks, Stärkungen oder „kleinen Pausen". Das 3-Mahlzeiten-Prinzip ist eine essentielle Grundlage für Ihre neue Figur. Die Empfehlung aus früherer Zeit, viele kleine Mahlzeiten zu essen, wird heute als grundlegender Fehler betrachtet und war eine Ursache für ungebremste Gewichtszunahme.

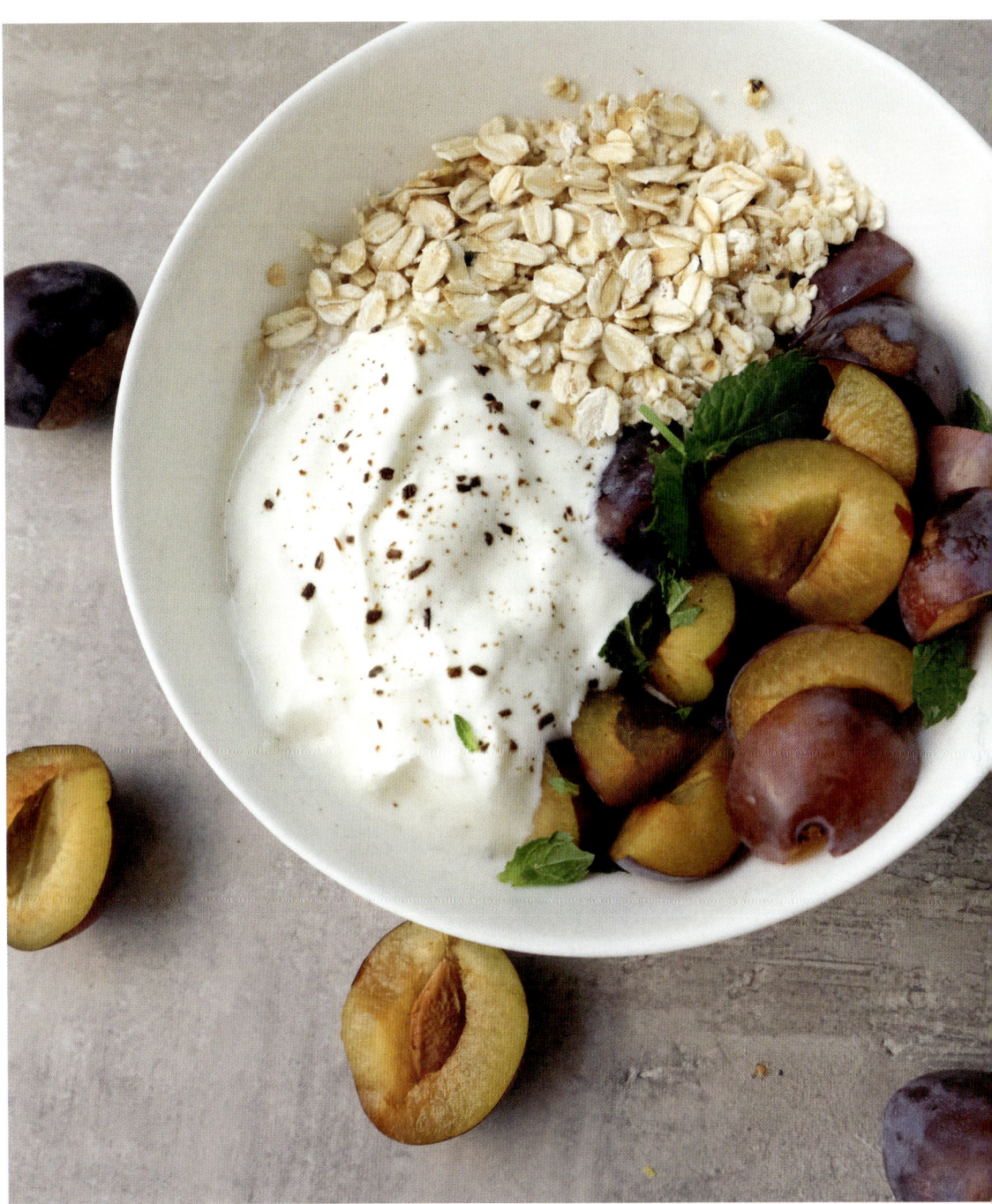

Beispiel für ein gesundes Frühstück - aufgebaut nach dem Prinzip des leichten Tellers. Das Rezept dazu finden Sie auf Seite 52.

So starten Sie

MIT IHREM „LEICHTEN TELLER"

Sie finden im Rezeptteil viele Rezeptvorschläge. **Die grafische Abbildung auf jeder Rezeptseite erklärt auf anschauliche Weise, wie komplett und vollwertig der Teller bereits gefüllt ist.** Oft sind es bereits 100%. Sie können das Rezept so nachkochen. Sollten Sie irgendeinen Bestandteil nicht zu Hause haben, zurzeit im Lebensmittelhandel nicht erhalten oder einfach nicht mögen oder vertragen, dann tauschen Sie dieses Segment am Teller einfach aus. Wählen Sie eine Alternative aus der jeweiligen Gruppe.

Bei einigen Rezepten sind 50% des Tellers auf der Grafik gefüllt, manchmal auch nur 25% also ¼ des Tellers. Dort haben Sie die Möglichkeit den fehlenden Rest nach Ihrem Geschmack zu ergänzen. Oder mit passenden Lebensmitteln, die Sie gerade zu Hause haben.

Der grau gekennzeichnete Bereich der Abbildung zeigt Ihnen, welchen Bereich des Tellers Sie noch zusätzlich füllen können.

Essen Sie dreimal am Tag nach der Vorlage des leichten Tellers. Sie müssen nicht immer alle Segmente auf dem Teller füllen. Haben Sie weniger Hunger oder gerade keine Lust auf eine komplette Mahlzeit, lassen Sie diesen Teil des Tellers einfach leer.

Schon nach ein paar Tagen werden Sie davon begeistert sein. Vergessen Sie alle Diäten, alle Lebensmitteltabellen und Verbote, setzen Sie auf unser System „Mein leichter Teller". So geht schlank heute – mit der Freiheit der eigenen Auswahl.

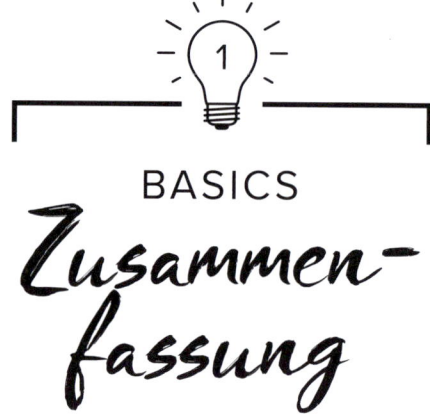

BASICS

Zusammen-fassung

Ihre Mahlzeiten orientieren sich an der Einteilung „Mein leichter Teller". 50% jeder Mahlzeit besteht aus Gemüse, und Obst, 25% sind eiweißreiche Lebensmittel und 25% sind die klassischen Sättigungsbeilagen. Diese Bestandteile werden Sie nach einer Lernphase bald selbst zusammenstellen, ohne Kalorienzählen, ohne Wiegen. Mit 3 Mahlzeiten pro Tag essen Sie sich gesund satt.

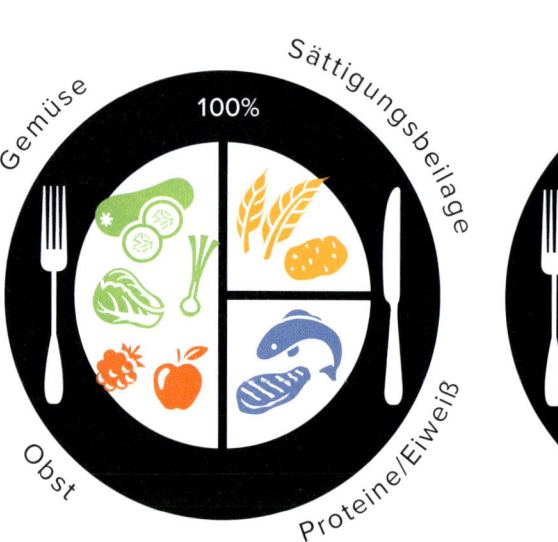

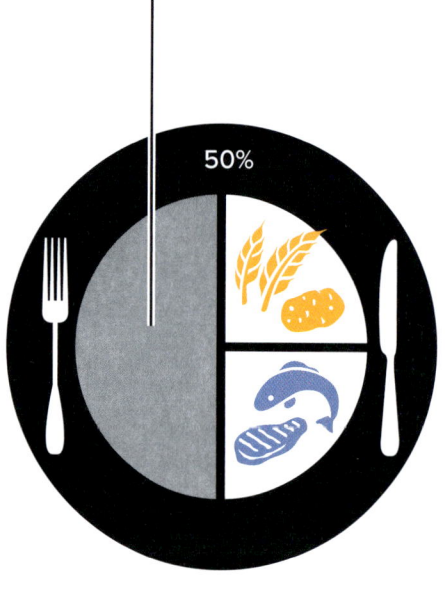

2 Zündungstage

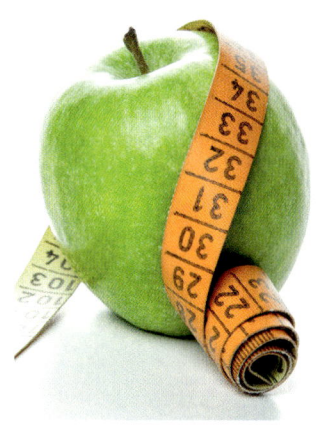

ABNEHMEN IST
Eigenleistung

Der beste Coach, das modernste Programm kann Anregungen und Hilfen geben, kann korrigieren, unterstützen und vor Irrwegen warnen. Abnehmen müssen Sie selbst.

Ihre Eigenleistung beginnt mit den beiden Zündungstagen. Diese laufen nach einem festen Schema ab, ausnahmsweise. Sie sind der Grundstein für den Erfolg. Die Erklärung ist einfach.

Unsere „normale" Ernährung enthält neben Fett, Eiweiß und gelegentlich Alkohol ziemliche Mengen an Zucker, Stärke und Weißmehl. Diese Bestandteile, auch schnelle Kohlenhydrate genannt, verursachen einen rasanten Blutzuckeranstieg und eine nachfolgende Insulinausschüttung. Tagtäglich puschen wir so unseren Stoffwechsel.

Insulin, ein Hormon der Bauchspeicheldrüse, schaufelt alle Nährstoffe aus dem Blut heraus und lagert es in der Muskulatur, der Leber oder in den Fettzellen ein. Immer wenn der Insulinspiegel hoch ist, sind wir auf „Einlagerung" auf „Speicherung" programmiert. Abnehmen ist unmöglich oder extrem schwer.

Bei normalem oder niederem Insulinspiegel öffnen sich die Zellen, geben die Inhalte langsam frei. Jetzt ist der Schalter unseres Stoffwechsels auf „Abgabe" auf „Abnehmen" programmiert.

Insulin hat noch einen weiteren Effekt. Fällt der Zuckergehalt im Blut ab, bekommen wir Hunger. Kennen Sie sicher aus eigener Erfahrung. Nach einem Frühstück mit Weißmehlbrötchen, einem Toast mit Marmelade, Cornflakes, Orangensaft oder nach einem zuckerhaltigen Müsli verarbeitet das Insulin diese Kohlenhydrate binnen 2 Stunden. Der Blutzucker fällt ab, der „kleine Hunger" meldet

sich. Der Griff zur Cola, zum süßen Snack schafft Abhilfe für weitere 2 Stunden bis zum Mittagessen. Nudeln, süße Nachspeise, nachmittags ein Müsliriegel, abends ein Baguette mit Belag, zum Fernsehabend noch Chips, Salzstangen und ein Bier. Der Blutzucker fährt Achterbahn, Auf und Ab. Der Stoffwechsel läuft auf Einlagerung, 12 Stunden lang oder länger. Damit muss Schluss sein.

Mit den Zündungstagen machen Sie einen Schlussstrich und programmieren den Stoffwechsel um auf Abgabe, auf Abnehmen. Der Start wird erfolgreich, die ersten Kilos verschwinden, der Hunger bleibt komplett weg.

LEGEN SIE HIER DEN GRUNDSTEIN FÜR EINE ERFOLGREICHE GEWICHTSREDUKTION.

UND SO
funktionieren die Zündungstage

ZÜNDUNGSTAGE
Zusammen-fassung

Die beiden Zündungstage laufen nach einem festen Schema ab. Dabei wird der Blutzuckerspiegel geglättet, Hungerattacken entfallen, Ihr Durchhaltevermögen wird gepuscht.

DER PLAN IST: 2 TAGE LANG KEINE KOHLENHYDRATE.

Mit konsequent durchgeführten Zündungstagen erreichen Sie:

· Eine dauerhafte Reduktion von Hunger

· Keine Gier mehr nach Süßigkeiten

· Die Öffnung der Fettzellen

· Den Einstieg in ein erfolgreiches Abnehmen

Sehen Sie diese beiden Tage als Bewährungsprobe. Ist meine Motivation hoch genug? Will ich wirklich abnehmen? Bin ich bereit dafür auch Änderungen zu akzeptieren? Beantworten Sie diese Fragen uneingeschränkt mit „Ja" dann sind Sie bereit für den Erfolg.

Bewährte Zündungsrezepte und Anleitung finden Sie auf den Seiten 29-35

Ziel der Zündungstage ist eine Absenkung des Hormons Insulin. Dies gelingt durch den weitgehenden Verzicht auf Kohlenhydrate. Weg mit der sogenannten deutschen Sättigungsbeilage! Reis, Kartoffeln, Nudeln, Brot und generell alle Getreideprodukte sind tabu. Auch Obst ist für die Zündungsphase ungeeignet. Streichen Sie an diesen beiden Tagen auch Zucker in jeder Form.

Die gute Nachricht: 2 Tage sind für diese Umstellung genug, länger muss nicht sein. Und nach 2 Tagen ist der Hunger weg, die Fettzellen sind geöffnet, der Erfolg ist programmiert.

Sie wollen oder können auf Zucker nicht verzichten? Verwenden Sie ab sofort zum Süßen unseren *Leichter leben in Deutschland Süßer* - die kalorienfreie Alternative zum Haushaltszucker.

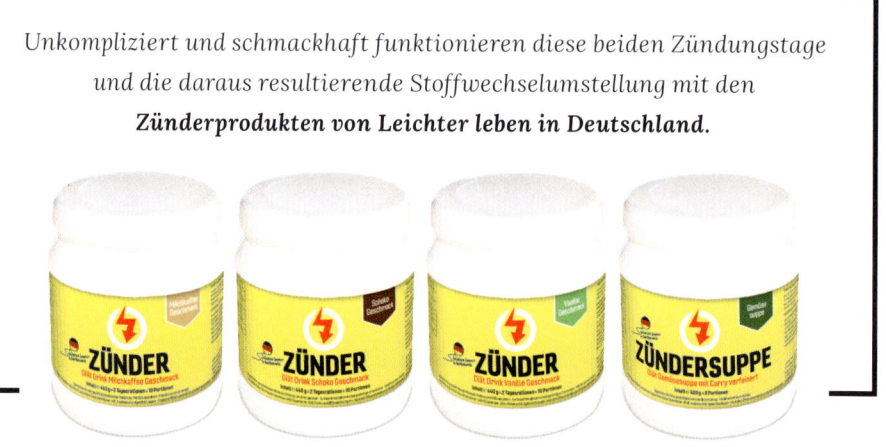

Unkompliziert und schmackhaft funktionieren diese beiden Zündungstage und die daraus resultierende Stoffwechselumstellung mit den **Zünderprodukten von Leichter leben in Deutschland.**

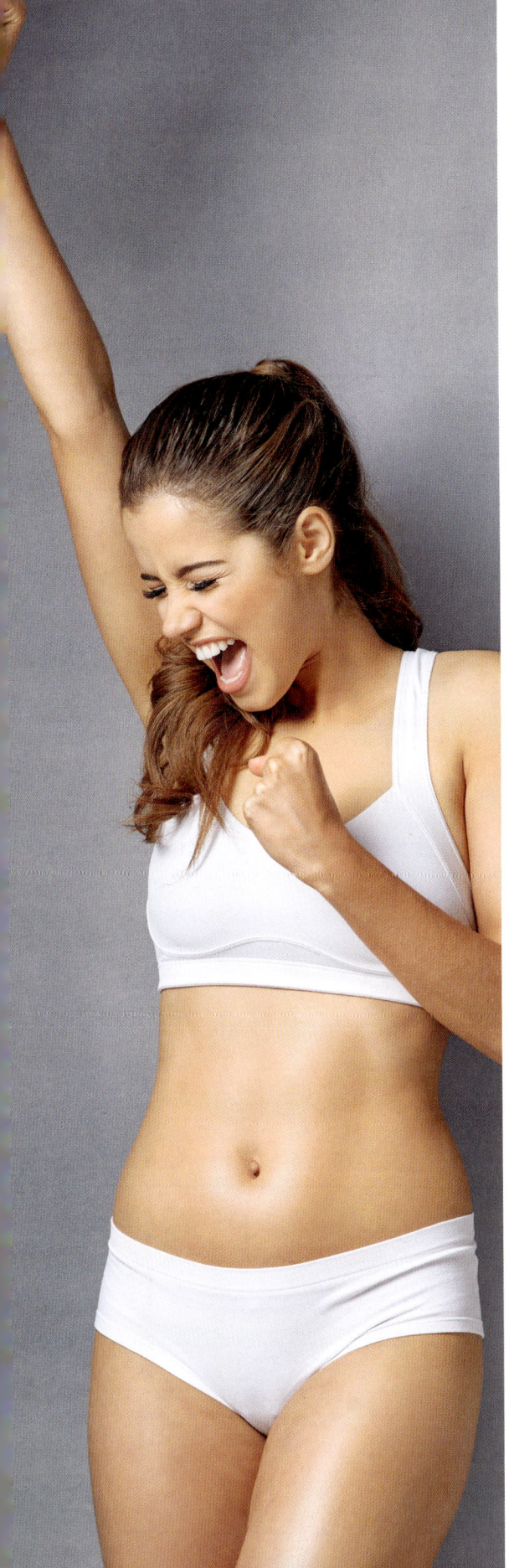

③ Abnehmphase

Glückwunsch, Sie haben die beiden Zündungstage überstanden

Ab jetzt beginnt die Phase des eigentlichen Abnehmens, die Sie so lange durchhalten können, bis Sie Ihr Wunschgewicht erreicht haben. Wenn Sie sich an die nachfolgenden Regeln halten, führen Sie Ihrem Körper alle Nährstoffe zu, die er wirklich braucht. So werden Sie circa 2-2,5 Kilogramm im Monat an Gewicht verlieren und das ohne Hunger.

Geeignete Rezepte für die Abnehmphase finden Sie ab Seite 37

UNSER KÖRPER denkt anders

Begriffe, die wir im allgemeinen Sprachgebrauch verwenden, sind für unseren Körper fremd. Er denkt nicht in Nudeln, Hackfleisch, Tomaten, Salz und Gewürzen, sondern in Makronährstoffen: Eiweiß (=Protein), Kohlenhydrate und Fett, dann Mineralien, Vitamine, Spurenelemente und weitere Bestandteile. Diese Grundsubstanzen benötigt er in passenden Mengen zum Funktionieren und Überleben. Aus welchem Lebensmittel er diese Bausteine geliefert bekommt, ist unserem Organismus ziemlich egal, Hauptsache der Bedarf ist gedeckt.

Wofür benötigt unser Körper diese und in welchen Lebensmitteln kommen sie vor? Wie können Sie optimal austauschen?

PROTEINE, AUCH EIWEISSE GENANNT, HABEN
SCHLÜSSELFUNKTIONEN. SIE DÜRFEN BEIM
ABNEHMEN NICHT FEHLEN.

BAUSTEIN
Proteine

Aufgebaut sind Proteine aus vielen unterschiedlichen Aminosäuren. Sie sind die Baustoffe für Zellen und Gewebe. Da unsere Körperzellen immer wieder neu gebildet werden, ist die regelmäßige Zufuhr von Protein notwendig.

Auch die Art der Proteine, die Qualität ist entscheidend. Neben den essentiellen Aminosäuren, die der Körper nicht selbst bilden kann, muss auch eine ausreichende Menge aller anderen Aminosäuren gegessen werden.

Eiweißmangel führt besonders während des Wachstums zu körperlicher, im Extremfall sogar zu geistiger Unterentwicklung. Über Lebensmittel alleine ist eine „Überdosierung" nicht möglich. Alles was nicht benötigt wird, scheiden die Nieren aus. **Bei einer Diät oder Ernährungsumstellung darf der Proteinanteil im Essen keinesfalls reduziert werden.**

Proteine sättigen gut, dauerhaft und boostern den Stoffwechsel. Bei stark reduzierter Kalorienzufuhr und zu wenig Eiweiß im Essen z.B. bei einer Crash- oder Nulldiät baut der Körper nicht nur Fett, sondern auch Muskelgewebe ab, die Grundlage für den gefürchteten Jo-Jo-Effekt.

Top Eiweißquellen sind Fleisch, Geflügel, Eier, Fisch, Meeresfrüchte, Milch und Milchprodukte. Es gibt neben diesen tierischen Quellen auch pflanzliche Lebensmittel, die Eiweiß liefern. Nüsse und Samen, Sojaprodukte wie Tofu, Saitan, Getreide und Hülsenfrüchte sind nicht nur für Vegetarier wertvolle Eiweißquellen.

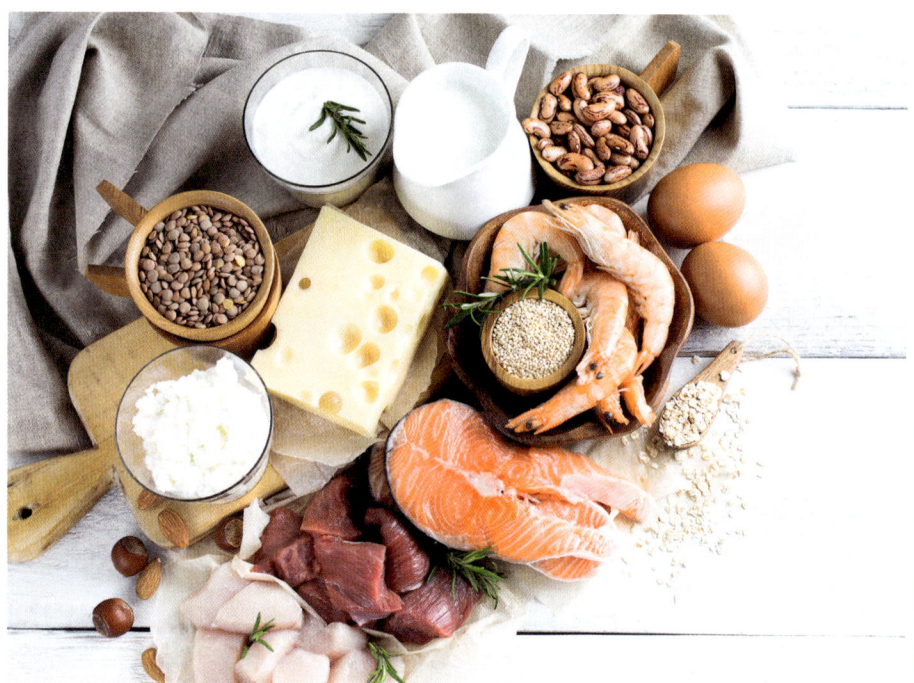

Im Einkaufsführer von „Leichter leben in Deutschland" finden Sie den Eiweißgehalt von über 4.000 Lebensmitteln, Fertiggerichten und Standardrezepten, ebenso den Fett- und Zuckergehalt mit umfangreicher Bewertung nach dem Ampelsystem.

Topliste Eiweißquellen

TIERISCH

FISCH, MEERESFRÜCHTE	GRAMM EIWEISS*
Barsch	18
Forelle	21
Garnelen, Shrimps	20
Hering	18
Jakobsmuscheln	11
Kabeljau	17
Kaviar (Fischrogen)	26
Lachsfilet	20
Makrele	19
Miesmuscheln	10
Rotbarsch	20
Seelachs	18
Thunfisch	22
Tilapia	19
Zander	19

MAGERES FLEISCH, EI	GRAMM EIWEISS*
Hühnerei, Vollei	13
Hähnchenbrust	24
Kalbsfleisch	19
Lammfilet	20
Putenbrust	24
Rinderfilet	21
Tatar	21

FETTARME MILCHPRODUKTE	GRAMM EIWEISS*
Buttermilch	3
Camembert light, 13% Fett absolut	24
Feta, 9% Fett	19

	GRAMM EIWEISS*
Frischkäse, 20% Fett i. Tr.	11
Harzer Käse, Sauermilchkäse	30
Hüttenkäse, 10% Fett i. Tr. körniger Frischkäse	13
Joghurt	3
Kefir	3
Mozzarella	19
Romadur light, 9% Fett absolut	26
Quark, mager	14
Skyr, natur, 0,2% Fett	11

Auch fettere Käsesorten sind sehr eiweißreich, leider aber auch sehr kalorienreich. Nur in kleinen Mengen, maximal 30 g verzehren.

PFLANZLICH

NÜSSE, SAMEN	GRAMM EIWEISS*
Cashews	18
Chia-Samen	16
Erdnüsse	25
Hanfsamen, geschält	35
Haselnüsse	12
Kürbiskerne	24
Leinsamen	24
Mandeln	19
Paranüsse	14
Pinienkerne	24
Pistazien	18
Sonnenblumenkerne	23
Walnüsse	14

Nüsse und Samen sind sehr kalorienreich. Beschränken Sie die Zufuhr auf maximal 30 g pro Mahlzeit.

HÜLSENFRÜCHTE	GRAMM EIWEISS*
Bohnen weiß, getrocknet	21
Edamame, Schoten	12
Erbsen, grün, getrocknet	22
Kichererbsen, getrocknet	20
Kidneybohnen, getrocknet	20
Linsen, rot, getrocknet	27
Linsen, getrocknet	23
Mungobohnen, getrocknet	23
Sojaflocken	37
Tofu natur	16

* alle durchschnittlichen Angaben pro 100 Gramm essfertige Lebensmittel

WAS BEDEUTET DAS FÜR UNSER Essen?

Wenn Sie sich an unsere Rezepte halten, brauchen Sie sich über Eiweiß keine Gedanken machen. Wollen Sie das Proteinviertel am Teller selbst gestalten, dann wählen Sie hochwertige Proteine aus der Tabelle. Wollen Sie aus einem Rezept die Proteinquelle austauschen, dann wählen Sie eine Alternative mit ähnlichem Proteingehalt. Auf abgepackter Ware finden Sie in der Lebensmitteldeklaration meist alle nötigen Angaben. So einfach klappt es mit allen Freiheiten.

BAUSTEIN
Kohlenhydrate

Sie bestehen aus Zuckermolekülen und sind der schnelle Treibstoff für Muskeln und Gehirn.

Kohlenhydrate haben bei vielen Menschen zwischenzeitlich einen schlechten Ruf: Sie gelten als Dickmacher. Einige schwören darauf, abends keine Kohlenhydrate mehr zu essen. Eine pauschale Verurteilung ist aber viel zu oberflächlich. Die Kohlenhydrate in Gummibärchen, Schokolade oder Süßigkeiten bestehen aus Zweifachzuckern, die sehr schnell in die Blutbahn gelangen. Dadurch sättigen sie kaum und auch nicht lange. Im Gegenteil, der nächste Hungeranfall ist vorprogrammiert.

Ganz anders bei komplexen Kohlenhydraten. Die wichtigsten Quellen für diese Sattmacher sind Vollkornprodukte wie Vollkornbrot, Haferflocken, Vollkornreis oder -nudeln, gefolgt von Gemüse, Hülsenfrüchten und Kartoffeln. Sie sättigen lange und dienen als „Futter" für die guten Darmbakterien.

Wir müssen unterscheiden zwischen Kohlenhydraten, die schnell anfluten und Blutzuckerspitzen erzeugen und langsamen Kohlenhydraten, die gemächlich aufgenommen werden, einen geringen Blutzucker erzeugen, dafür aber lange satt machen.

SCHNELLE, UNGEEIGNETE KOHLENHYDRATE SIND:

Konfitüren, Kuchen, Süßigkeiten, viele Trockenfrüchte, Fertigpuddings, Cornflakes, Müsli mit Zuckerzusatz, Milchfertigprodukte, Bonbons, Honig, Cola und Limonaden. Diese Produkte gilt es zu minimieren oder durch komplexe Kohlenhydrate zu ersetzen. Auch Weißmehlprodukte wie Toastbrot, Brötchen, Laugenbrezel, Ciabatta, Baguette lassen den Blutzuckerspiegel viel zu schnell ansteigen.

ZU DEN VOLLWERTIGEN KOHLENHYDRATEN GEHÖREN:

wenig verarbeitete kohlenhydratreiche Lebensmittel, die noch über ihren ursprünglichen, natürlichen Ballaststoffgehalt verfügen. Verwenden Sie Vollkorngetreide aus Dinkel, Gerste, Emmer, Roggen, Quinoa, Hafer, braunen Reis. Geeignet ist alles aus dem vollen Korn und was daraus hergestellt wird. Porridge, Müsli ohne Zuckerzusatz, Vollkornnudeln und vollwertiges grob gemahlenes Vollkornbrot lassen den Blutzuckerspiegel nur sehr langsam ansteigen und haben einen deutlich längeren Sättigungseffekt.

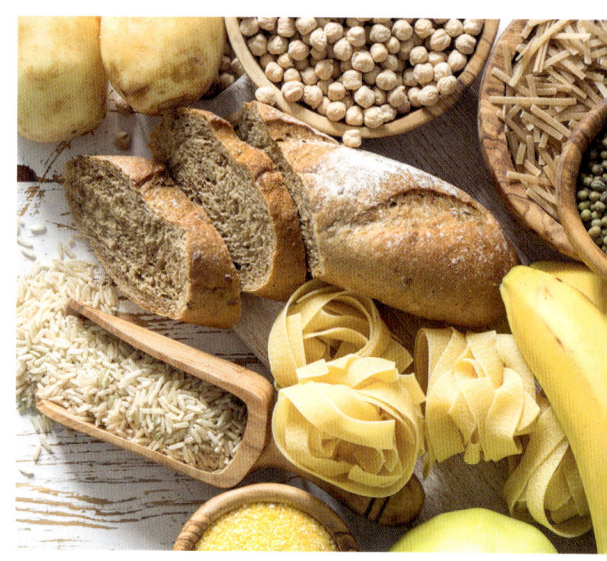

Achtung: nicht jedes dunkle Brot mit Körnern ist auch ein Vollkornbrot. Achten Sie auf die Deklaration oder fragen Sie den Bäcker Ihres Vertrauens.

Achten Sie darauf, dass Sie diese komplexen Kohlenhydrate in wenig verarbeiteter Form auf den Teller bringen. Fein gemahlenes Vollkornbrot, püriertes oder gar flüssiges Obst oder Gemüse in Form von Smoothies werden schnell aufgenommen und wirken dann fast wie reiner Zucker oder Weißmehl.

KOHLENHYDRAT	BEISPIELE	AUFNAHME
Zucker	Marmelade, Honig, Süßigkeiten, Kuchen, Backwaren, Limos, Säfte, Bier, Liköre	Schießen ins Blut
Stärke	Brot, Brötchen, Mehl, Kartoffeln, Kartoffelprodukte, Reis, Nudeln abhängig vom Verarbeitungsgrad	Fließen ins Blut
Ballaststoffe	Vollkornprodukte, Gemüse, Salate, Hülsenfrüchte, bestimmte Obstsorten	Tröpfeln ins Blut

PRODUKTGRUPPE
Brot

Geeignete Rezepte finden Sie auf den Seiten 183-195

GEEIGNET	BEDINGT GEEIGNET	VORSICHT AUSTAUSCHEN
Vollkornbrot grob	Vollkornbrot fein gemahlen	Weißbrot, Brötchen
Mehrkornvollkornbrot	Vollkorntoast	Graubrot
Pumpernickel, Schwarzbrot		Mischbrot
Vollkorn-Knäcke		Ciabatta, Baguette
		Reis, Maisbrot
		Laugenbrezel
		Hamburgerbrötchen
Achten Sie auf 100% Vollkorn	Feines Ausmahlen oder Beimischung von Auszugsmehl lassen den Blutzuckerspiegel schneller ansteigen	Verzichten Sie auf reine Auszugsmehlprodukte

PRODUKTGRUPPE
Müsli und Cerealien

GEEIGNET	BEDINGT GEEIGNET	VORSICHT AUSTAUSCHEN
Kleieflocken alle Sorten	Schmelzflocken	Fertigmüsli
Getreideflocken alle Sorten	Instant-Haferflocken	Crunchymüsli mit Zucker
Mehrkornbrei ohne Zucker	Instant-Getreidebrei	Pops
Porridge ohne Zucker		Cornflakes
Müslis ohne Zucker		
Leichter leben in Deutschland Müslis		

PRODUKTGRUPPE
Teigwaren, Kartoffeln, Getreide

GEEIGNET	BEDINGT GEEIGNET	VORSICHT AUSTAUSCHEN
Quinoa	Hartweizennudeln al dente	Spätzle
Vollkornbasmatireis	Basmati (lange waschen)	Eiernudeln
Roter Reis	Mais	Bratkartoffeln
Vollkornnudeln	Langkornreis	Croquetten
Rote Linsen Nudeln	Gnocchi	Kartoffeln überbacken
Erbsennudeln	Couscous	Pommes Frites
Hirse		Kartoffelpüree
Pell-, Folien- und Salzkartoffeln		
Süßkartoffeln		

PRODUKTGRUPPE
Gemüse

GEEIGNET	BEDINGT GEEIGNET	VORSICHT AUSTAUSCHEN
Alle Sorten		

PRODUKTGRUPPE
Obst

GEEIGNET	BEDINGT GEEIGNET	VORSICHT AUSTAUSCHEN
Alle Obstsorten	Ananas (Sorte super sweet)	Trockenfrüchte
		Reife Banane
		Weintrauben

Bedingt geeignet bedeutet, dass kleine Mengen gelegentlich erlaubt sind oder zusammen mit viel Ballaststoffen und Gemüse.

FETT IST DIE SPEICHERFORM
MIT DER HÖCHSTEN ENERGIEDICHTE

BAUSTEIN
Fette

WÄHLEN SIE GESUNDE PFLAN-
ZENÖLE, WIE NATIVES OLIVENÖL,
RAPSÖL, WALNUSSÖL, LEINÖL
FÜR DIE KALTE KÜCHE.

Hier ist mit wenig Platz eine große Menge an Brennwert gespeichert, doppelt so viel wie bei den Kohlenhydraten und auch beim Eiweiß. 1 g Fett hat 9 kcal, 1 g Eiweiß oder Kohlenhydrate enthalten 4 kcal.

Geballte Energie auf kleinstem Raum, das ist Fett im Essen. Und unser Essen ist in den vergangenen Jahren immer fettreicher geworden. War in den 50er Jahren noch etwa 70-80 g Fett pro Tag im Essen enthalten, so essen wir heute über 110 g pro Tag. Der Löffel Sahne extra, die Werbung mit dem „Blubb" haben die Menschen animiert, immer sahniger, immer gehaltvoller zu kochen. Auch Fertiggerichte, wie Pizza, Tiefkühlgerichte, Konserven und vor allem Naschereien wurden immer fetter, immer gehaltvoller.

Fett ist der wichtigste Geschmacksträger, ohne Fett schmeckt alles staubig bis trocken. Aber an Fett im

Essen können wir sparen, ohne einen Mangel zu erleiden, weder gesundheitlich noch geschmacklich. Wir werden das Fett im Essen natürlich nicht komplett verbannen, schließlich benötigt der Körper bestimmte Fettbestandteile. Sparen Sie beispielsweise beim Salatdressing nur einen Esslöffel Öl ein, so haben Sie schon 10-15 g Fett eingespart, das bedeutet 90 bis 135 kcal weniger!

Ideen für leckere Dips und Dressings finden Sie im Rezeptteil.

Zum sehr heißen Braten bietet sich Kokosfett an, es hat einen sehr hohen Rauchpunkt und darf deshalb sehr heiß werden. Bitte verwechseln Sie Kokosfett nicht mit weniger empfehlenswertem Palmfett. Erdnuss- und Sesamöl sind wunderbar für die asiatische Küche. High Oleic Öle eignen sich ebenfalls zum Braten bei hohen Temperaturen, sie werden als sogenannte Bratöle angeboten.

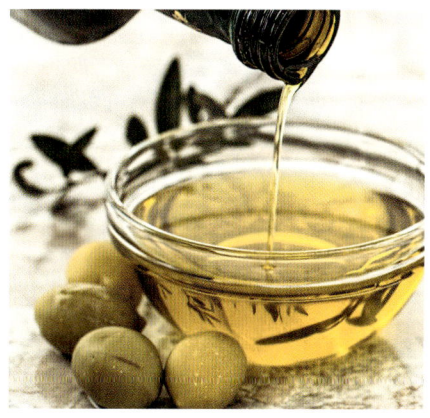

IM GEGENZUG SCHRÄNKEN SIE
TIERISCHE FETTE WIE BUTTER,
SPECK UND SCHMALZ EIN.

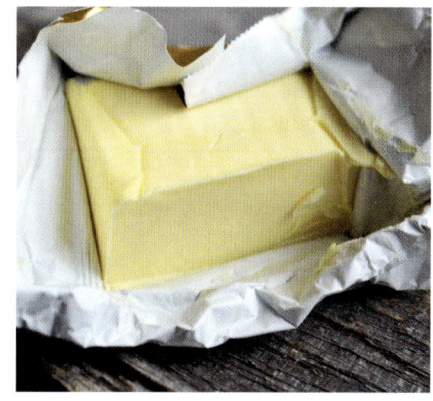

50% UNSERES TELLERS
FÜLLEN WIR MIT GEMÜSE/OBST ALLER ART

GEMÜSE IST DIE OPTIMALE QUELLE
FÜR MINERALSTOFFE, IST BALLASTSTOFFREICH,
SÄTTIGT UND IST AUCH IN DER
ZUBEREITUNG EINFACH

BAUSTEIN
Gemüse

GEMÜSE RICHTIG
zubereiten

Sie können Gemüse kochen, dämpfen, dünsten, blanchieren oder grillen. Unter den verschiedenen Garmethoden schonen Dünsten und Dämpfen die Nährstoffe besonders effektiv. Hierbei kommt das Gemüse gar nicht beziehungsweise nur mit wenig Wasser in Kontakt.

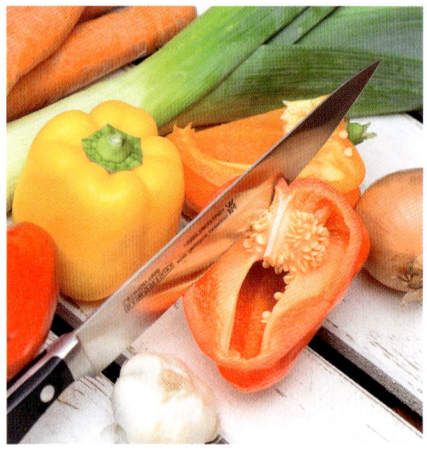

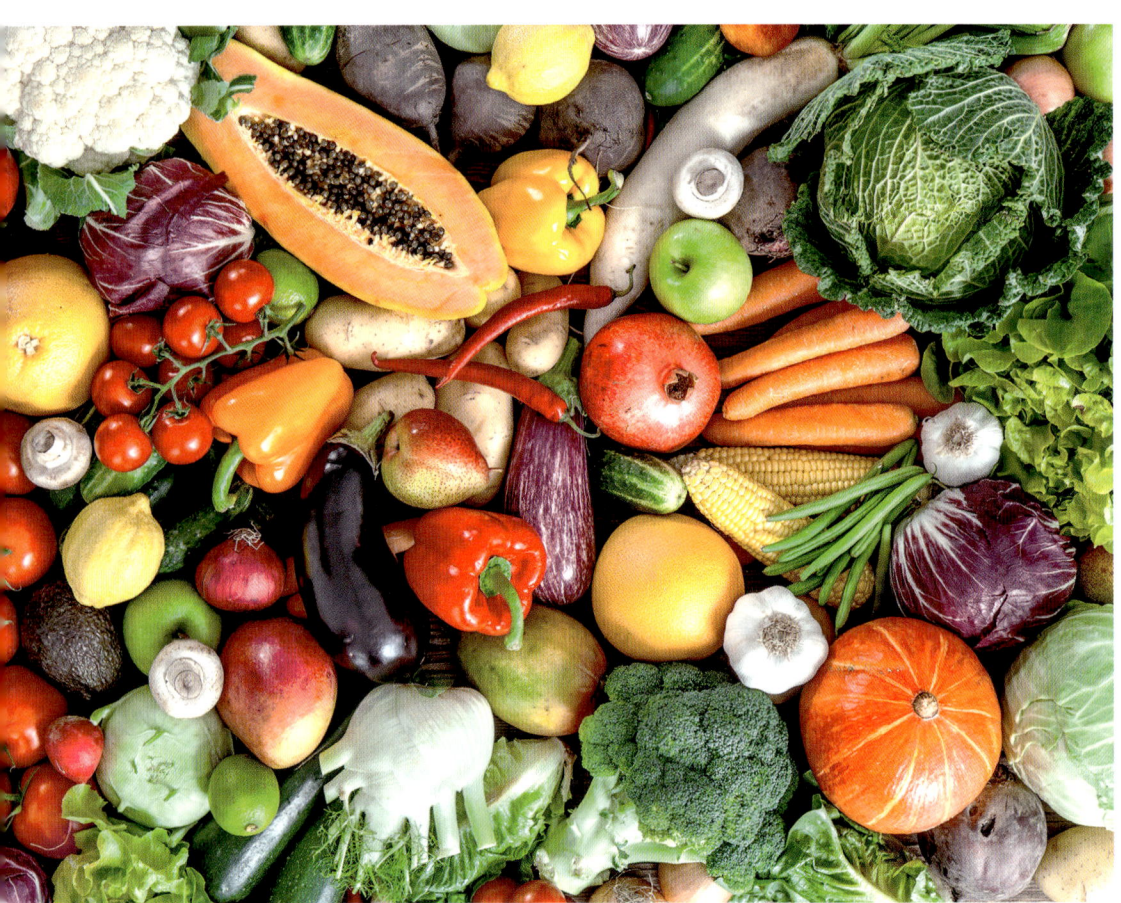

Im Winter, wenn Frischgemüse teuer ist, kann Tiefkühlware eine Alternative sein. Untersuchungen und Tests haben immer wieder gezeigt, dass TK-Ware sehr hochwertig ist und sich hinter Frischware nicht verstecken braucht. Im Gegenteil oftmals war die Ware aus der Kühltruhe qualitativ besser, als lange gelagerte Frischware.

OBST STECKT VOLLER VITAMINE,
MINERALSTOFFE UND SPURENELEMENTE

BAUSTEIN

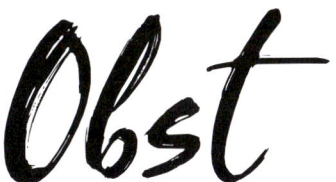

Obst

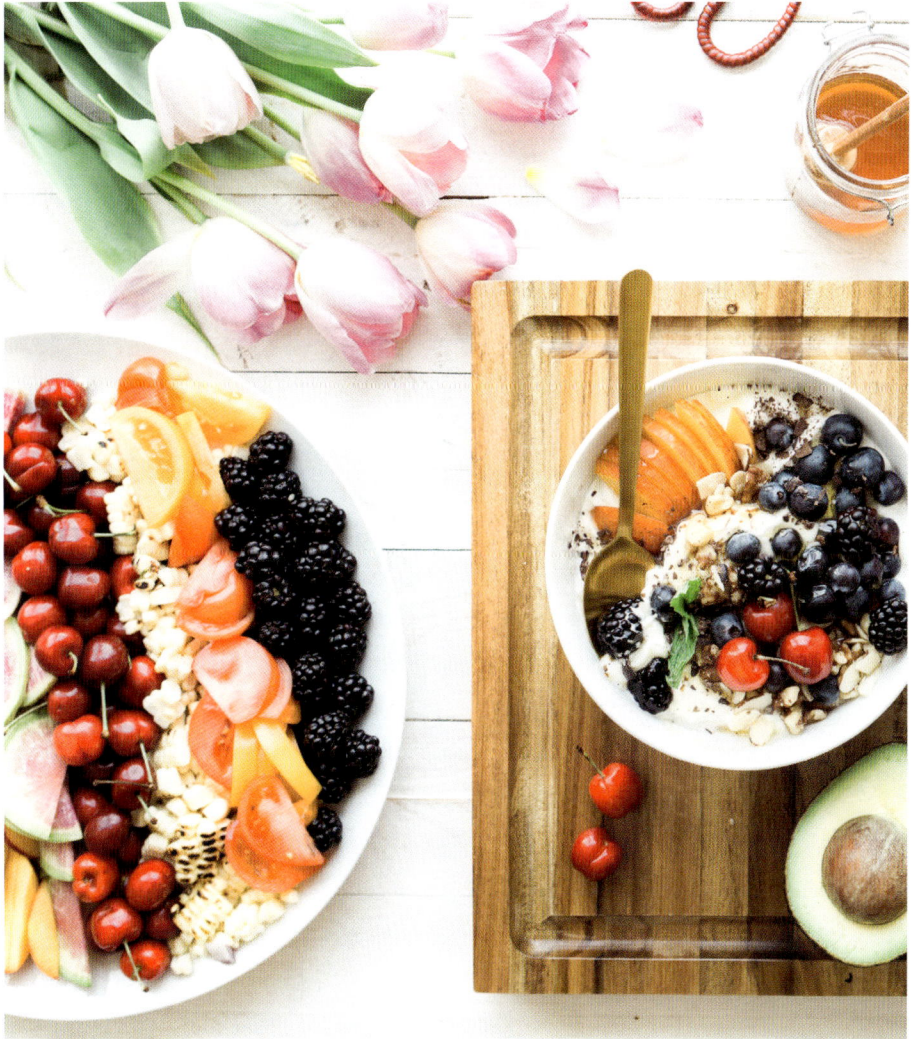

Deshalb heißt die Empfehlung seit vielen Jahren: esst Obst, immer und gerne mehrmals täglich. Gilt das auch beim Abnehmen? Darf man jedes Obst immer essen?

Obst enthält Zucker, mal mehr mal weniger, je nach Süße. Früchte mit höherem Zuckergehalt polen den Stoffwechsel auf Einlagerung, lassen die Insulinproduktion anspringen. Unsere Empfehlungen daher: Obst ja, aber die richtigen Sorten.

VIEL ZUCKER ENTHALTEN:

Trockenfrüchte, reife Bananen, Obstkonserven, Fruchtsäfte und Nektare, Weintrauben, Litschi, Feigen, Ananas, Mango, Birnen, Nektarinen, Äpfel und Kirschen.

WENIGER ZUCKER SIND IN:

Beeren (Brom-, Him-, Johannis- oder Erdbeeren), Avocado, Zitrone, Guave, Grapefruit, Aprikose, Orange, Kiwi, Papaya, Granatapfel.

Obst gehört zu einer ausgewogenen Ernährung.

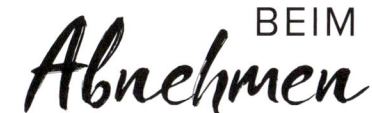
BEIM *Abnehmen*

stehen jedoch die zuckerärmeren Sorten im Vordergrund.

BAUSTEIN

Getränke

Um dieses Niveau halten zu können, rechnet man **35 ml pro Kilogramm Körpergewicht täglich als notwendigen Nachschub.** Für eine 75 kg schwere Frau also über 2,5 Liter Flüssigkeit. Aus Gemüse, Obst und dem übrigen Essen gewinnt der Organismus circa 1 Liter, so dass ein Rest von 1,5 Liter bleibt, den Sie über Getränke zuführen müssen. Im Sommer, bei schweißtreibender Tätigkeit, in gut geheizten Räumen gerne auch mehr.

Ungesüßter Tee – die kalorienarme Alternative zu Limo und Co

Das beste Getränk, das Sie zu sich nehmen können, ist Wasser. Wenn Sie möchten, aromatisieren Sie es mit etwas frischer Zitrone, Minze oder Ingwer. Verzichten Sie auf Softdrinks aller Art und meiden Sie auch Zerovarianten, da diese viel Süßstoff enthalten. In 1 Liter Cola, Orangen- oder Apfelsaft sind 100 g Zucker und mehr. Das entspricht über 30 Stück Würfelzucker. Frisch gepresster Saft, Bioware oder Fertigprodukte aus dem Supermarkt unterscheiden sich im Zuckergehalt und der negativen Wirkung auf den Blutzucker und damit dem Abnehmen überhaupt nicht.

Ungesüßter Tee ist ein kalorienarmes und gesundes Getränk. Die Kräuter, die in den unterschiedlichen Sorten stecken, können den Stoffwechsel anregen und Hunger eindämmen. Wählen Sie zwischen Mate-, Ingwer-, Grün- oder Schwarztee. Früchtetees sind weniger geeignet, denn sie können zu einer Übersäuerung beitragen, was das Abnehmen behindert oder verlangsamt.

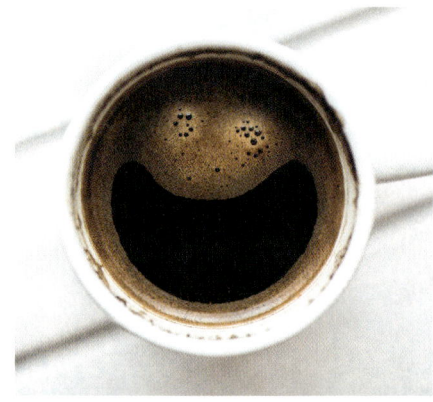

Auch schwarzer Kaffee enthält so gut wie keine Kalorien und ist daher empfehlenswert. Zudem kann Kaffee Hunger eindämmen. Wenn Sie also zwischen den Mahlzeiten Appetit verspüren, versuchen Sie es mit einer Tasse Kaffee. Aber Vorsicht: Zucker, Sirup, Sahne oder viel Milch wie Im beliebten Trendgetrank Latte macchiato machen aus Kaffee schnell eine Kalorienbombe. Genießen Sie daher Ihren Kaffee pur oder mit einem kleinen Schuss fettarmer Milch.

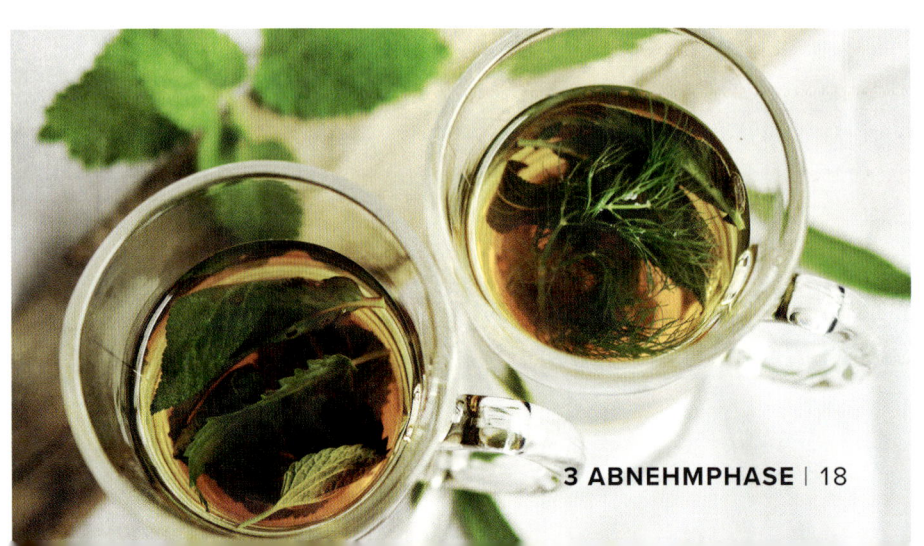

Der hohe Zuckergehalt von Getränken wird gerne unterschätzt. Hier zur Orientierung einige Werte:

ERLAUBT	BEDINGT GEEIGNET	VORSICHT AUSTAUSCHEN
Wasser, Mineralwasser	Früchtetee ohne Zucker	Limonaden mit Zucker
Kaffee ohne Zucker	Verdünnte Saftschorlen	Bier
Tee ohne Zucker		Radler
		Likör
		Sport-Getränke
		Alkopops
		Mixgetränke

GETRÄNK	ZUCKERGEHALT PRO LITER
Traubensaft	170
Energydrink	130
Bitter Lemon	121
Apfelsaft	120
Cola	110
Limo	100
Orangensaft	90

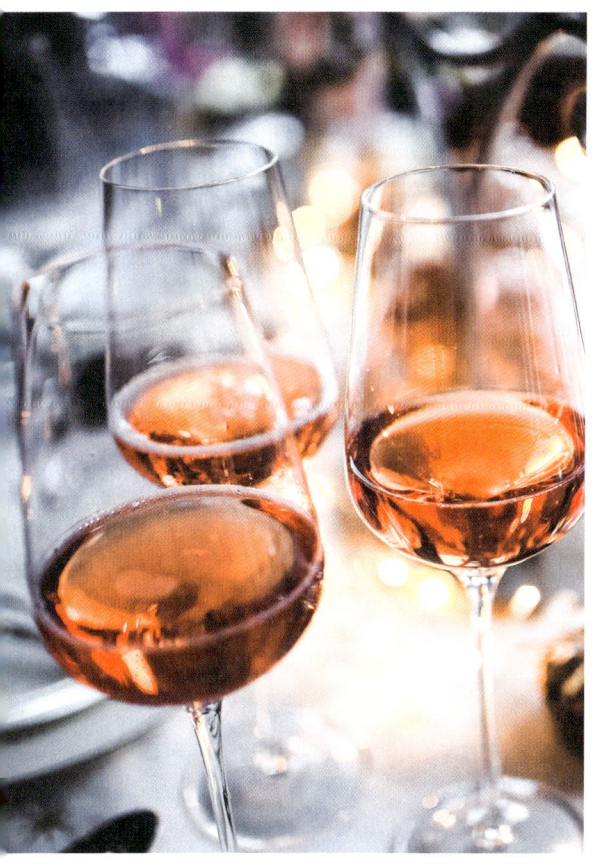

THEMA
Alkohol

WER ABNEHMEN MÖCHTE, SOLLTE AUF ALKOHOL VERZICHTEN

Denn Bier, Wein und Cocktails sind wahre Kalorienbomben und werden nicht umsonst als flüssige Nahrung bezeichnet. Außerdem stimuliert Alkohol das Appetitzentrum im Gehirn und macht Hunger auf deftiges, fettes oder süßes Essen und bremst zugleich den Fettabbau. Also der perfekte Dickmacher. Alkohol und Abnehmen passen nicht zusammen, entscheiden Sie selbst was Ihnen wichtiger ist.

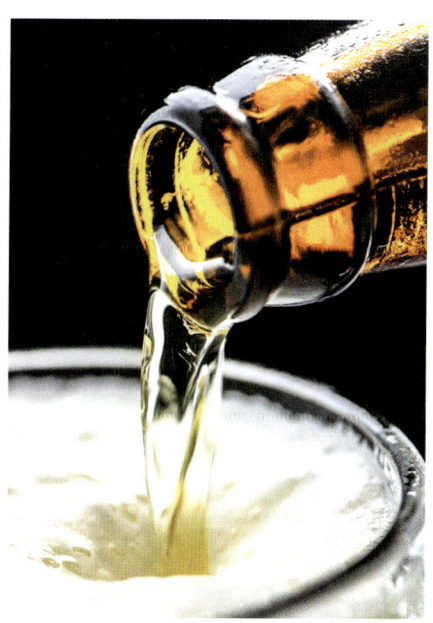

Keine Sorge, Sie müssen nicht für immer verzichten. Sobald Sie Ihr Wunschgewicht erreicht haben, ist auch wieder ein Bierchen oder ein Glas Wein erlaubt.

Lunchbox UND Meal-Prepping

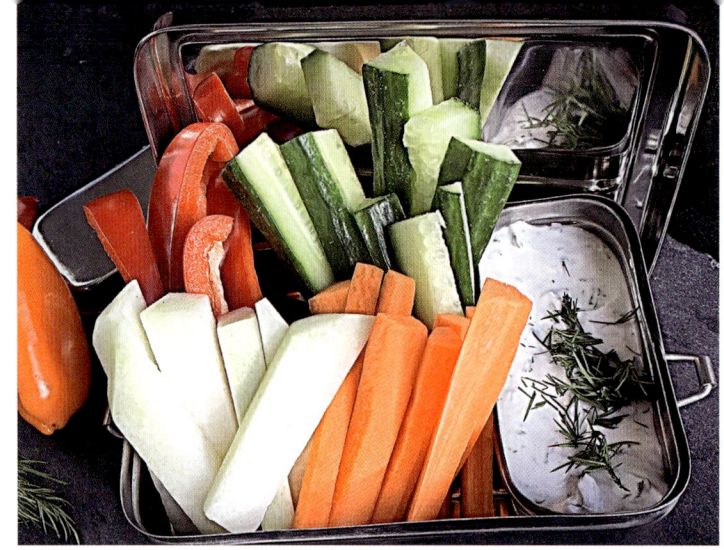

Sorgen Sie vor. Nehmen Sie sich für mittags im Job etwas von zu Hause mit, das Sie in aller Ruhe am Vorabend vorbereitet haben. So können Sie Ihr Essen in Ruhe genießen und müssen nicht auf Fastfood zurückgreifen. Und vor allem, die Mahlzeit entspricht den gesunden und schlanken Regeln von „Mein leichter Teller".

Nach Feierabend kaufen Sie auf dem Nachhauseweg im Supermarkt alles, was Sie für Ihr Abendessen und den nächsten Tag brauchen. Zu Hause bereiten Sie sich dann ein sinnvoll zusammengestelltes Abendessen zu. Sie müssen keinen großen Aufwand betreiben. Suchen Sie im Rezeptteil nach einer schnellen Bowl oder einem anderen Rezept mit geringem Aufwand.

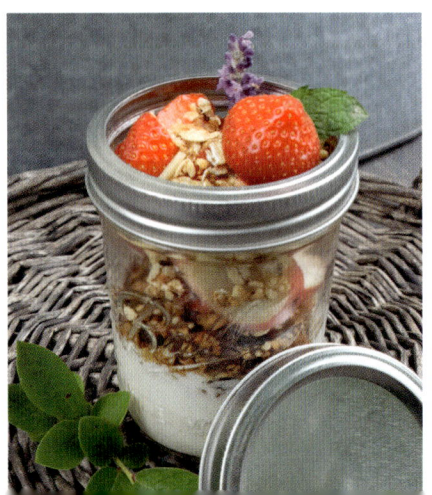

Nach dem Abendessen stellen Sie sich eine Lunchbox für den nächsten Tag zusammen. Wenn es in der Büroküche eine Möglichkeit gibt, Speisen aufzuwärmen, können Sie eine warme Mahlzeit zaubern. In auslaufsicheren Dosen verpackt, können Sie alle Bowls oder Suppen fertig vorbereitet mitnehmen und nur noch schnell mittags aufwärmen. Sind Sie mit dem Auto unterwegs, wird die Lunchbox kalt ausfallen.

Möchten Sie es sich ganz einfach machen, so reicht ein Vollkornbrot mit magerem Aufschnitt, eventuell ein hart gekochtes Ei und eine große Portion geschnittenes Gemüse wie Möhren, Paprika, Kohlrabi oder Gurken.

SO SETZEN SIE MÜHELOS DAS KONZEPT VON „MEIN LEICHTER TELLER" UM.

Sie haben abends keine Lust mehr in der Küche zu stehen? Bereiten Sie einzelne Komponenten am Wochenende vor.

Nutzen Sie einen freien Tag für den Einkauf eines Grundstocks an gesunden und zum Abnehmen geeigneten Lebensmitteln. Kochen Sie einige Komponenten vor und frieren Sie diese portionsweise ein. Suppen lassen sich wunderbar einfrieren, Dressings und Dips halten sich im Kühlschrank auch mehrere Tage. Wer keinen guten Bäcker in der Nähe hat, kann sich ein gutes Vollkornbrot auf Vorrat backen. Ein paar dicke Kartoffeln mit Schale einfach in Salzwasser auf Vorrat gekocht, verhelfen Ihnen wochentags, mit einem schönen Kräuterquark und einem frischen Salat ergänzt, schnell zu einem gesunden Mittagessen. Meal-Prepping nennt man das jetzt, Vorkochen sagten unsere Eltern dazu.

Auswärts essen

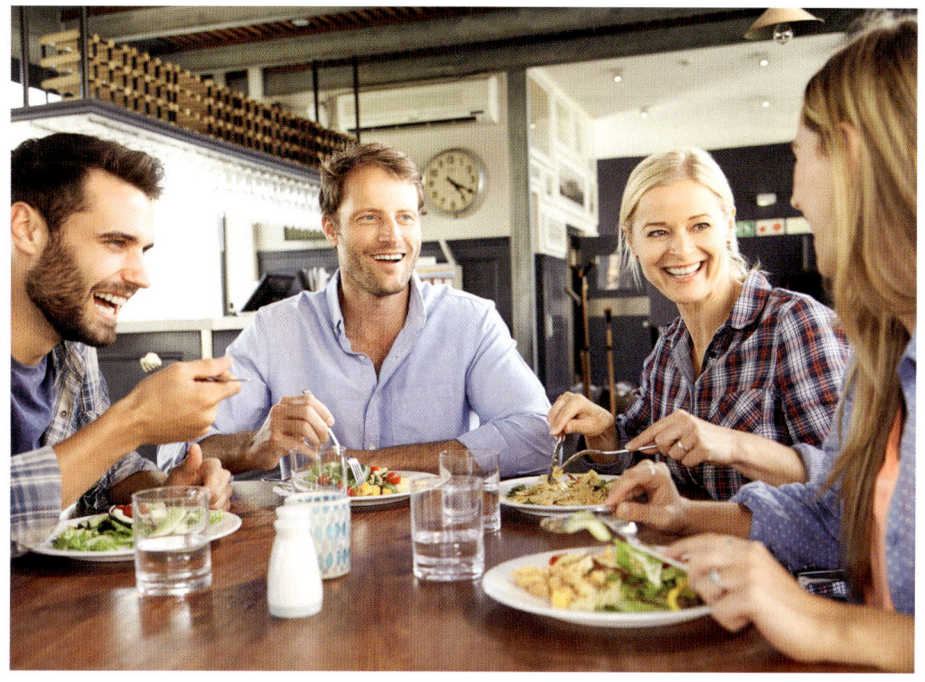

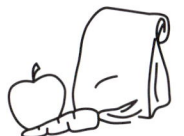

Bewährte
Lunchboxrezepte
finden Sie auf
den Seiten 141-159

ABNEHMPHASE
Zusammen-fassung

Auch im Restaurant sollte alles dem Konzept von „Mein leichter Teller" entsprechen. Das ist mit etwas Übung ganz einfach und klappt prima.

Mittags in der Kantine oder im Restaurant wählen Sie ein Gericht mit Fisch oder magerem Fleisch ohne fette Soße und mit viel Gemüse. Bestellen Sie die Sättigungsbeilage wie Pommes Frites, Bratkartoffeln oder weißes Brot einfach ab und tauschen Sie gegen Salzkartoffeln, Naturreis oder eine extra Portion Gemüse.

Verwenden Sie einfach unsere Tabellen zum Austausch dazu. So können Sie auch im Restaurant und der Kantine ganz einfach die Tellerregel umsetzen. Lassen Sie sich für Salate Essig und Öl bringen und machen Sie Ihr Dressing selbst. So haben Sie auch die Kontrolle über die Fettmenge und wissen, dass kein Zucker enthalten ist.

Egal ob Kantine, Restaurant oder zu Hause, Sie essen 3x täglich nach den Prinzipien von „Mein leichter Teller". 25% auf dem Teller besteht aus der Eiweißkomponente, ebenso viel nimmt die Sättigungsbeilage ein, die restlichen 50% werden mit Gemüse und zuckerarmem Obst aufgefüllt. Alles nach Ihrer Wahl, nach Ihrem Geschmack. Orientieren Sie sich an unseren Rezepten und Vorschlägen.

ZIEL ERREICHT
Erhaltungsphase ④

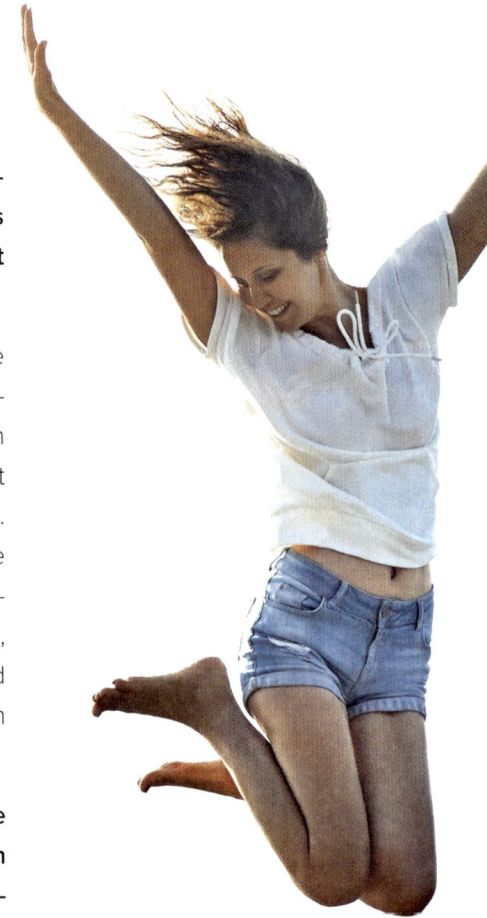

Wenn Sie Ihr Wunschgewicht erreicht haben, wollen Sie dieses Gewicht sicher halten und nicht wieder zunehmen.

Bleiben Sie weiter bei der Methode „Mein leichter Teller". Diese Ernährungsform wurde nicht nur zum Abnehmen entwickelt, sondern ist auch optimal zum Gewicht halten. Mit der geringeren Energiedichte ist das Konzept an unser bewegungsarmes Leben angepasst, gleichzeitig essen Sie gesund und versorgen den Körper mit wichtigen Nährstoffen.

Stellen Sie weiterhin 3x täglich Ihre Mahlzeiten nach dem Konzept „Mein leichter Teller" zusammen und verzichten auf Zwischenmahlzeiten. Ihr Körper hat sich zwischenzeitlich sowieso gut daran gewöhnt.

ERHALTUNGS-PHASE
Zusammen-fassung

Sie dürfen wieder ab und zu Schokolade, Eis oder ein Stück Kuchen essen. Abends zum Käse ein gutes Glas Wein oder ein Bier ist auch kein Problem. Aber eben nicht jeden Tag!

Kontrollieren Sie regelmäßig Ihr Gewicht und reagieren Sie schnell bei Ausschlägen nach oben. Warten Sie nicht, bis sich die Kilos wieder ansammeln. Waren zu viel Süßigkeiten im Spiel und die lästigen Hungeranfälle werden mehr, dann legen Sie einen Zündungstag ein. So finden Sie schnell zurück zum Essen nach dem Konzept von „Mein leichter Teller".

⑤ Mein leichter Teller

KURZ ZUSAMMENGEFASST

Nutzen Sie die Aufteilung nach dem Prinzip „Mein leichter Teller" bei jeder Mahlzeit. So haben Sie immer richtige Mengen und eine optimale Nährstoffverteilung auf dem Teller.

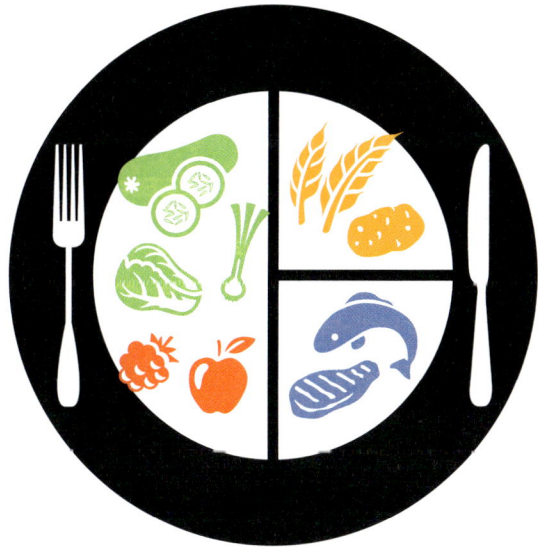

Vielleicht wundern Sie sich, wenn wir einzig auf die Einteilung Ihres Tellers setzen, Sie jedoch Mengenangaben wie Gramm, Milliliter und Kalorienangaben bei den Rezepten finden. Wir geben Ihnen damit eine Hilfestellung, denn Abschätzen muss gelernt sein. Halten Sie sich daher zu Beginn an die Gewichtsangaben. So sichern Sie Ihren Erfolg. Anfangs ungewohnt, wird Ihnen dieses einfache System mit etwas Übung bald in Fleisch und Blut übergehen.

3 HAUPTMAHLZEITEN – KEINE ZWISCHENMAHLZEITEN

Essen Sie sich mit 3 Hauptmahlzeiten satt, die Sie möglichst gleichmäßig über den Tag verteilen. Lassen Sie alle Zwischenmahlzeiten ausfallen. Nur so geben Sie Ihrem Stoffwechsel die Möglichkeit, auf die eingelagerten Reserven zurückzugreifen.

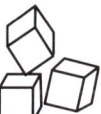

WENIG ZUCKER

Verwenden Sie Zucker als Gewürz. Dosieren Sie Zucker sparsam wie Salz. Zucker macht Hunger und polt den Organismus auf Einlagerung. Ein kalorienfreies Süßungsmittel hilft anfänglich bei der Umgewöhnung.

Bei Fertigprodukten suchen Sie nach dem Zuckergehalt in der Lebensmitteldeklaration und lassen Zuckerbomben im Regal stehen.

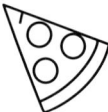

FERTIGPRODUKTE REDUZIEREN

Grundsätzlich sollten Sie unverarbeitete, natürliche Lebensmittel bevorzugen und Fertigprodukte reduzieren. Konservierungs-, Farbstoffe und viele weitere Zusatzstoffe, billige Fette und viel Zucker sind nicht optimal für unsere Gesundheit.

100 % VOLLKORNPRODUKTE

Ersetzen Sie Weißmehlprodukte wie Toastbrot, Brötchen, Baguette, Ciabatta und ähnliche Lebensmittel durch echte Vollkornprodukte. Weißmehl lässt den Blutzucker ähnlich ansteigen wie reiner Zucker.

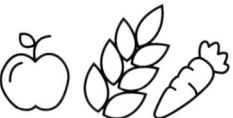

MEHR BALLASTSTOFFE

Essen Sie mehr Ballaststoffe. Zu Ballaststoffen zählen Gemüse, Vollkornprodukte und Obst. Sie quellen zusammen mit Flüssigkeit im Magen und Darm auf und wirken als natürliche und nebenwirkungsfreie Appetitzügler. Sie fühlen sich langanhaltend satt.

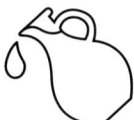

GESUNDE ÖLE

Setzen Sie auf gesunde Fette und Öle: natives Oliven-, Raps-, Walnuss-, Leinöl für die kalte Küche und Kokos-, Erdnuss- und Sesamöl zum Kochen und Braten.

Dosieren Sie Fette und Öle nicht aus dem Handgelenk, abwiegen oder abmessen hilft, die passende Menge zu verwenden.

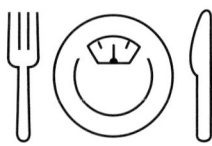

IHR „LEICHTERES LEBEN"

Eine Umstellung bisheriger Lebensgewohnheiten hin zu einem gesunden, schlankmachenden Essen mit Genuss braucht etwas Zeit. Unsere Rezepte geben Ihnen Hilfestellung für den Start.

Bald wird Ihnen dann die Methode „Mein leichter Teller" in Fleisch und Blut übergegangen sein.

Genug der Theorie

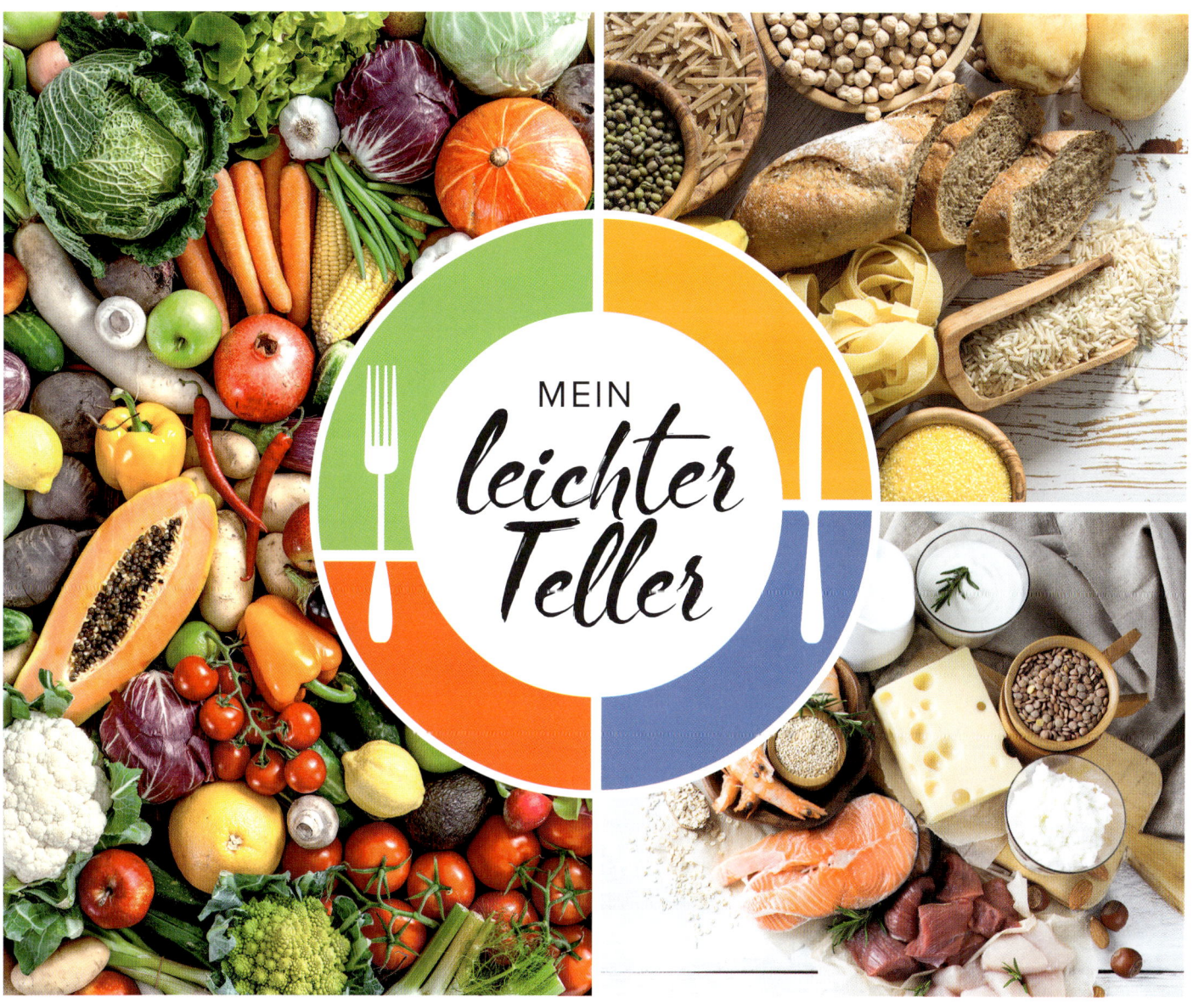

Wir wünschen nun viel Spaß bei der Umsetzung!

UNSERE

Rezept- »
Kategorien

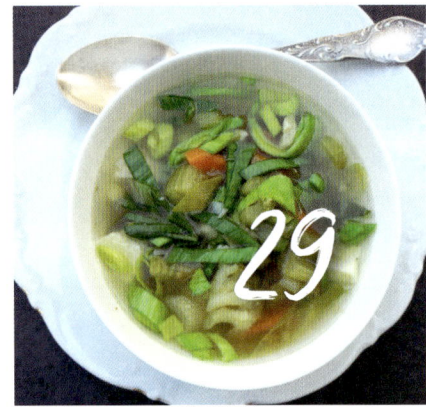

ZÜNDUNGSREZEPTE

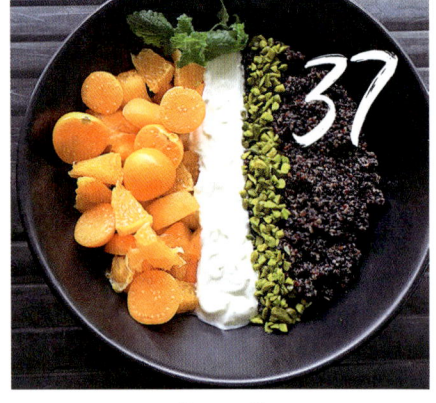

FRÜHSTÜCK

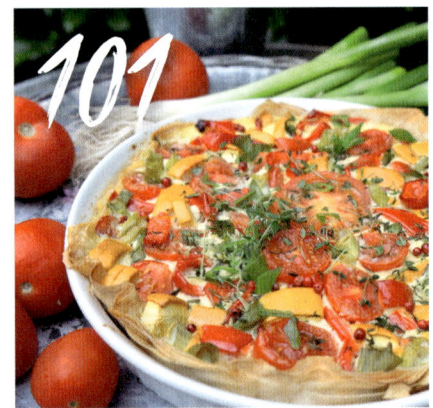
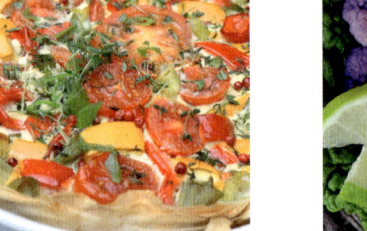

ABENDESSEN

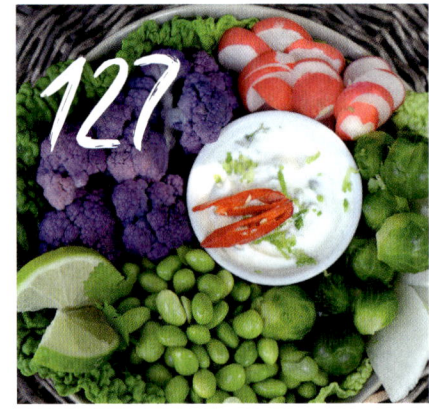
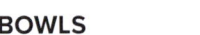

BOWLS

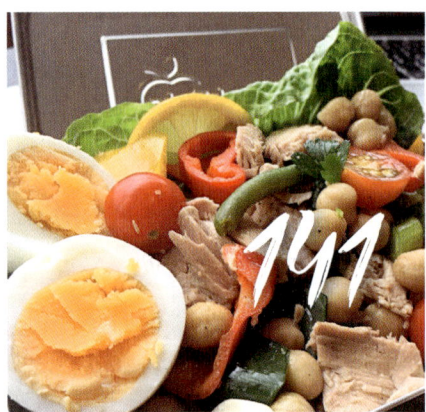

LUNCHBOX

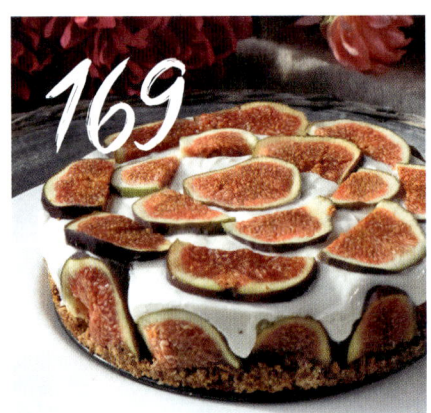
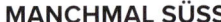

MANCHMAL SÜSS

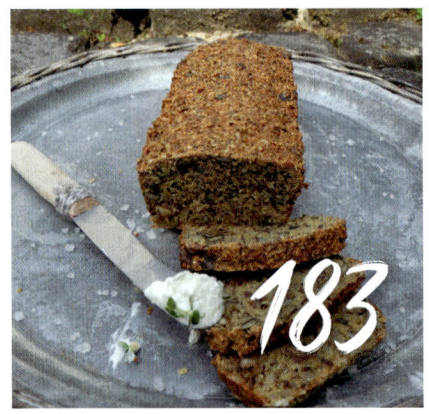

BROT UND BACKWAREN

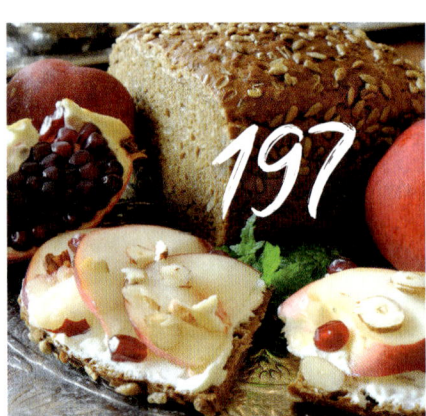

STATT MARMELADE AUFS BROT

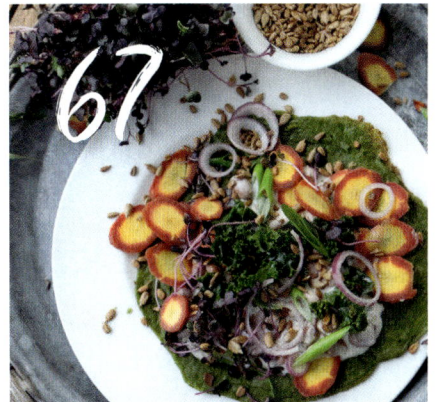

MITTAGESSEN

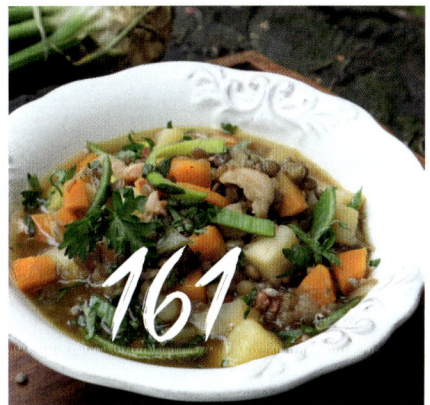

SUPPEN

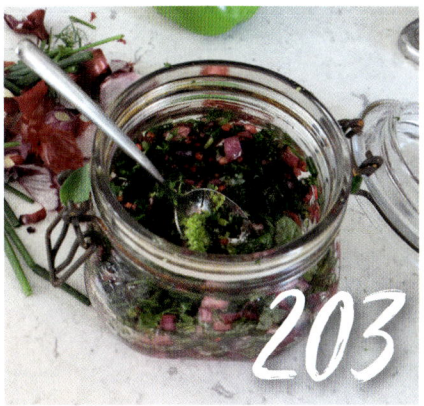

DIPS UND DRESSINGS

REZEPT-
Legende

ABKÜRZUNGEN

TL	Teelöffel (entspricht 5 ml)
EL	Esslöffel (entspricht 15 ml)
Msp.	Messerspitze
kg	Kilogramm
g	Gramm
ml	Milliliter
TK	Tiefkühl
Pack.	Packung
Päck.	Päckchen

REZEPT-EIGENSCHAFTEN

 Vegetarisch

 Vegan

 Glutenfrei

 Laktosefrei

Sie erkennen am hervorgehobenen Symbol
die Rezept-Eigenschaften.

ZU DEN
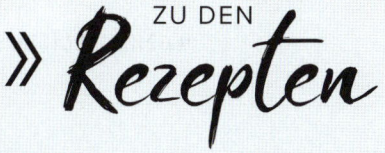
» *Rezepten*

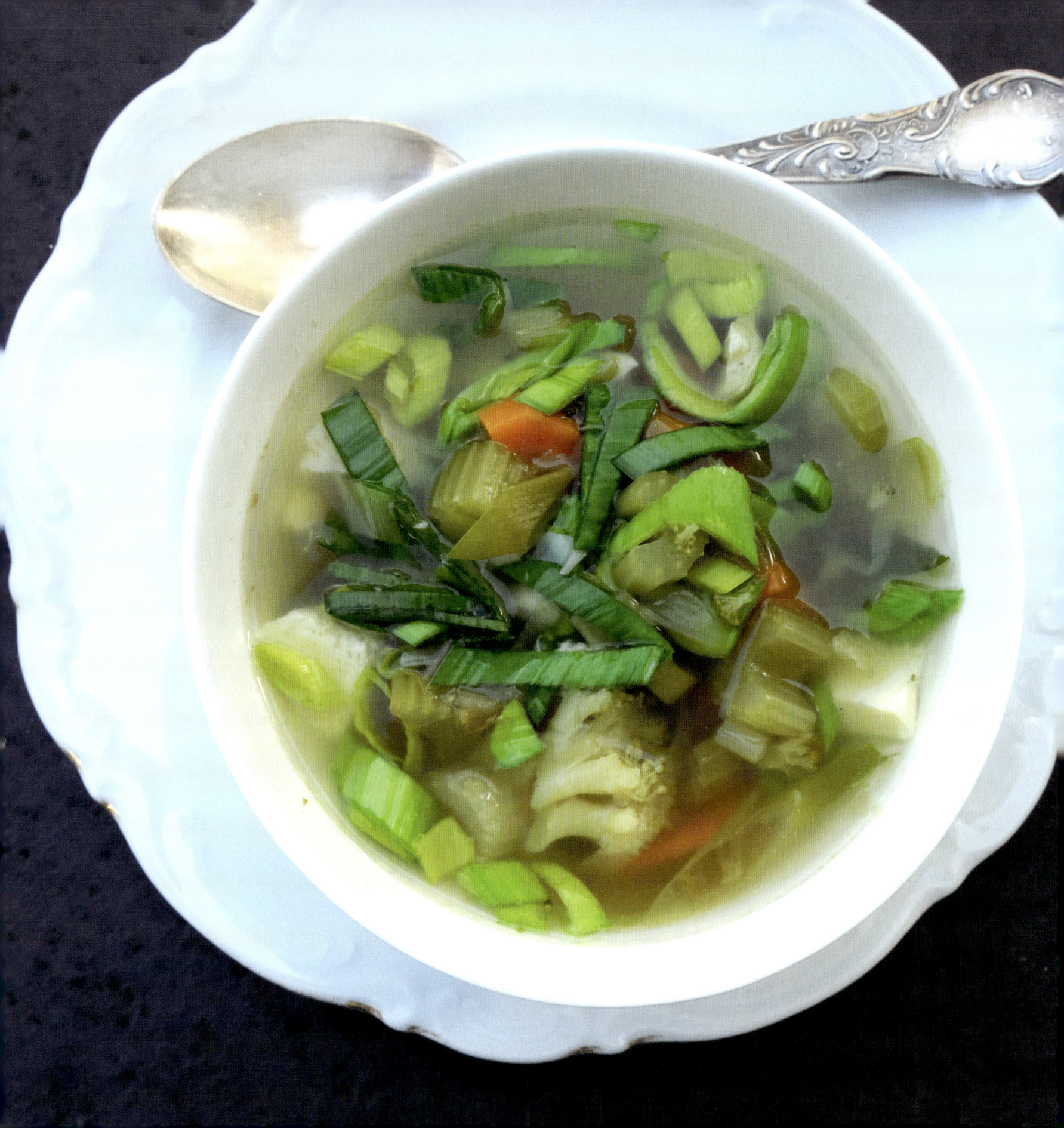

REZEPTE
Zündungstage

Um sich optimal auf die Ernährungsumstellung nach der
Methode „Mein leichter Teller" vorzubereiten, verzichten Sie
2 Tage lang auf Kohlenhydrate.

So stellen Sie den Stoffwechsel auf „Abgabe" um. Der Hunger
verschwindet und erste Pfunde ebenso.

Grüne Zündersuppe

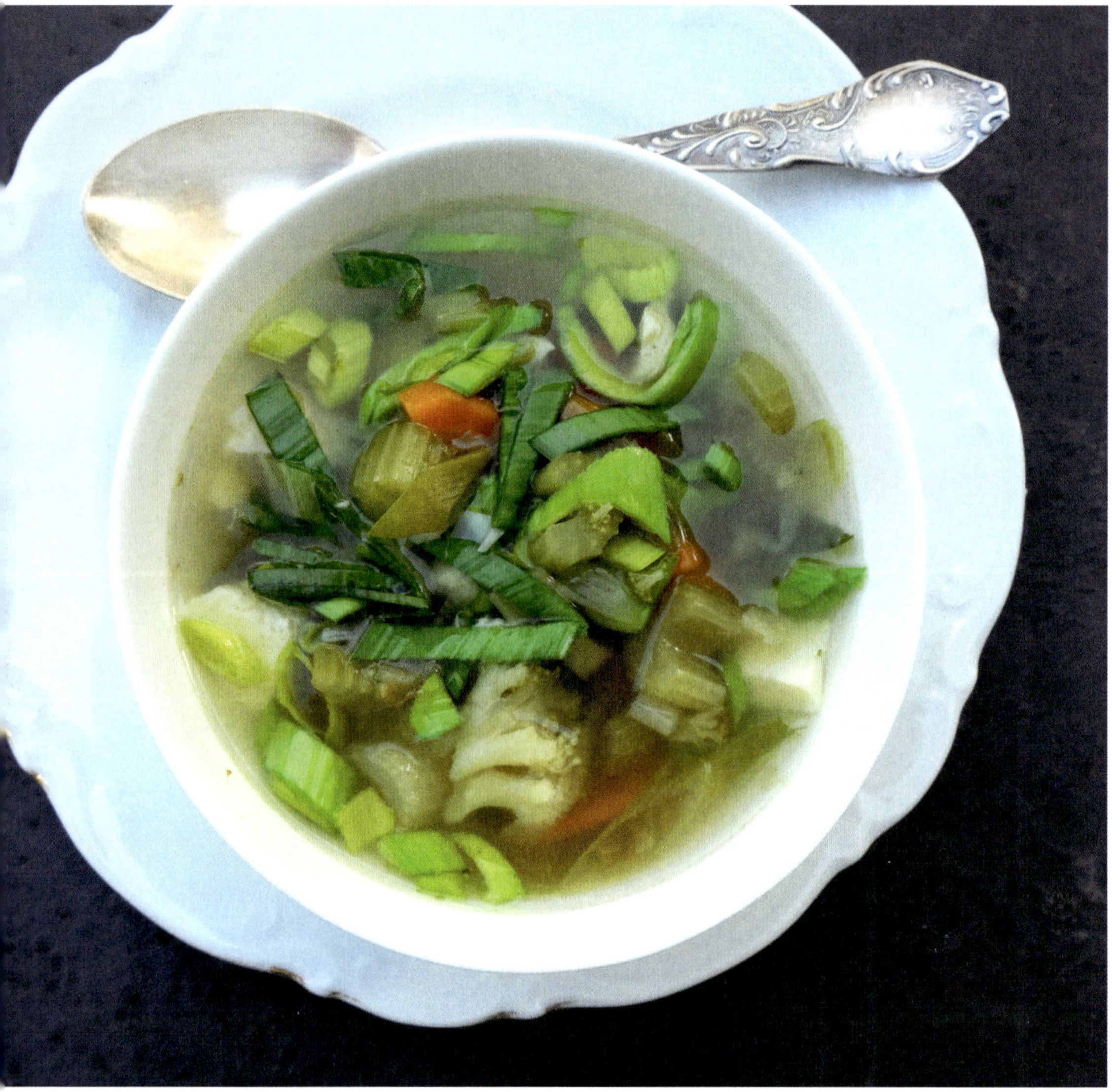

ZUTATEN

1 Liter	LLiD Würzer Brühe
1 Stange	Lauch
1 Stange	Staudensellerie
1	kleine Möhre
50 g	Seidentofu

ZUBEREITUNG

1 Liter LLiD Würzer Gemüsebrühe anrühren.

Das Gemüse in feine Streifen schneiden und in der Gemüse-brühe bissfest garen.

Den Seidentofu in kleine Stück-chen schneiden und in der Suppe die letzten 5 min mitkochen lassen.

Rote Zündersuppe

ZUTATEN

1	Zwiebel
1	rote Paprikaschote
1 EL	Olivenöl
450 g	Tomaten, stückig aus der Dose
300 ml	LLiD Würzer Brühe
1 TL	saure Sahne 10% (je Portion)
	Salz, Pfeffer

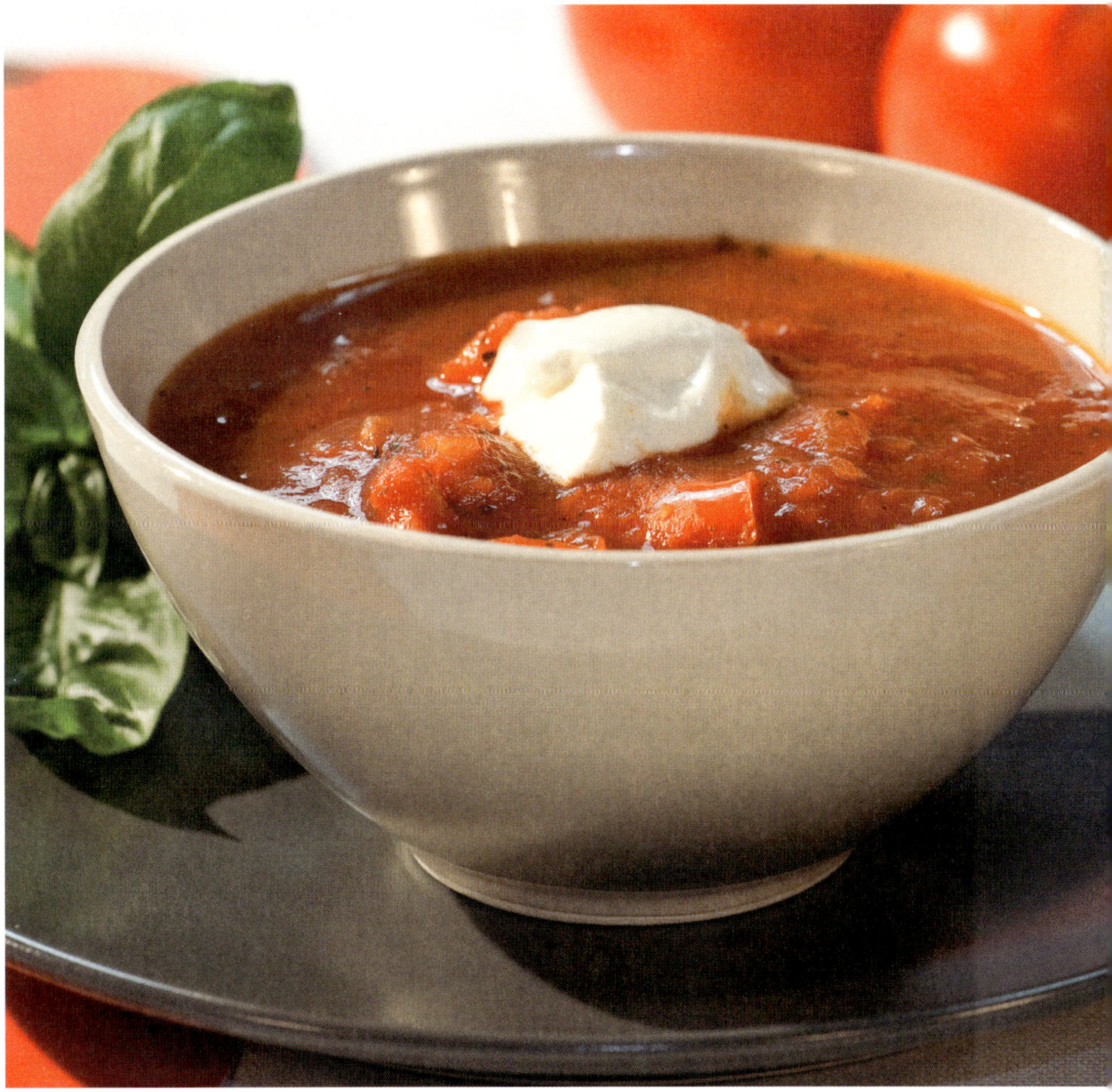

ZUBEREITUNG

Zwiebel schälen und fein hacken, Paprikaschote putzen und in mundgerechte Stücke schneiden.

Zwiebel und Paprika im Olivenöl anbraten, mit den Tomaten und der Brühe ablöschen und köcheln lassen bis die Paprikastücke gar sind.

Mit LLiD Würzer Pulver, Salz und Pfeffer abschmecken.

Zur Geschmacksabrundung auf jede Portion einen Teelöffel Sauerrahm geben.

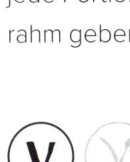

Beeren-Quark

MIT FRISCHER MINZE

ZUTATEN FÜR 1 PORTION

250 g	Quark 20%
1 Schale	Wald- oder Blaubeeren
etwas	frische kleingeschnittene Minze
einige	Tropfen Süßstoff oder etwas LLiD Süßer

ZUBEREITUNG

Ein kleines Schälchen frischer Heidelbeeren zusammen mit Minzblättern auf den Quark geben. Bei Bedarf nachsüßen.

INFO

Macht schön satt und versorgt den Körper mit viel Eiweiß. Lecker und gesund. Für alle Süßfrühstücker.

Dadurch reguliert man den Blutzuckerspiegel und daraus resultierend die Insulinausschüttung nach unten. Die Folge weniger Hunger, bessere Fettverbrennung und die Abnehmphase läuft ohne Qualen, einfach und leicht.

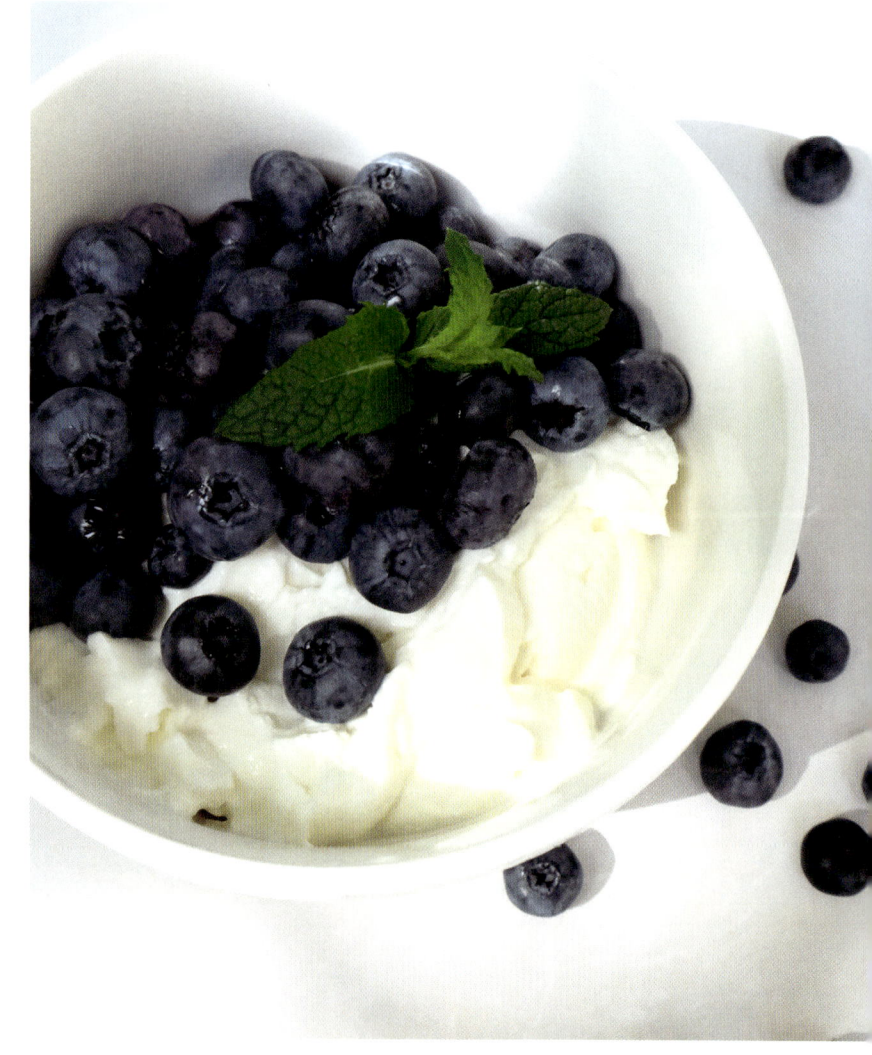

Limetten-Quark

MIT FRISCHER MINZE

ZUTATEN FÜR 1 PORTION

250 g	Quark 20%
1	Limette (Schale und Saft)
½	Zitrone (Schale und Saft)
etwas	LLiD Süßer oder Stevia
einige	frische Minze-Blätter

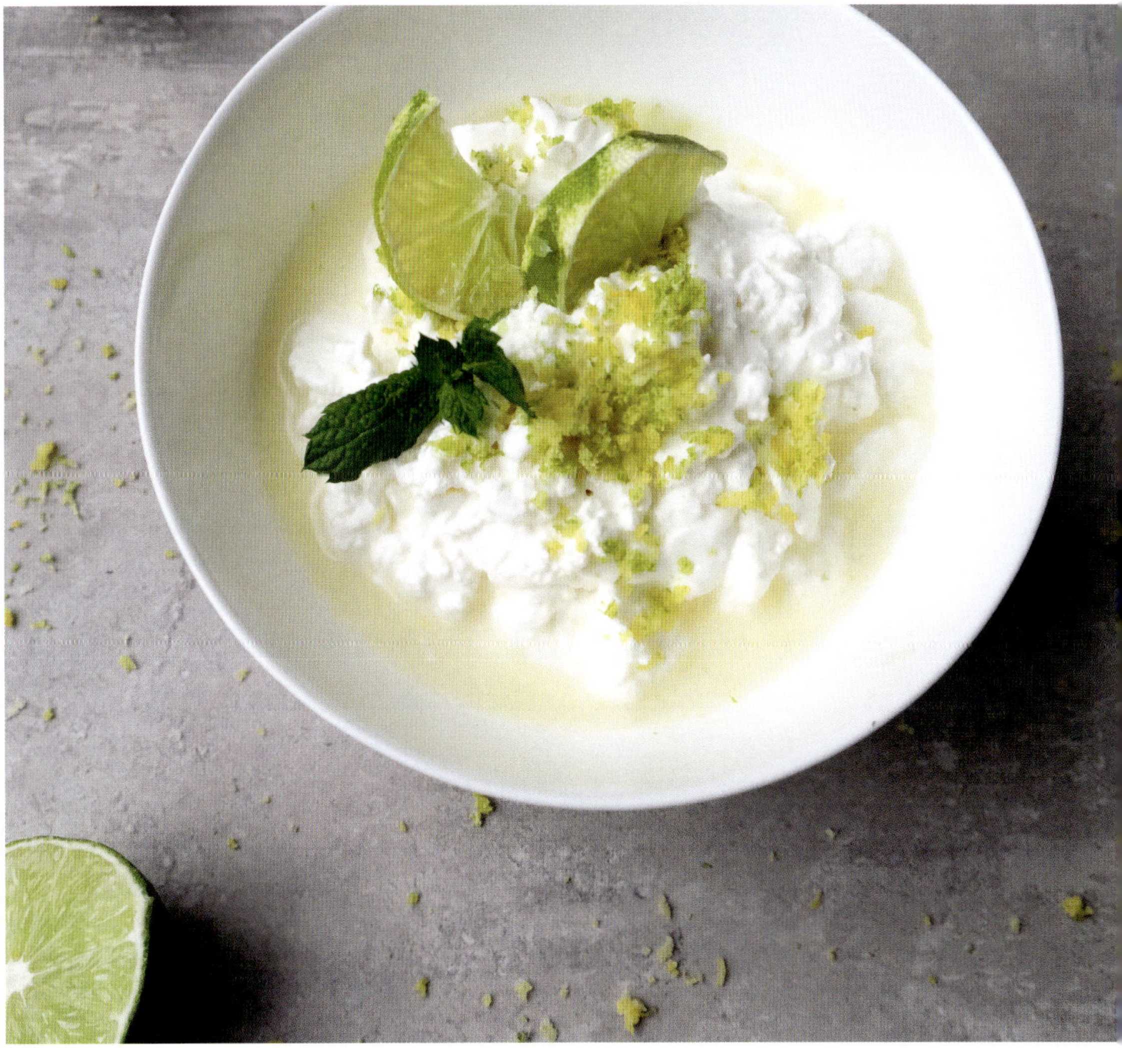

ZUBEREITUNG

Den Quark in eine große Müslischale geben.

Limette und Zitrone gründlich waschen.

Die Schale der halben Zitrone und der Limette mit einer Reibe fein abreiben und sofort zum Quark geben.

Zitrone und Limette auspressen.

Saft in den Quark geben und mit Stevia oder etwas LLiD Süßer süßen.

Mit den Minze-Blättern dekorieren.

Pfifferling-Omelett

ZUTATEN FÜR 1 PORTION

300 g	Pfifferlinge
2	Eier
1	Frühlingszwiebel
1 EL	Schnittlauch
1 EL	Ghee (Butterschmalz) für die Pfanne
2 EL	Olivenöl
	Salz, Pfeffer

ZUBEREITUNG

Schnittlauch und Frühlingszwiebel zu feinen Röllchen verarbeiten.

Die Eier aufschlagen, mit dem Schnittlauch verquirlen, mit einer Prise Salz würzen und mit Ghee in einer Pfanne zum Omelett ausbacken.

Pfifferlinge mit einer kleinen Bürste sorgfältig sauber bürsten, mit dem Olivenöl in einer separaten Pfanne bei mittlerer Temperatur braten lassen, schön salzen.

Ganz zuletzt die Frühlingszwiebeln dazu geben. Ca. 1 min weiter in der Pfanne braten lassen.

Das Omelett auf einen Teller legen, die Pfifferlinge auf eine Hälfte legen und das Omelett umklappen.

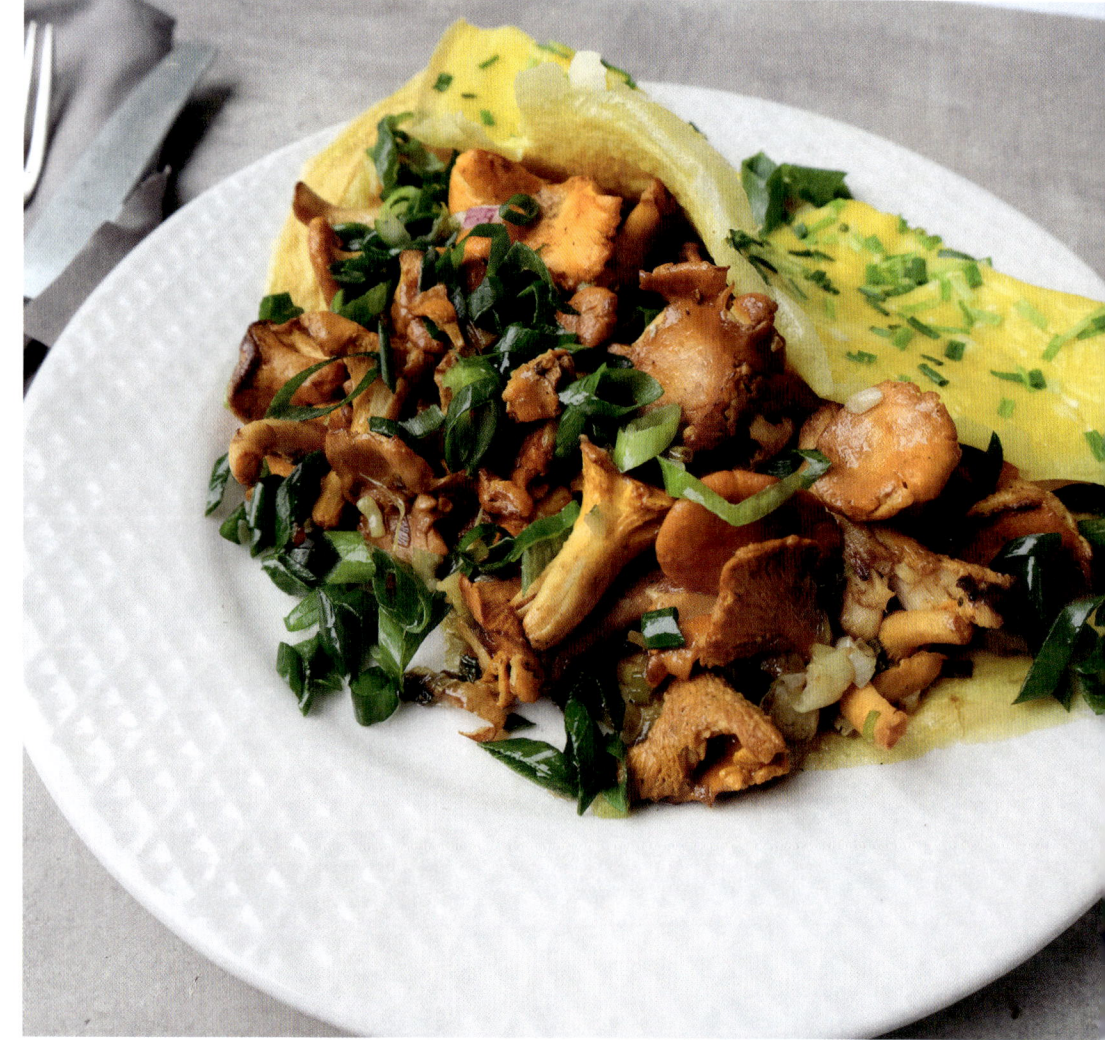

Grüner Spargel

MIT GEKOCHTEM EI UND ROTEM PFEFFER

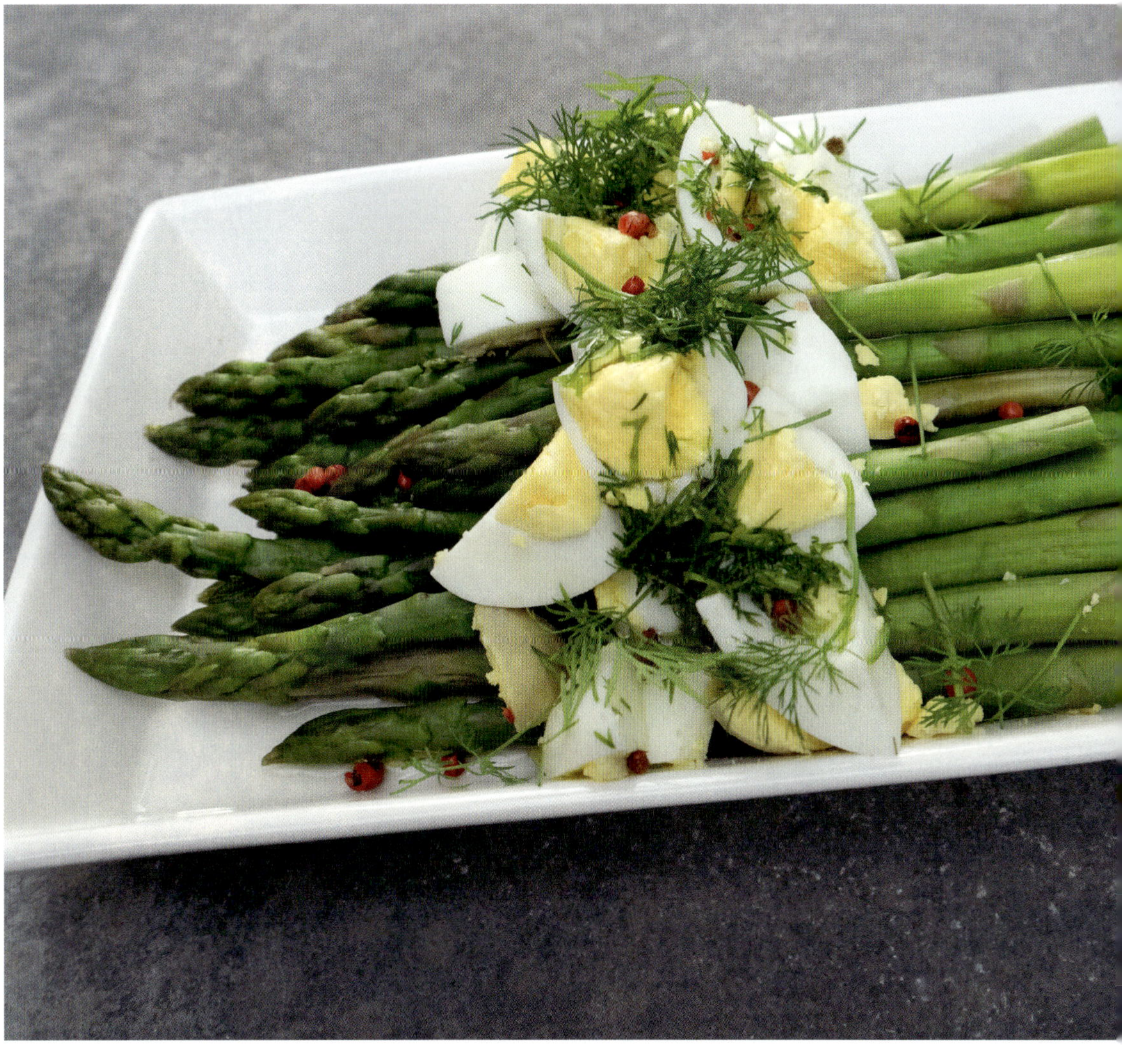

ZUTATEN FÜR 1 PORTION

500 g	grüner Spargel
2	Eier, hartgekocht
1 TL	Dill, gehackt
1 TL	roter Pfeffer
1 TL	Olivenöl
etwas	weißer Balsamico

ZUBEREITUNG

Den grünen Spargel bissfest garen.

2 hartgekochte Eier in kleine Stücke schneiden, mit 1 TL gehacktem Dill und 1 TL rotem Pfeffer, sowie 1 TL Olivenöl und weißem Balsamico nach Geschmack mischen.

Alles über den Spargel geben.

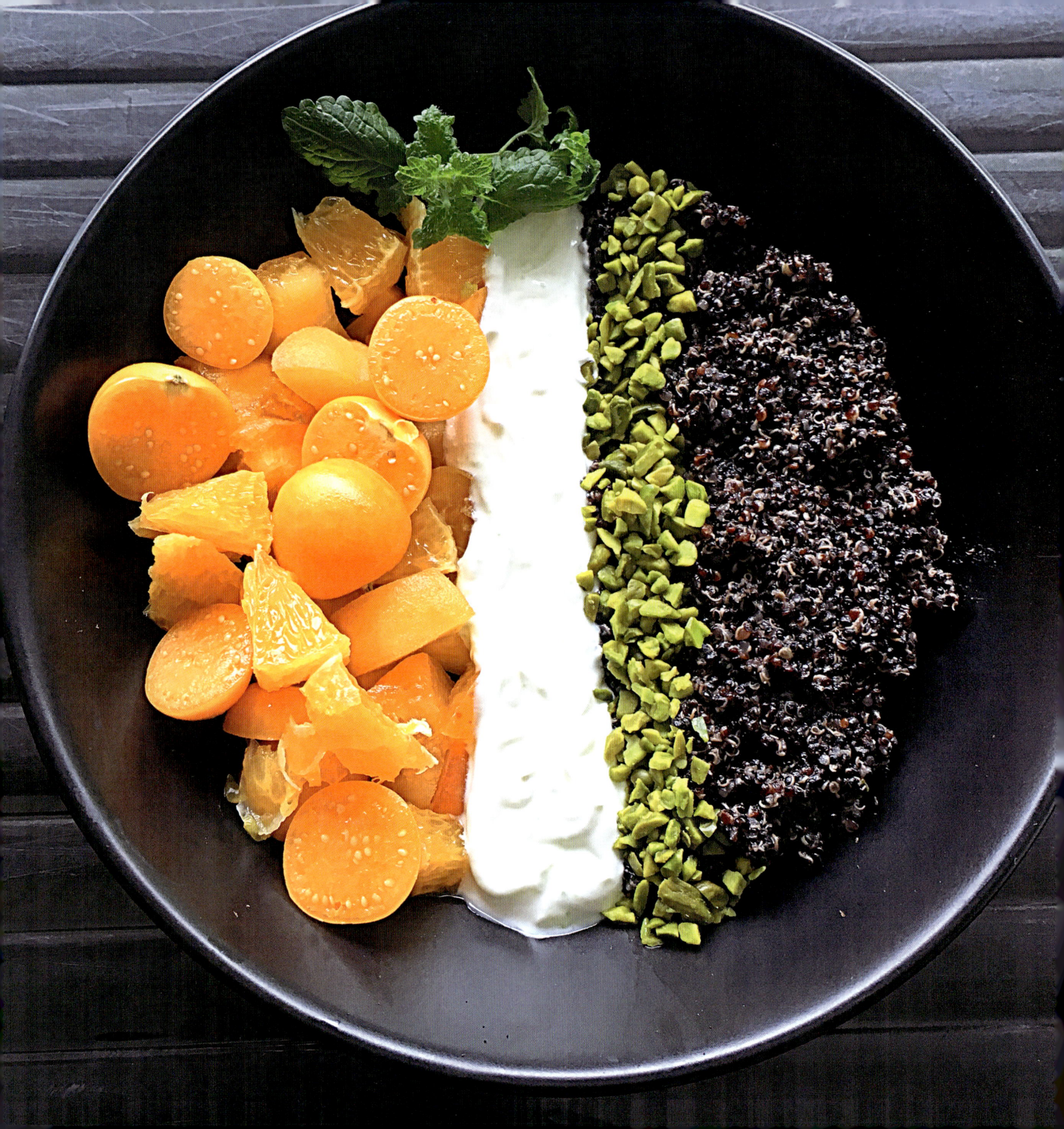

REZEPTE
Frühstück

Starten Sie den Tag genussvoll mit einem tollen Frühstück nach
der Vorlage von „Mein leichter Teller". Das macht gute Laune
und versorgt Ihren Körper mit wichtigen Nährstoffen,
die er braucht.

Wenn Sie morgens lieber länger schlafen, bereiten Sie alles am
Abend vor und stellen es gut verpackt in den Kühlschrank. In
einer auslaufsicheren Dose können Sie Ihr Frühstück auch mit
zur Arbeit nehmen.

BLACK
Quinoa-Bowl

ZUTATEN FÜR 1 PORTION

50 g	Black Quinoa
125 ml	Wasser
150 g	türkischer Joghurt
½	Limette (Schale)
1	Orange
2	Aprikosen
10	Physalis
1 EL	gehackte Pistazien
einige	Blättchen Zitronenmelisse

ZUBEREITUNG

Quinoa mit der 2,5-fachen Menge Wasser aufkochen und ca. 20 min köcheln lassen, bis sie schön ausgequollen ist. Ersatzweise helle Quinoa nach Packungsanweisung kochen.

Am besten kocht man die Quinoa schon am Abend vorher und vermischt auch schon den Joghurt mit dem Schalenabrieb einer halben unbehandelten Limette.

Einfach beides über Nacht in den Kühlschrank stellen, dann geht es morgens blitzschnell, weil man nur noch das Obst schneiden muss.

Morgens die Orange schälen und zusammen mit den Physalis und den Aprikosen in mundgerechte Stückchen schneiden.

Alles in einer großen Müslischale anrichten und zum Schluss mit den gehackten Pistazien und den Zitronenmelisse-Blättchen garnieren.

INFO

Quinoa ist glutenfrei und zeichnet sich durch einen besonders hohen Anteil an essentiellen Aminosäuren aus.

Kombiniert mit Joghurt ergibt sich eine biologische Wertigkeit des Proteins von weit über 100 Prozent.

Zusammen mit den vielen Vitaminen und Mineralstoffen des Obsts ist diese Frühstücks-Bowl echtes Health Food.

p. P. 528 **KALORIEN** / 21 g **FETT** / 65 g **KOHLENHYDRATE** / 15 g **EIWEISS** / 9 g **BALLASTSTOFFE** / 55 mg **CHOLESTERIN**

Bircher-Müsli

MIT ORANGE

ZUTATEN FÜR 1 PORTION

1	Orange, unbehandelt
4 EL	Haferflocken
1 TL	Rosinen
1 TL	Mandelsplitter
1 TL	Haselnüsse
150 ml	Mandeldrink, ungesüßt
etwas	Zitronenmelisse

ZUBEREITUNG

Einfach die Haferflocken mit den Nüssen, den Rosinen und dem Mandeldrink kurz aufgekochen.

Ein paar Orangenzesten abhobeln, die Orange anschließend schälen und in Scheiben und Stückchen schneiden, zum Müsli geben.

Zum Abschluss die Zesten über das Müsli streuen. Das gibt dann den herrlich herben Geschmack!

Mit etwas Zitronenmelisse dekorieren.

Das Müsli ist blitzschnell zubereitet.

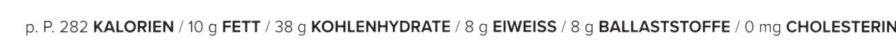

p. P. 282 **KALORIEN** / 10 g **FETT** / 38 g **KOHLENHYDRATE** / 8 g **EIWEISS** / 8 g **BALLASTSTOFFE** / 0 mg **CHOLESTERIN**

Nuss-Porridge

MIT JOHANNISBEEREN UND GRANATAPFEL

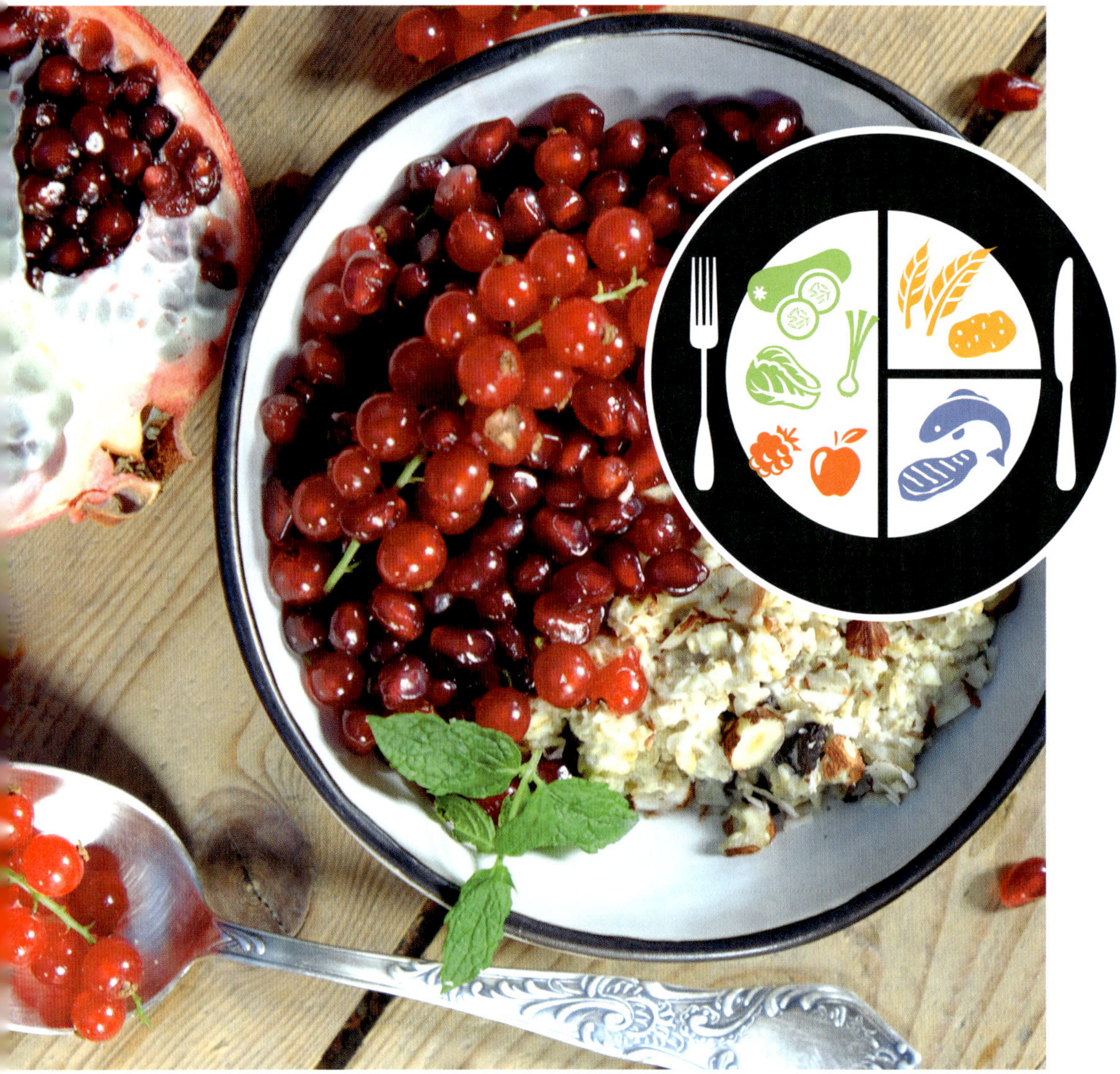

ZUTATEN FÜR 1 PORTION

200 ml	Milch 1,5% Fett
½	Granatapfel
30 g	Johannisbeeren
5 EL	feine Haferflocken
2 EL	ganze Haselnüsse
1 TL	Honig

ZUBEREITUNG

2 EL Haselnüsse grob hacken.

Den halben Granatapfel ent-kernen und die Johannisbeeren waschen und putzen.

200 ml Milch in einen Topf geben und zum Kochen bringen.

Haferflocken und Haselnüsse dazugeben und unter ständigem Rühren ca. 2 min weiterkochen lassen.

Mit dem Honig abschmecken. Platte abstellen und das Porridge kurz nachquellen lassen.

Porridge und Obst in einer großen Müslischale anrichten.

  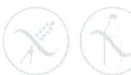

p. P. 530 **KALORIEN** / 25 g **FETT** / 56 g **KOHLENHYDRATE** / 18 g **EIWEISS** / 9 g **BALLASTSTOFFE** / 8 mg **CHOLESTERIN**

GEEISTES
Himbeer-Chia-Müsli

ZUTATEN FÜR 1 PORTION

3 EL	Chia Samen
18 EL	gefrorene Himbeeren
etwas	Wasser nach Bedarf, um den Chiabrei flüssig zu machen
1 TL	Honig oder LLiD Süßer nach Bedarf

Am nächsten Morgen:

120 g	Joghurt 3,5% Fett
70 g	frische Himbeeren
6 EL	gefrorene Himbeeren
1 paar	Blättchen Zitronenmelisse
1 TL	Amaranthpops

ZUBEREITUNG

3 EL Chiasamen mit der 6-fachen Menge pürierter Himbeeren und soviel Wasser quellen lassen, dass es einen sehr flüssigen Brei ergibt. Die Himbeeren durch ein Sieb pürieren. Wer die Himbeerkerne im Müsli mag, kann auch gerne einen Smoothie-Maker verwenden. Nach Bedarf nachsüßen, entweder mit LLiD Süßer oder mit etwas Honig. In den Kühlschrank stellen und über Nacht quellen lassen.

WICHTIG
Muss am Abend vorher zubereitet werden, damit der Chiasamen richtig aufquillt.

Am nächsten Morgen das gequollene Chiamüsli in ein schönes Glas füllen, den Joghurt daraufschichten und mit den frischen und den gefrorenen Himbeeren toppen. Mit ein paar Amaranthpops dekorieren.

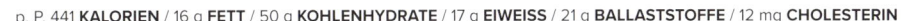
p. P. 441 **KALORIEN** / 16 g **FETT** / 50 g **KOHLENHYDRATE** / 17 g **EIWEISS** / 21 g **BALLASTSTOFFE** / 12 mg **CHOLESTERIN**

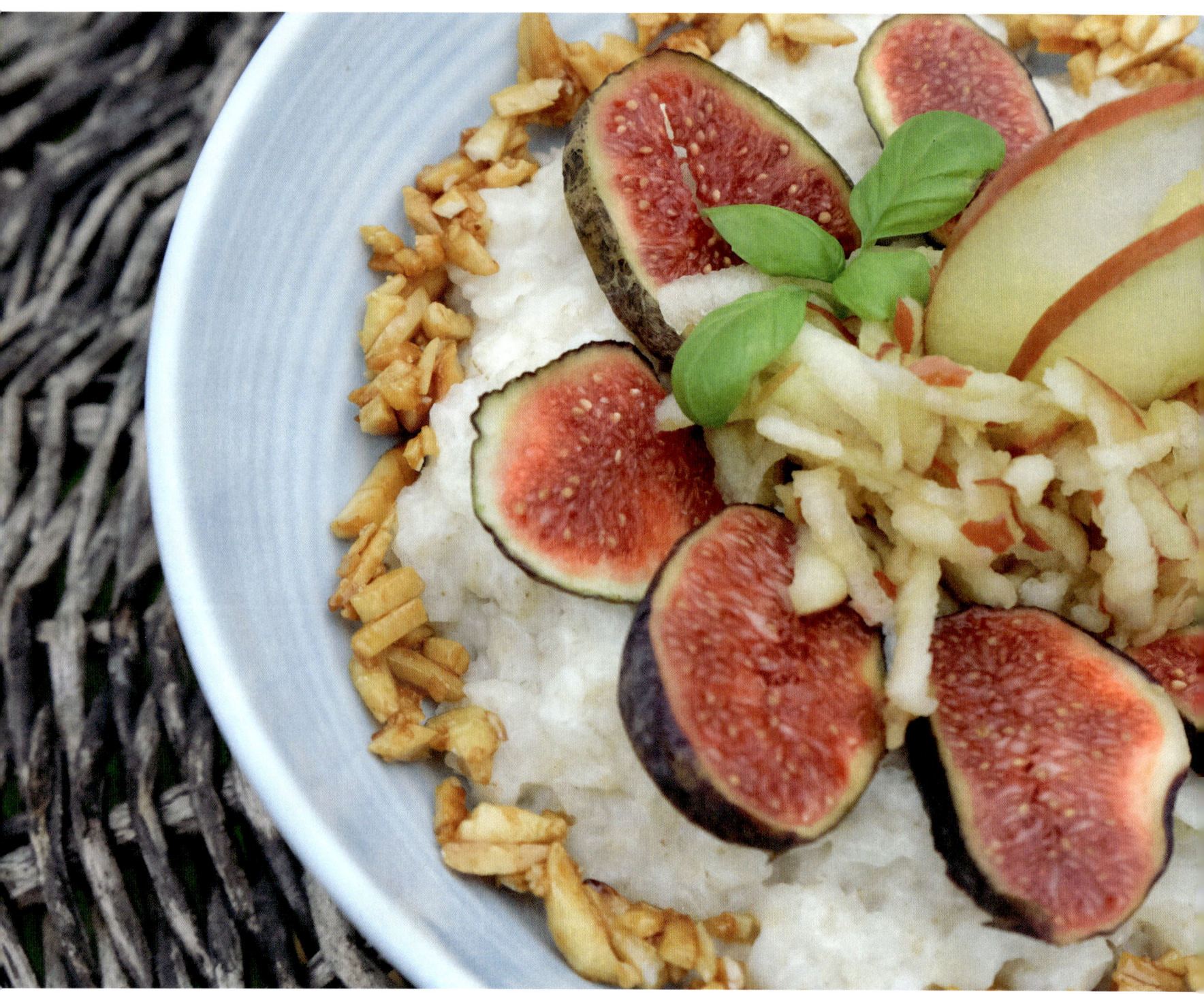

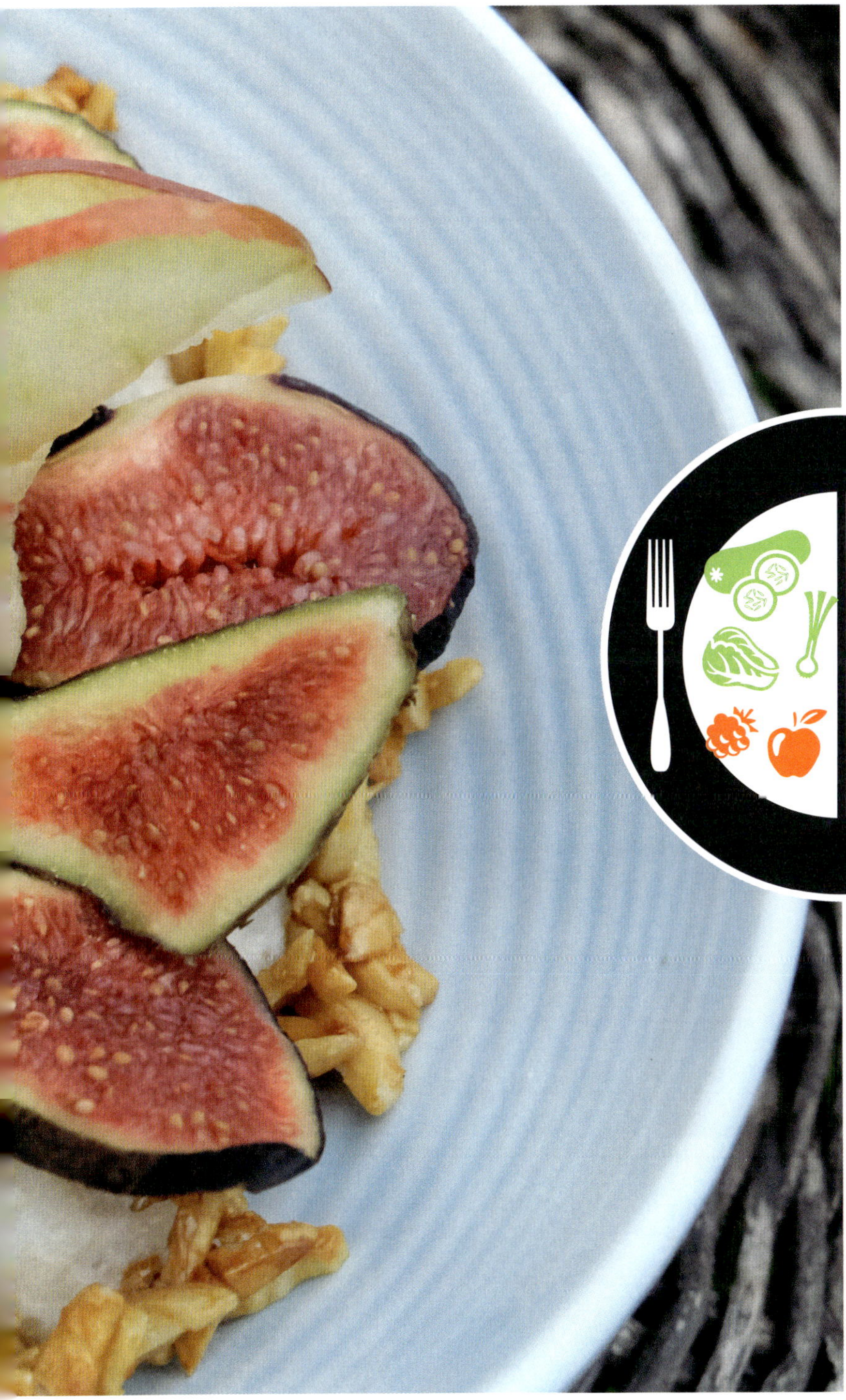

Vollkorn-Milchreis

MIT FEIGE UND APFEL

ZUTATEN FÜR 1 PORTION

4 EL	feine Vollkornreisflocken
140 ml	Milch 1,5% Fett
1 TL	Honig
1	Apfel
1	Feige
1 EL	Mandelsplitter

ZUBEREITUNG

4 EL Vollkornreisflocken mit der Milch aufkochen lassen, Hitze reduzieren, mit dem Honig abschmecken und 3-4 min weiterköcheln lassen

Zur Seite stellen und 5 min weiter-quellen lassen.

In der Zwischenzeit den Apfel grob raspeln und die Feige in Scheiben schneiden.

Die Mandelsplitter in einer kleinen Pfanne bei wenig Hitze langsam gold-braun anrösten.

Alles in einer Schale anrichten.

p. P. 357 **KALORIEN** / 6 g **FETT** / 65 g **KOHLENHYDRATE** / 10 g **EIWEISS** / 3 g **BALLASTSTOFFE** / 6 mg **CHOLESTERIN**

Bircher-Müsli

KLASSISCH

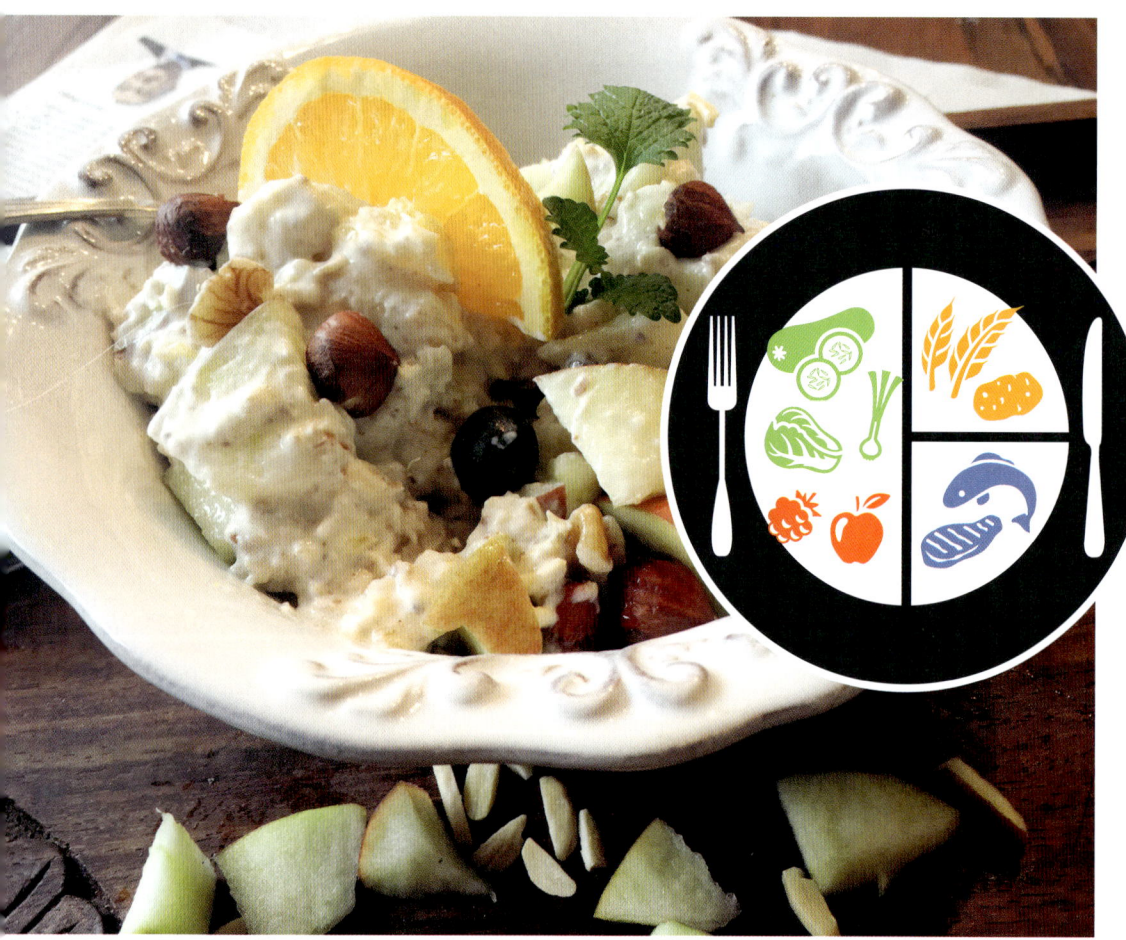

ZUTATEN FÜR 1 PORTION

60 g	Haferflocken
150 ml	Milch 1,5% Fett
10 g	Rosinen
15 g	gehackte Mandeln
1 TL	Honig
1 TL	Zitronensaft
½	Apfel
20 g	Haselnüsse
100 g	frisches Obst

ZUBEREITUNG

Die Haferflocken in eine Schüssel geben. Rosinen, gehackte Mandeln, Honig und Milch hinzugeben und gut verrühren.

Den halben Apfel grob reiben, mit Zitronensaft beträufeln und zum Brei geben.

Abgedeckt für mindestens 3-4 Stunden in den Kühlschrank stellen oder über Nacht durchziehen lassen. Ist das Müsli zu fest oder auch zu dünn, einfach noch ein wenig Milch oder Haferflocken dazu geben.

Haselnüsse und etwas frisches Obst über das fertige Müsli geben.

TIPP

Vegane Variante: Das Bircher Müsli vegan zuzubereiten ist auch kein Problem. Ersetzen Sie die Milch einfach durch einen Hafer- oder Mandeldrink.

p. P. 665 **KALORIEN** / 27 g **FETT** / 83 g **KOHLENHYDRATE** / 21 g **EIWEISS** / 13 g **BALLASTSTOFFE** / 6 mg **CHOLESTERIN**

BLAUBEEREN
Porridge

ZUTATEN FÜR 1 PORTION

4 EL	Haferflocken
70 g	TK-Blaubeeren
70 g	große Kulturheidelbeeren
etwas	frische Minze
1 TL	Honig bei Bedarf
100 ml	Milch 1,5% Fett oder Mandeldrink, ungesüßt

ZUBEREITUNG

Haferflocken, Milch und Tiefkühlblaubeeren in einen kleinen Topf geben und unter ständigem Rühren nur kurz aufkochen lassen, damit die Vitamine möglichst erhalten bleiben.

Eventuell mit etwas Honig abschmecken.

Das Porridge in eine Schale füllen, die frischen Blaubeeren dazu geben und mit der Minze dekorieren.

TIPP

Einfach und schnell gemacht ist dieses Porridge nicht nur wegen dem hohen Ballaststoffanteil der Haferflocken, sondern vor allem wegen der Blaubeeren echtes Health Food.

Sie besitzen einen hohen Anteil an Anthocyanen, Betacarotin, Vitamin C, E, und Vitamin B-Komplex. Auch der Anteil an Kalium, Zink und Eisen ist nennenswert.

p. P. 239 **KALORIEN** / 4 g **FETT** / 39 g **KOHLENHYDRATE** / 8 g **EIWEISS** / 10 g **BALLASTSTOFFE** / 4 mg **CHOLESTERIN**

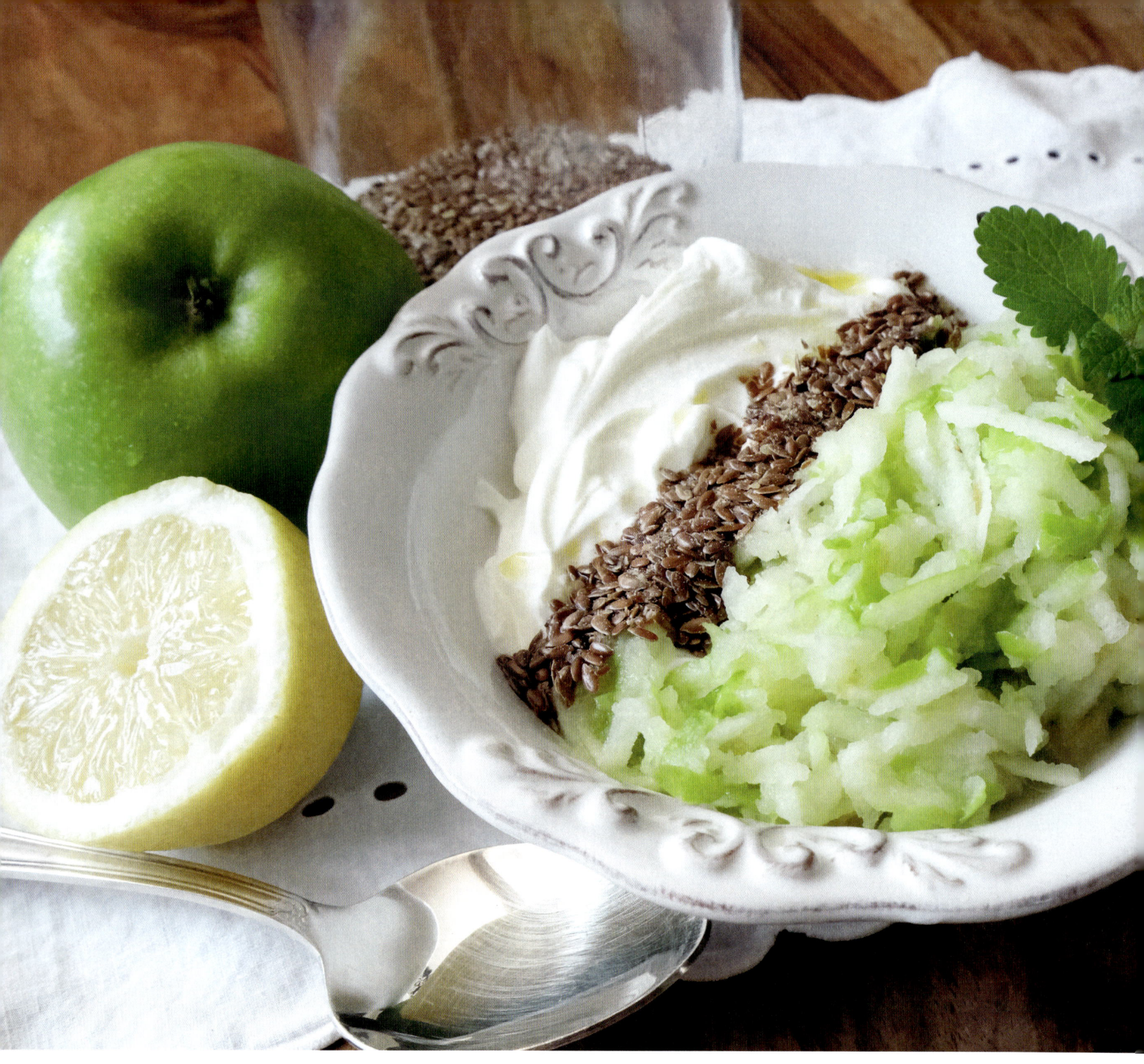

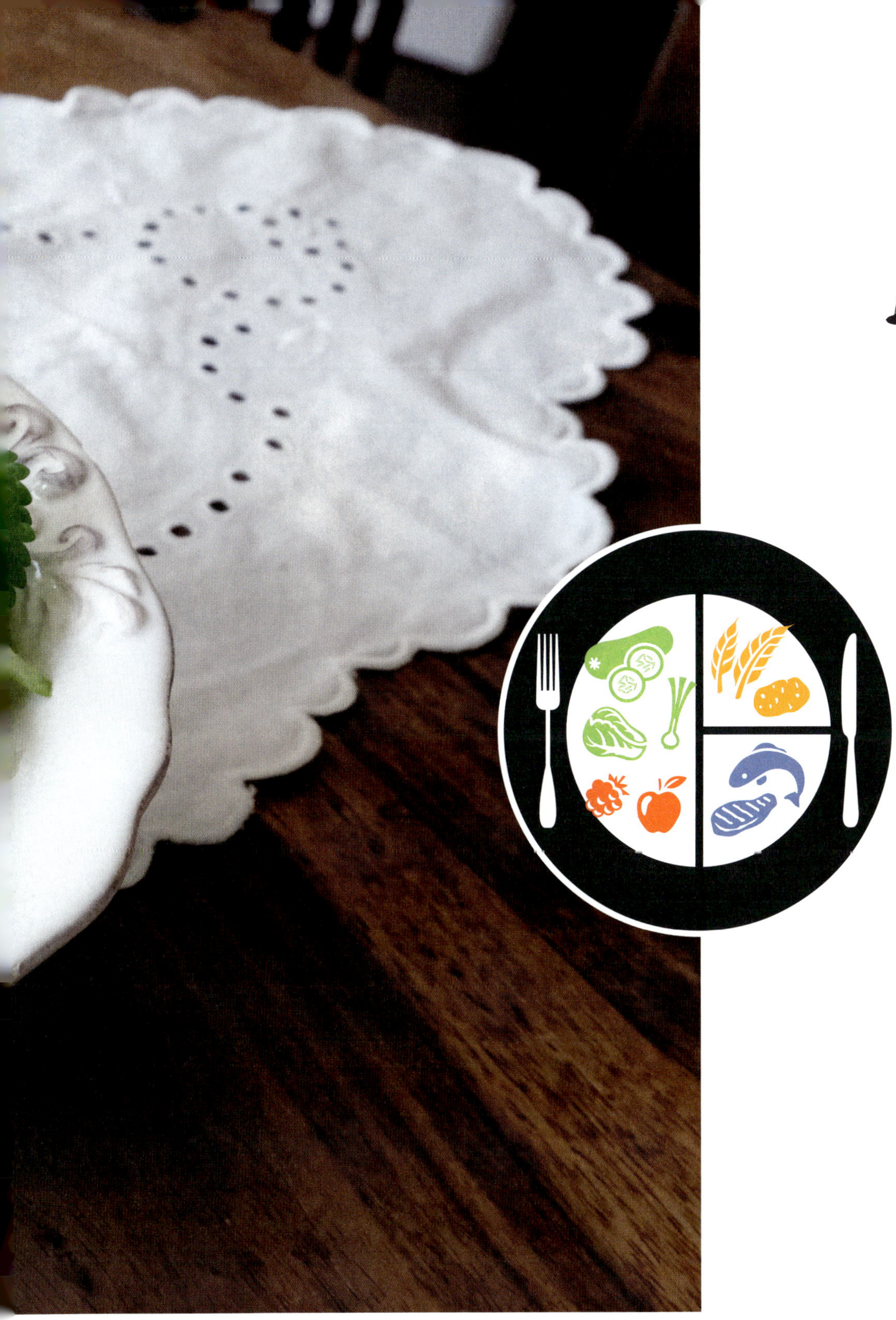

Leinöl-Quark

MIT APFEL

ZUTATEN FÜR 1 PORTION

150 g	Magerquark
1 EL	Leinöl
2 EL	Leinsamen
1	Apfel

ZUBEREITUNG

Den Quark mit 1 Esslöffel Leinöl vermischen, den Leinsamen dazugeben.

Einen Apfel grob reiben.

p. P. 380 **KALORIEN** / 20 g **FETT** / 24 g **KOHLENHYDRATE** / 25 g **EIWEISS** / 7 g **BALLASTSTOFFE** / 2 mg **CHOLESTERIN**

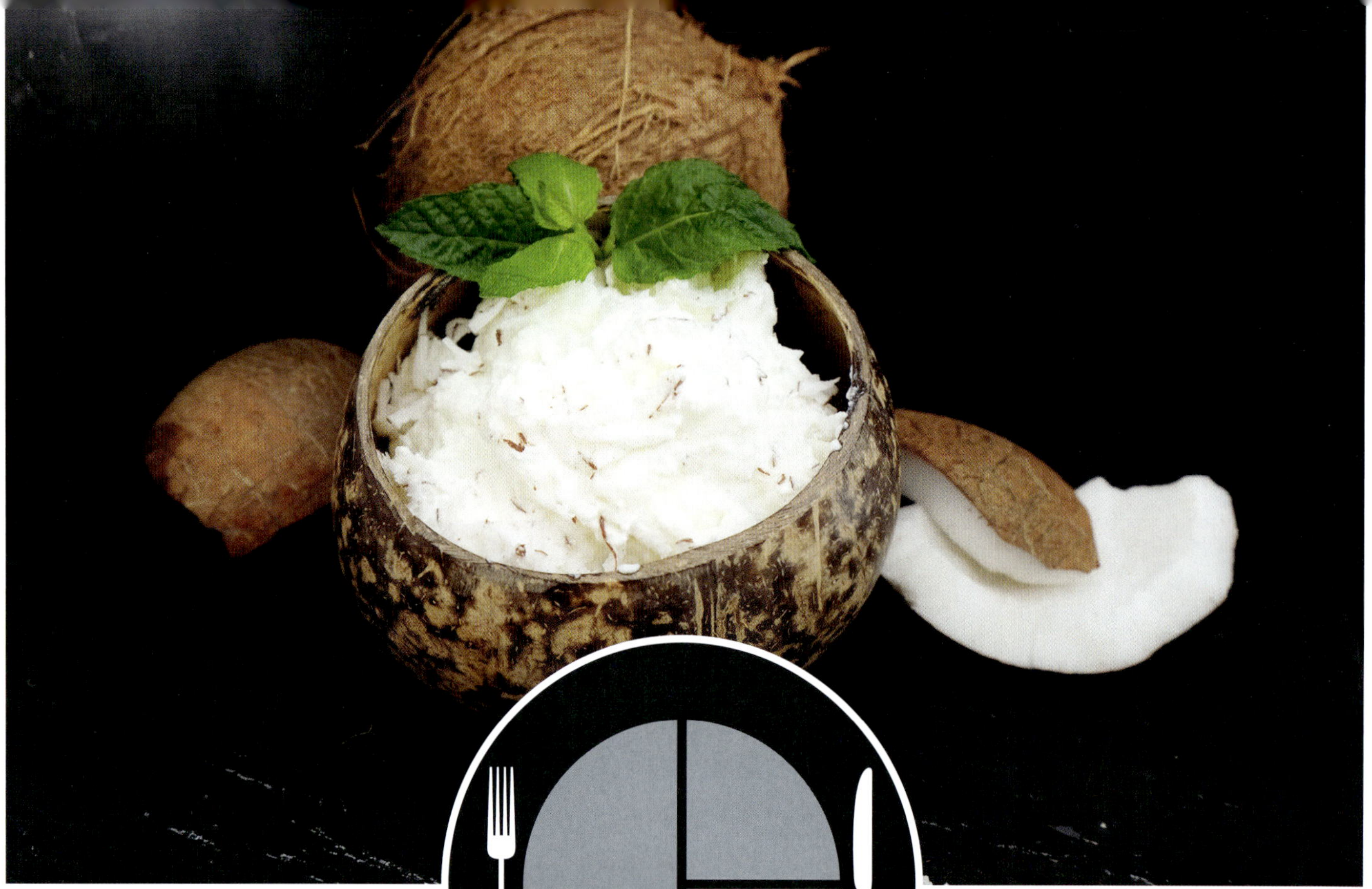

Kokos-Joghurt

ZUTATEN FÜR 1 PORTION

| ¼ | Kokosnuss (60 g) |
| 150 g | Joghurt 3,5% Fett |

ZUBEREITUNG

Einfach eine halbe Kokosnuss raspeln und mit kaltem Joghurt mischen.

Am Besten das Kokoswasser auffangen und mit in den Joghurt geben.

p. P. 320 **KALORIEN** / 28 g **FETT** / 9 g **KOHLENHYDRATE** / 9 g **EIWEISS** / 5 g **BALLASTSTOFFE** / 15 mg **CHOLESTERIN**

Erdbeertraum

MIT KOKOS-JOGHURT UND HAFERFLOCKEN

ZUTATEN FÜR 1 PORTION

3 EL	Haferflocken
etwas	Wasser
1 TL	Honig oder etwas LLiD Süßer
150 g	Joghurt 3,5% Fett
2 EL	Kokosflocken
250 g	Erdbeeren

ZUBEREITUNG

3 EL Haferflocken mit etwas Wasser aufkochen und eventuell mit 1 TL Honig oder etwas LLiD Süßer süßen.

Den Joghurt mit den Kokosflocken mischen und als Deko ein paar Raspeln auf den Joghurt legen.

Die Erdbeeren waschen und vom Stiel befreien. Ein Viertel der Erdbeeren pürieren den Rest auf dem Joghurt anrichten. Fertig.

INFO

Haferflocken enthalten in der Regel kaum oder gar kein Gluten. Wenn Sie aber sicher gehen müssen, dass gar kein Gluten enthalten ist, wählen Sie ausschließlich Verpackungen, auf denen die Kennzeichnung „glutenfrei" zu finden ist.

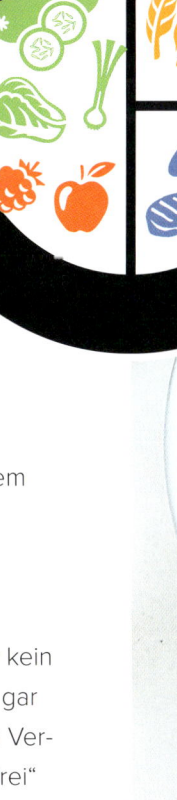

p. P. 449 **KALORIEN** / 22 g **FETT** / 47 g **KOHLENHYDRATE** / 13 g **EIWEISS** / 11 g **BALLASTSTOFFE** / 15 mg **CHOLESTERIN**

Pina Colada-Joghurt AUF WAFFEL

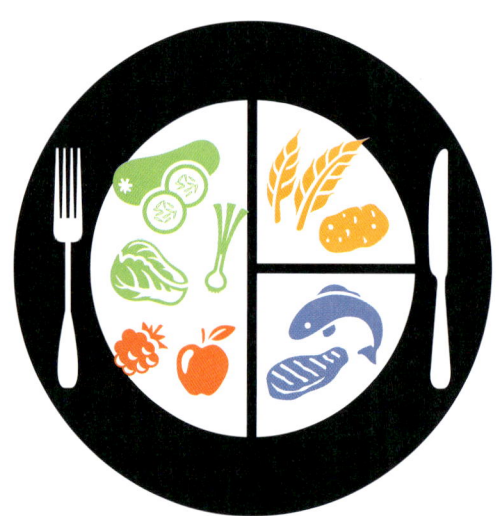

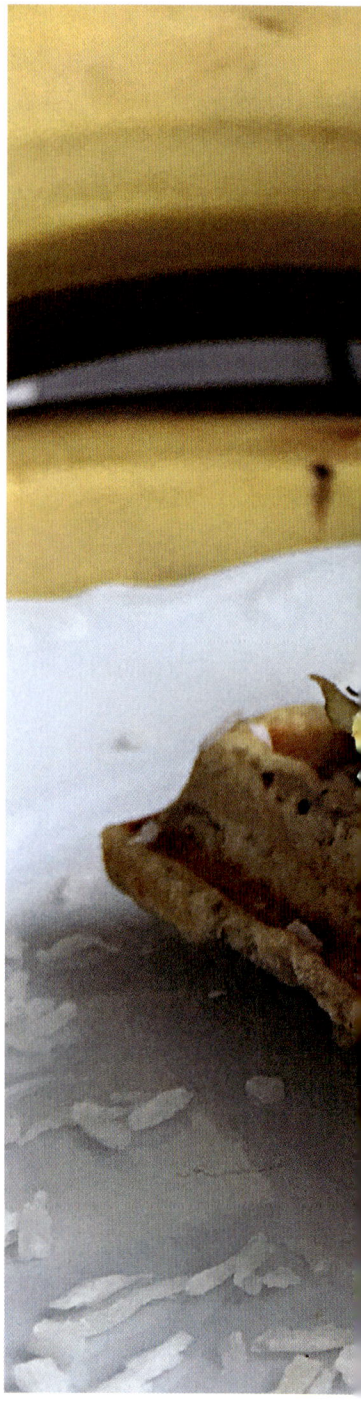

ZUTATEN FÜR 1 PORTION

100 g	frische Ananas
20 g	Kokosnuss frisch
2 EL	Kokosraspel
120 g	Joghurt 3,5% Fett
etwas	frische Minze
1	Waffel (Rezept S. 150)

ZUBEREITUNG

100 g Ananas aus einer frischen Frucht mit Joghurt und den Kokosraspeln mischen.

Das Kokosfleisch einer halben frischen Kokosnuss in kleine Stückchen schneiden und ebenfalls dazugeben und alles umrühren.

Den Joghurt zum Schluss auf einer Waffel anrichten. Mit frischer Minze garnieren.

INFO

Das Rezept für die Waffel finden Sie auf Seite 150 unter der Rubrik Lunchbox. Sie lassen sich gut auf Vorrat backen.

TIPP

Oft können Sie die Kokosstückchen auch bereits fertig im Supermarkt kaufen.

  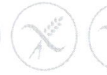

p. P. 646 **KALORIEN** / 47 g **FETT** / 31 g **KOHLENHYDRATE** / 24 g **EIWEISS** / 6 g **BALLASTSTOFFE** / 12 mg **CHOLESTERIN**

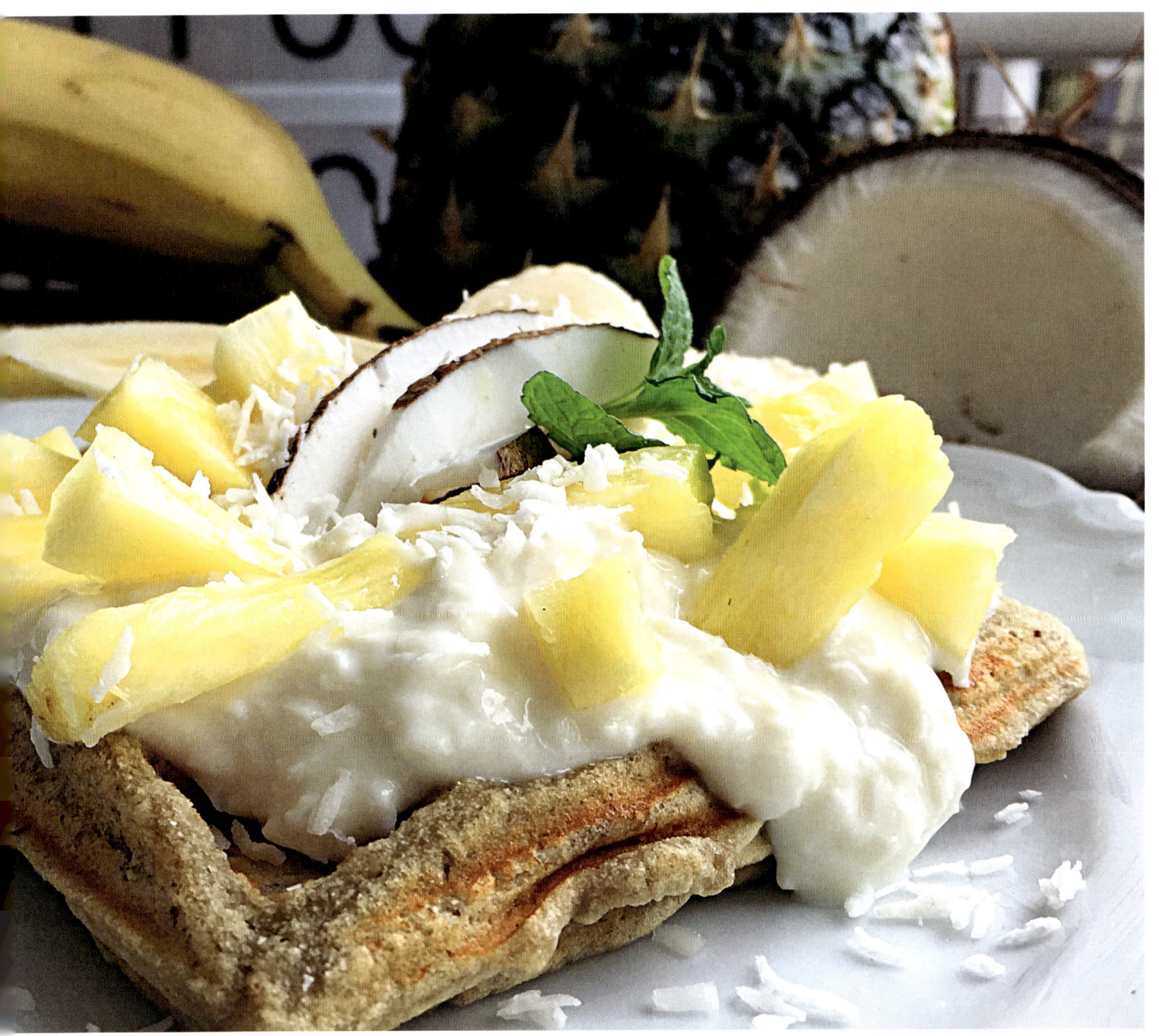

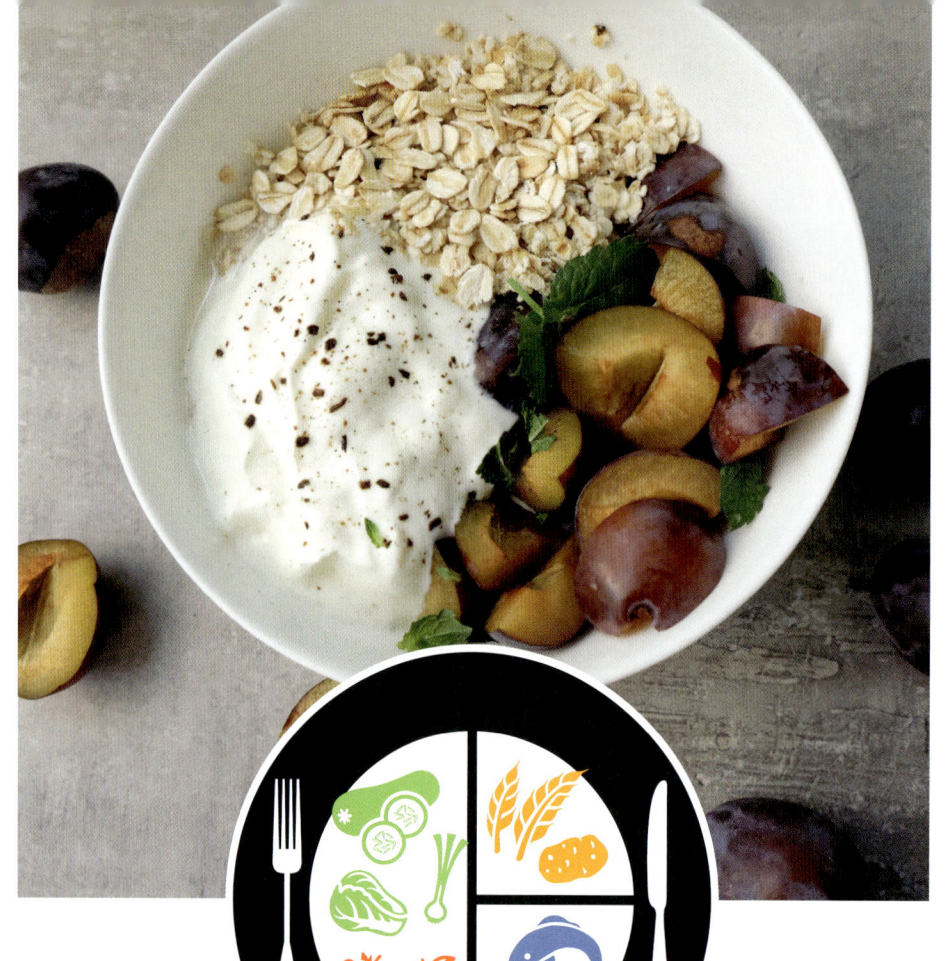

Vanille-Joghurt

MIT PFLAUMEN UND HAFERFLOCKEN

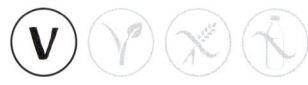

ZUTATEN FÜR 1 PORTION

150 g	Joghurt 3,5% Fett
4 EL	grobe Haferflocken
7	Pflaumen
1	Vanillestange
etwas	frische Minze

ZUBEREITUNG

Die Pflaumen waschen, entkernen und in mundgerechte Stückchen schneiden.

Die Vanillestange halbieren, auskratzen und mit dem Joghurt vermischen.

Den Joghurt mit dem Obst in eine Schale füllen, die Haferflocken dazugeben und mit ein bisschen Minze dekorieren.

Vor dem Genuss alles vermischen.

p. P. 405 **KALORIEN** / 9 g **FETT** / 66 g **KOHLENHYDRATE** / 13 g **EIWEISS** / 10 g **BALLASTSTOFFE** / 15 mg **CHOLESTERIN**

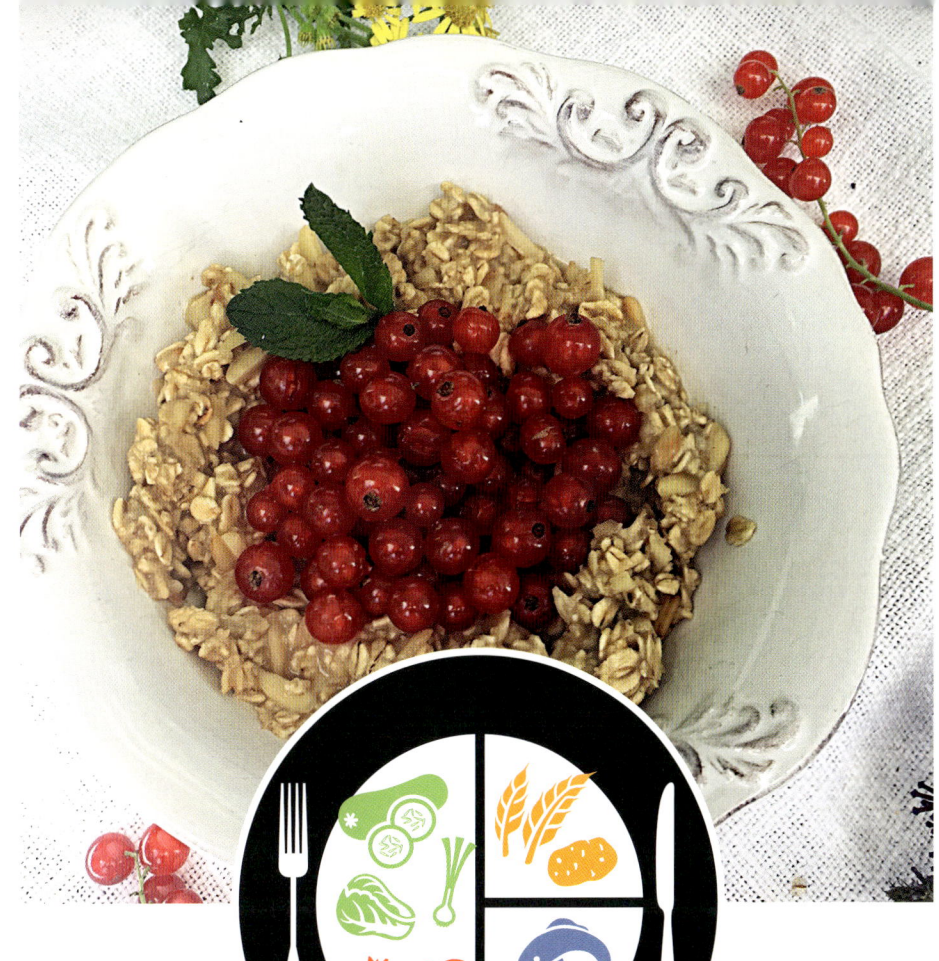

TIPP

Wenn man die Mandelsplitter schon auf Vorrat karamellisiert und in einem kleinen Glasgefäß luftdicht verpackt aufbewahrt, geht es morgens noch schneller.

Mandel-Porridge

MIT JOHANNISBEEREN

ZUTATEN FÜR 1 PORTION

200 ml	Mandeldrink, ungesüßt
6 EL	Haferflocken
2 EL	Mandelsplitter
1 EL	Honig
70 g	rote Johannisbeeren

ZUBEREITUNG

Die Mandelsplitter in einer kleinen Pfanne auf mittlerer Hitze zusammen mit dem Honig goldbraun werden lassen.

Den Mandeldrink in einem Topf zum Kochen bringen, die Haferflocken dazugeben und umrühren. Platte ausschalten und unter gelegentlichem Rühren für ca. 3-5 min köcheln bzw. ziehen lassen.

Die Johannisbeeren waschen und mit dem Porridge und den Mandelsplittern in einer Schale anrichten.

p. P. 402 **KALORIEN** / 16 g **FETT** / 49 g **KOHLENHYDRATE** / 13 g **EIWEISS** / 10 g **BALLASTSTOFFE** / 0 mg **CHOLESTERIN**

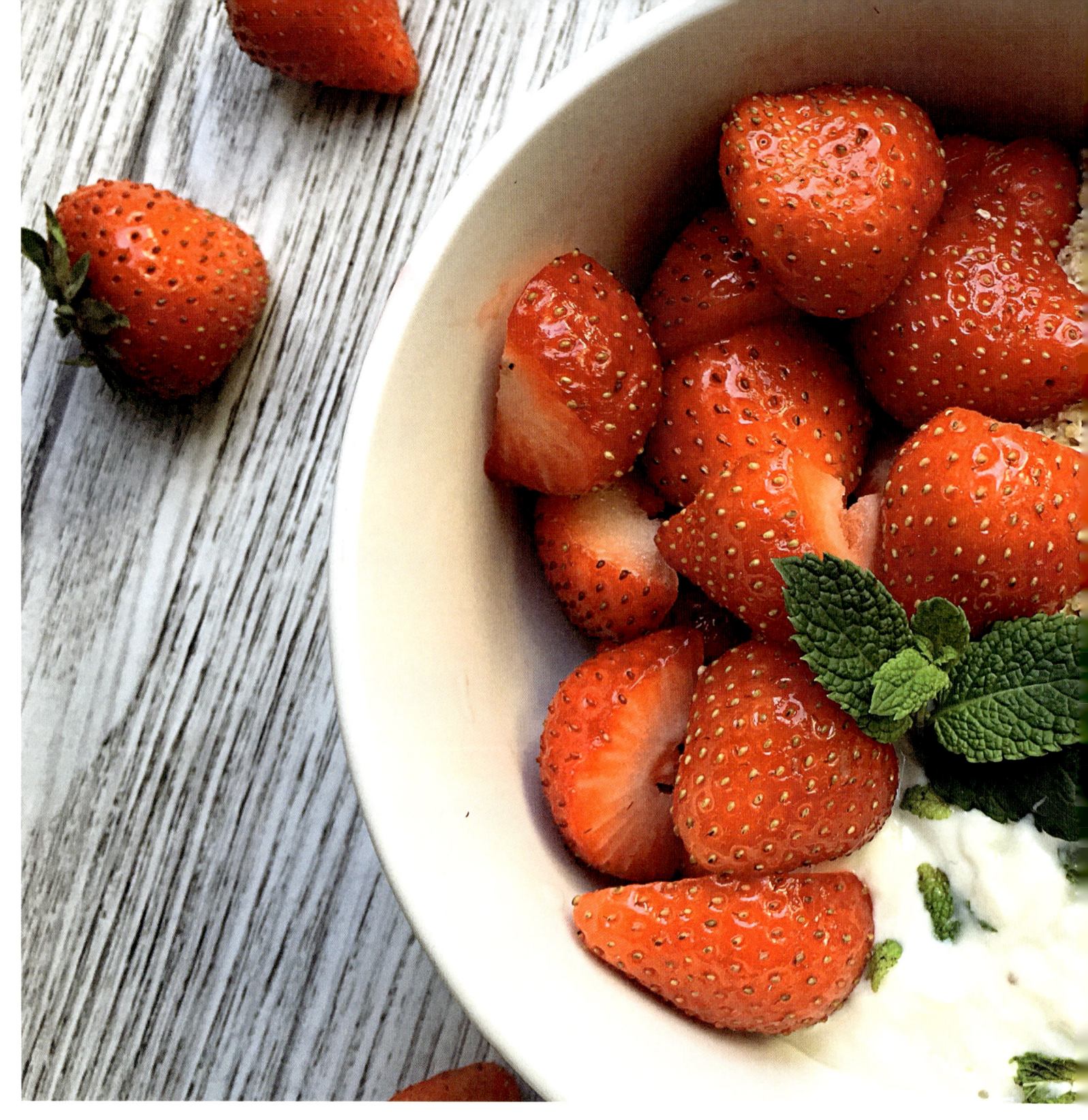

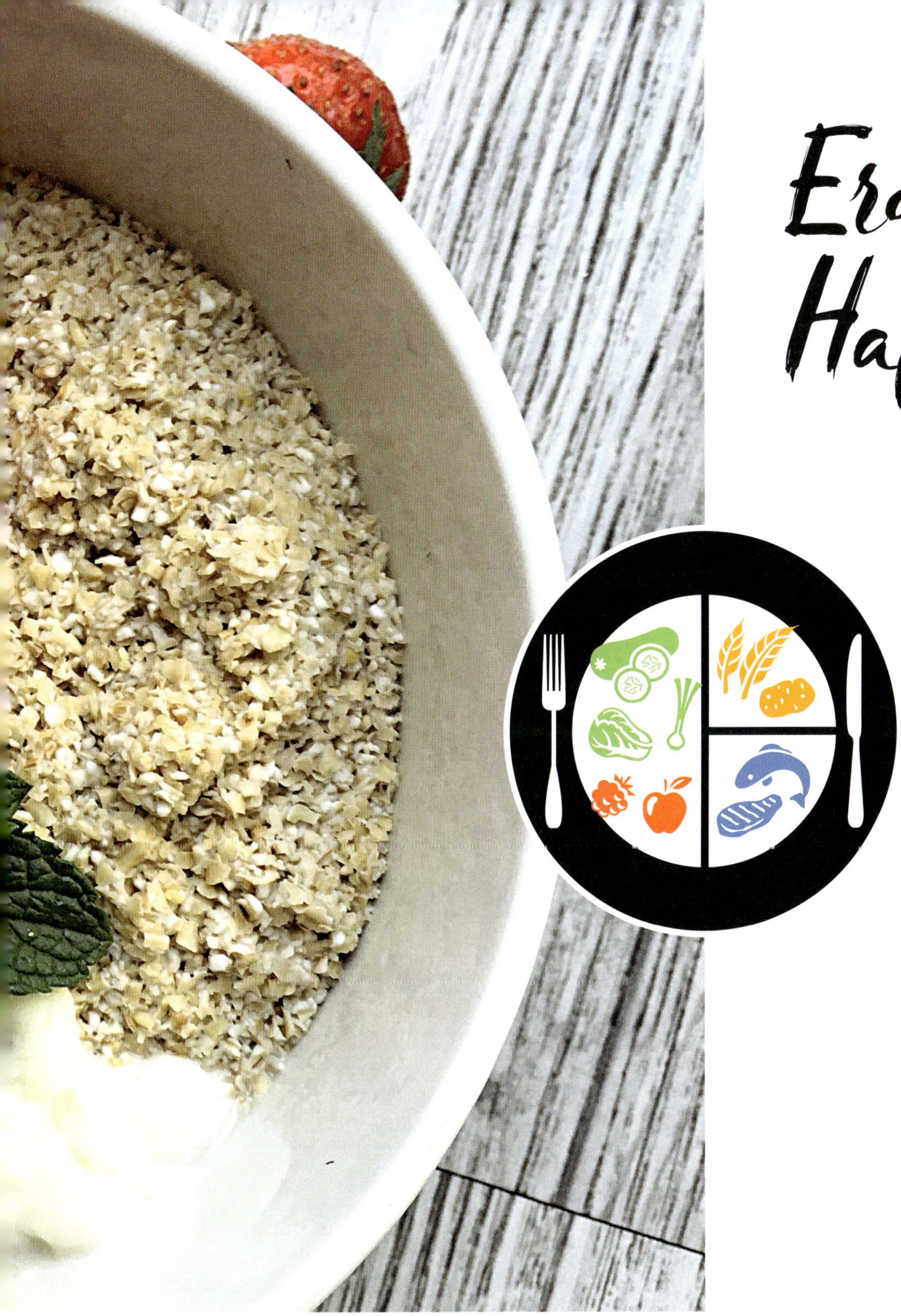

Erdbeer-Haferkleie

MIT MINZJOGHURT

ZUTATEN FÜR 1 PORTION

4 EL	Haferkleie
150 g	Joghurt 1,5% Fett
200 g	Erdbeeren
1 TL	Honig oder etwas LLiD Süßer
100 ml	Mandeldrink, ungesüßt
etwas	Wasser nach Bedarf
10 Blätter	frische Minze

ZUBEREITUNG

Haferkleie und Mandeldrink miteinander verrühren und quellen lassen. Wenn Ihnen der entstehende Brei zu fest erscheint, geben Sie noch ein bisschen Wasser dazu.

Den Brei mit Honig oder LLiD Süßer süßen.

Die Minzblätter kleinzupfen und mit dem Joghurt vermischen.

Die Erdbeeren waschen und in mundgerechte Stückchen schneiden.

Alles in einer Schale anrichten.

p. P. 317 **KALORIEN** / 8 g **FETT** / 43 g **KOHLENHYDRATE** / 15 g **EIWEISS** / 13 g **BALLASTSTOFFE** / 6 mg **CHOLESTERIN**

FRÜHSTÜCKS
Müsli-Muffins

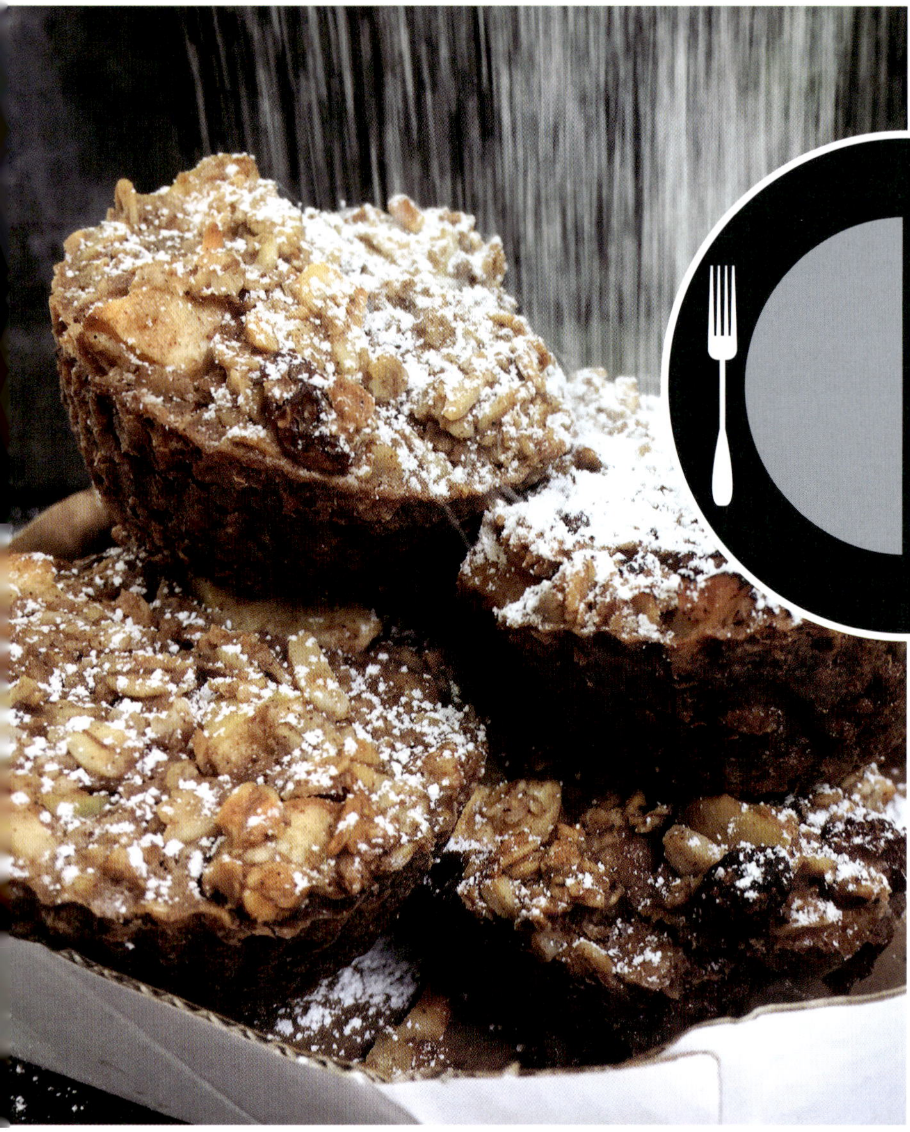

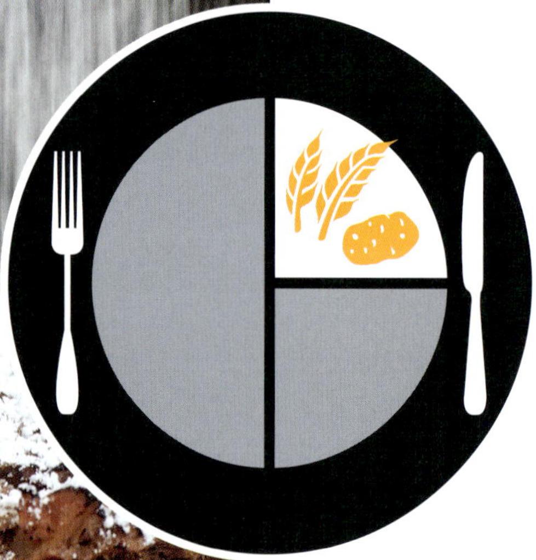

ZUTATEN FÜR 6 MUFFINS

1 TL	Butter für die Form
100 g	Haferflocken
50 g	Dinkelmehl
1 Prise	Salz
1 TL	Backpulver
2 TL	gemahlener Zimt
300 ml	Milch 1,5% Fett
1	Ei
120 ml	Kokosmilch, fettreduziert
2 TL	Vanillezucker
2 EL	Honig
1	überreife Banane
etwas	Puderzucker zur Deko

ZUBEREITUNG

Den Ofen auf 180 Grad vorheizen. 6 ofenfeste Muffinförmchen mit Butter ausstreichen.

Die Haferflocken und das Dinkelmehl mit Salz, Backpulver und Zimt in einer Schüssel mischen.

Milch, Ei, Kokosmilch, Vanillezucker und Honig in einer separaten Schüssel verrühren.

Die Haferflocken-Mehlmischung dazugeben, alles gut mischen und für 10 min stehen lassen. Die Banane pürieren und unterrühren.

Die Mischung auf die Förmchen verteilen und ca. 45 min backen.

Nach dem Backen 30 min in den Förmchen ruhen lassen. Mit etwas Puderzucker dekorieren.

p. Stück 202 **KALORIEN** / 6 g **FETT** / 30 g **KOHLENHYDRATE** / 7 g **EIWEISS** / 2 g **BALLASTSTOFFE** / 44 mg **CHOLESTERIN**

INFO

Das Rezept für die Granola-
Mischung finden Sie auf Seite 195
unter der Rubrik „Brot und Backwaren".

Beeren-Joghurt

MIT GRANOLA

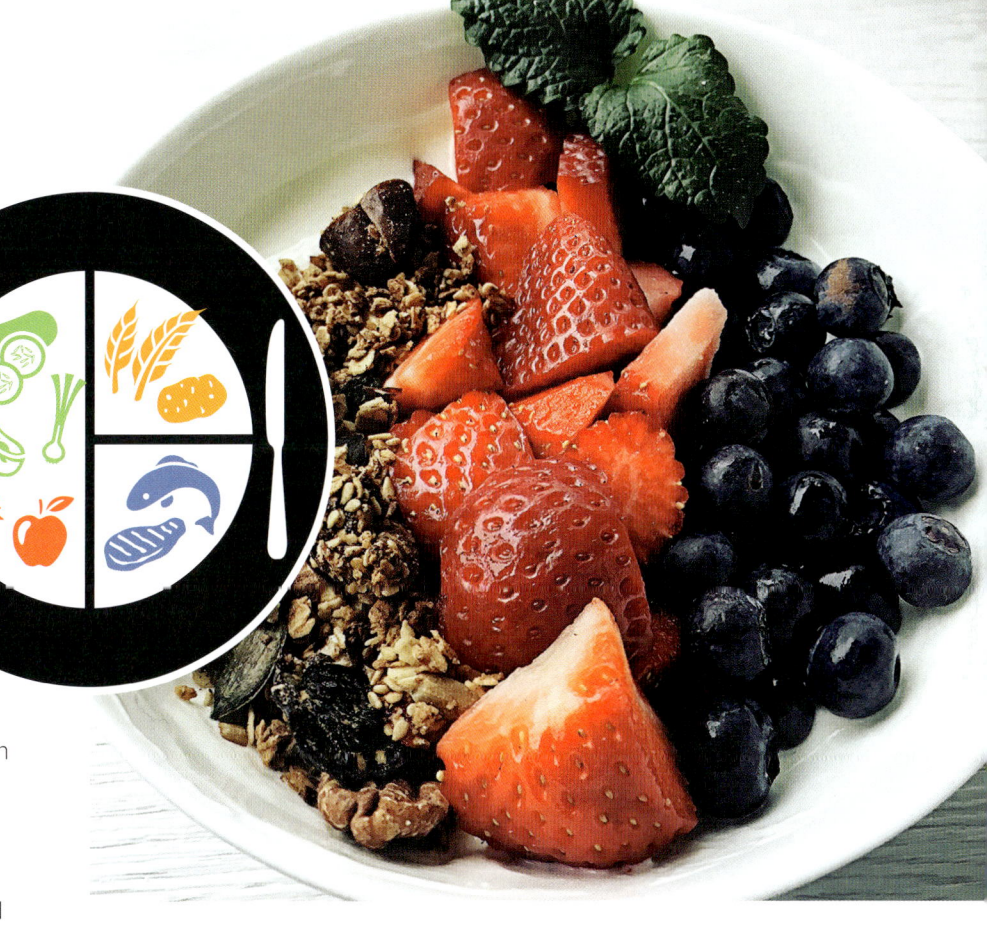

ZUTATEN FÜR 1 PORTION

4 EL	Granola (Rezept S. 195)
150 g	Joghurt 3,5% Fett
70 g	Blaubeeren
70 g	Erdbeeren
etwas	frische Minze

ZUBEREITUNG

Die Erdbeeren und Blaubeeren waschen. Erdbeeren in
mundgerechte Stückchen schneiden.

Joghurt in eine große Müslischale einfüllen.

Die Granolamischung und die Früchte dazugeben und
mit der Minze garnieren.

p. P. 314 **KALORIEN** / 15 g **FETT** / 31 g **KOHLENHYDRATE** / 12 g **EIWEISS** / 8 g **BALLASTSTOFFE** / 15 mg **CHOLESTERIN**

Erdmandel-Kokos-Müsli

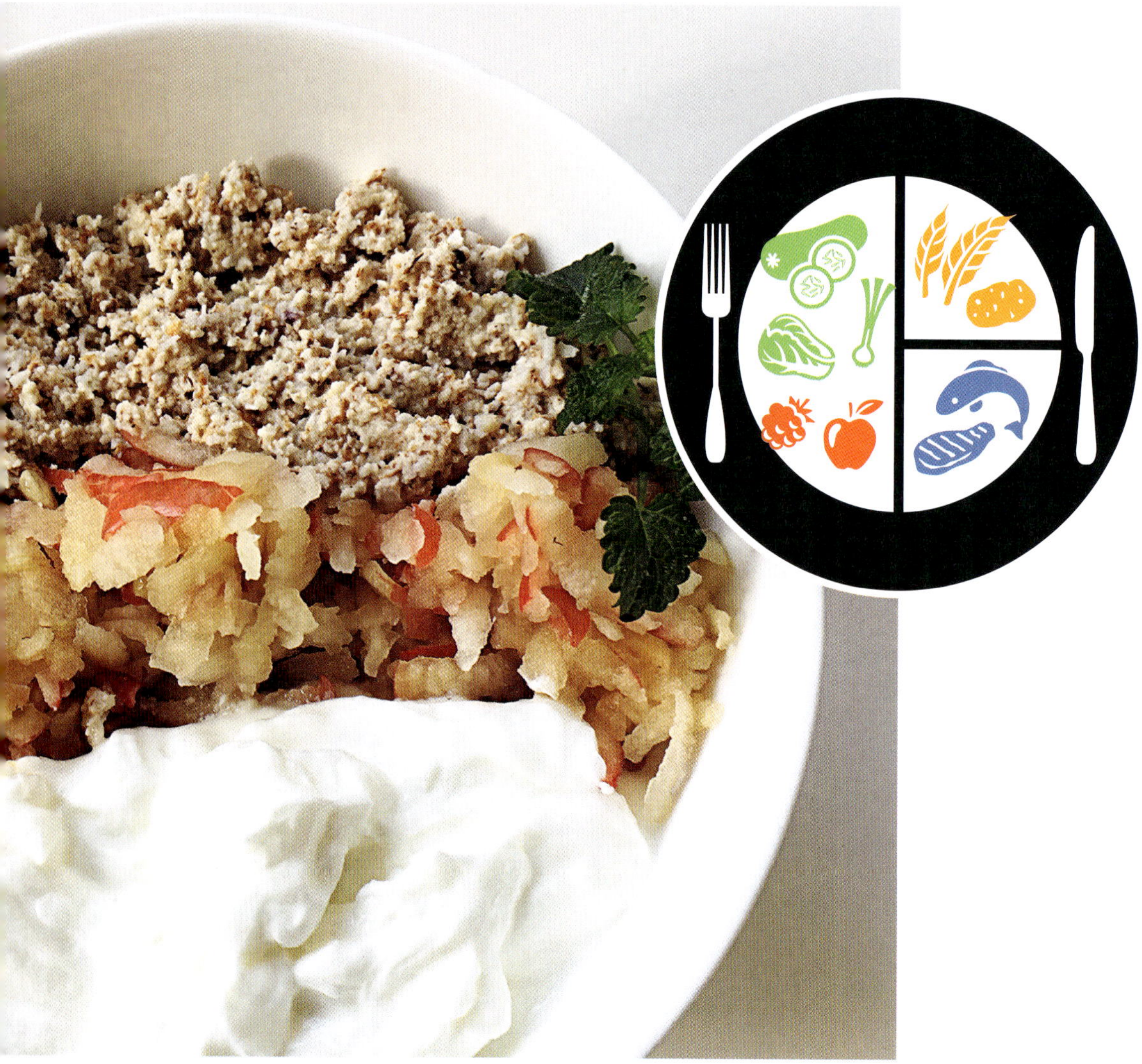

ZUTATEN FÜR 1 PORTION

3 EL	Erdmandelflocken
2 EL	Kokosrapeln
80 ml	Mandeldrink, ungesüßt
1	Apfel
100 g	Magerquark

ZUBEREITUNG

3 Esslöffel Erdmandelflocken mit 2 Esslöffel Kokosrapeln und dem Mandeldrink mischen.

Einen Apfel grob reiben und 100 g Quark dazugeben. Fertig.

INFO

Erdmandeln sind die Knollen von Zypergräsern. Sie sind mit ihrem süßlich-getreidigen Geschmack ein idealer Getreideersatz und dabei 100% basisch und glutenfrei. Sie erhalten Erdmandelflocken in Bioläden und Reformhäusern.

p. P. 409 **KALORIEN** / 22 g **FETT** / 34 g **KOHLENHYDRATE** / 19 g **EIWEISS** / 6 g **BALLASTSTOFFE** / 1 mg **CHOLESTERIN**

Vollkorn-Mandel-Milchreis

MIT KIWI UND APFEL

ZUTATEN FÜR 1 PORTION

1	grüner Apfel
1	grüne Kiwi
4 EL	Vollkornreisflocken
150 ml	Mandeldrink, ungesüßt
1 EL	Mandelsplitter
1 TL	Honig
1 TL	frische Minze

ZUBEREITUNG

Jeweils die Hälfte des grünen Apfels und der Kiwi in dünne Scheiben schneiden und die andere Hälfte fein würfeln.

Die Minze fein zupfen.

Die Reisflocken mit dem Mandeldrink, den Mandelsplittern und dem Honig solange unter ständigem Rühren köcheln lassen, bis sie weich sind.

Den Milchreis mit dem Obst zusammen in einer Schale anrichten und mit der Minze bestreuen.

p. P. 322 **KALORIEN** / 8 g **FETT** / 54 g **KOHLENHYDRATE** / 6 g **EIWEISS** / 7 g **BALLASTSTOFFE** / 0 mg **CHOLESTERIN**

Sommer-Müsli

MIT WEIZENKLEIE

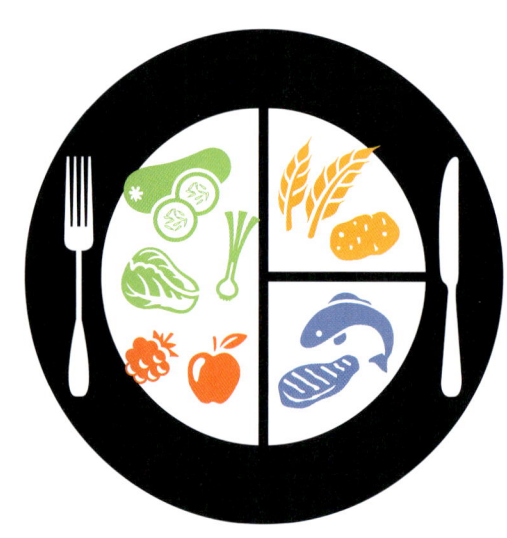

ZUTATEN FÜR 1 PORTION

5 EL	Weizenkleie
5 EL	heißes Wasser
½ TL	Honig
100 g	Joghurt 3,5% Fett
10	Kirschen
½	Grapefruit

ZUBEREITUNG

Die Hälfte einer Grapefruit in mundgerechte Stücke schneiden und die Kirschen entkernen und halbieren.

Die Weizenkleie mit dem heißen Wasser übergießen, zum Quellen bringen und mit dem Honig abschmecken.

Joghurt in eine große Müslischale geben und die Kleie und das Obst dazulegen.

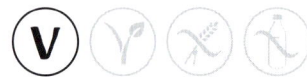

p. P. 271 **KALORIEN** / 6 g **FETT** / 38 g **KOHLENHYDRATE** / 12 g **EIWEISS** / 21 g **BALLASTSTOFFE** / 10 mg **CHOLESTERIN**

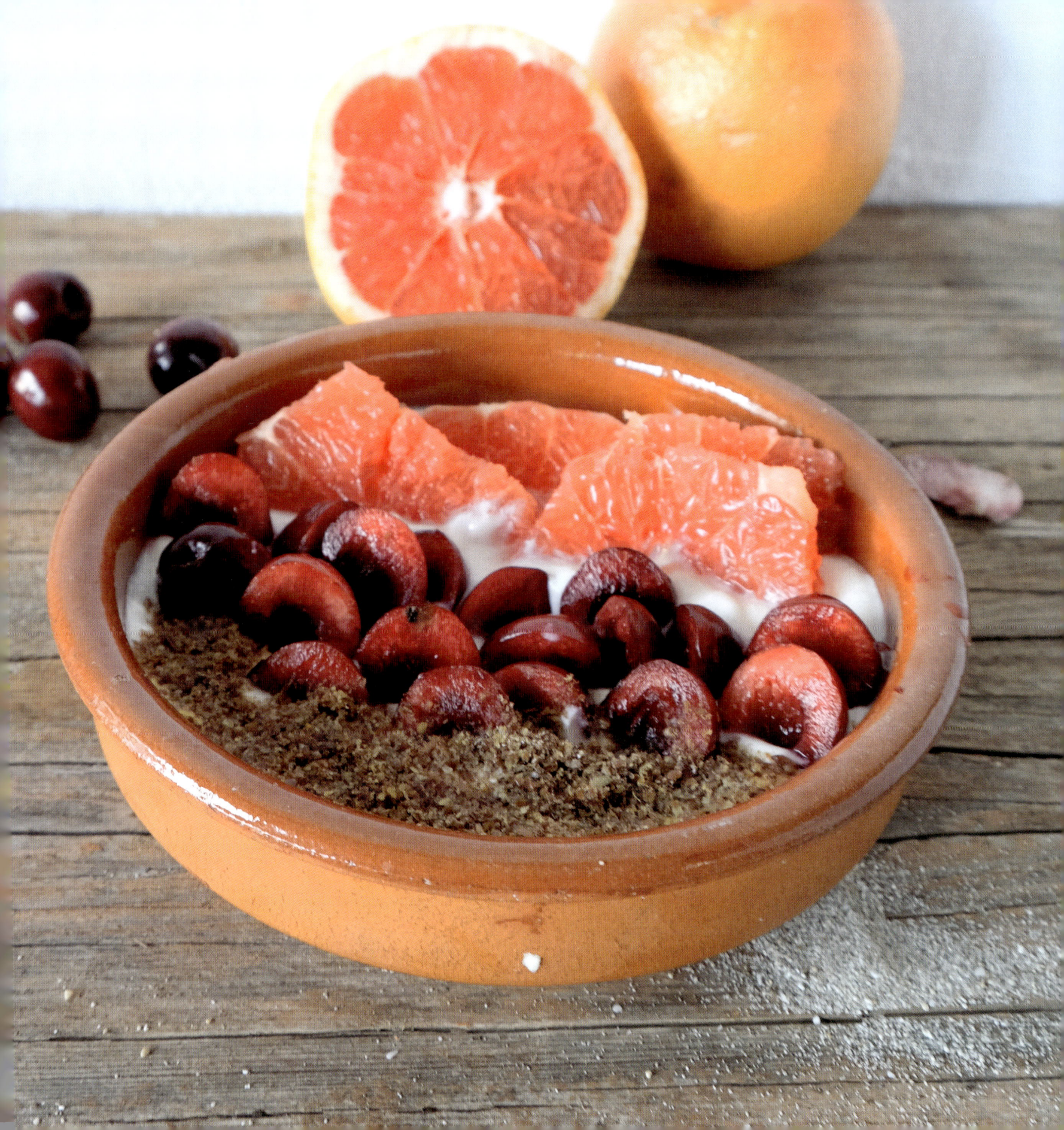

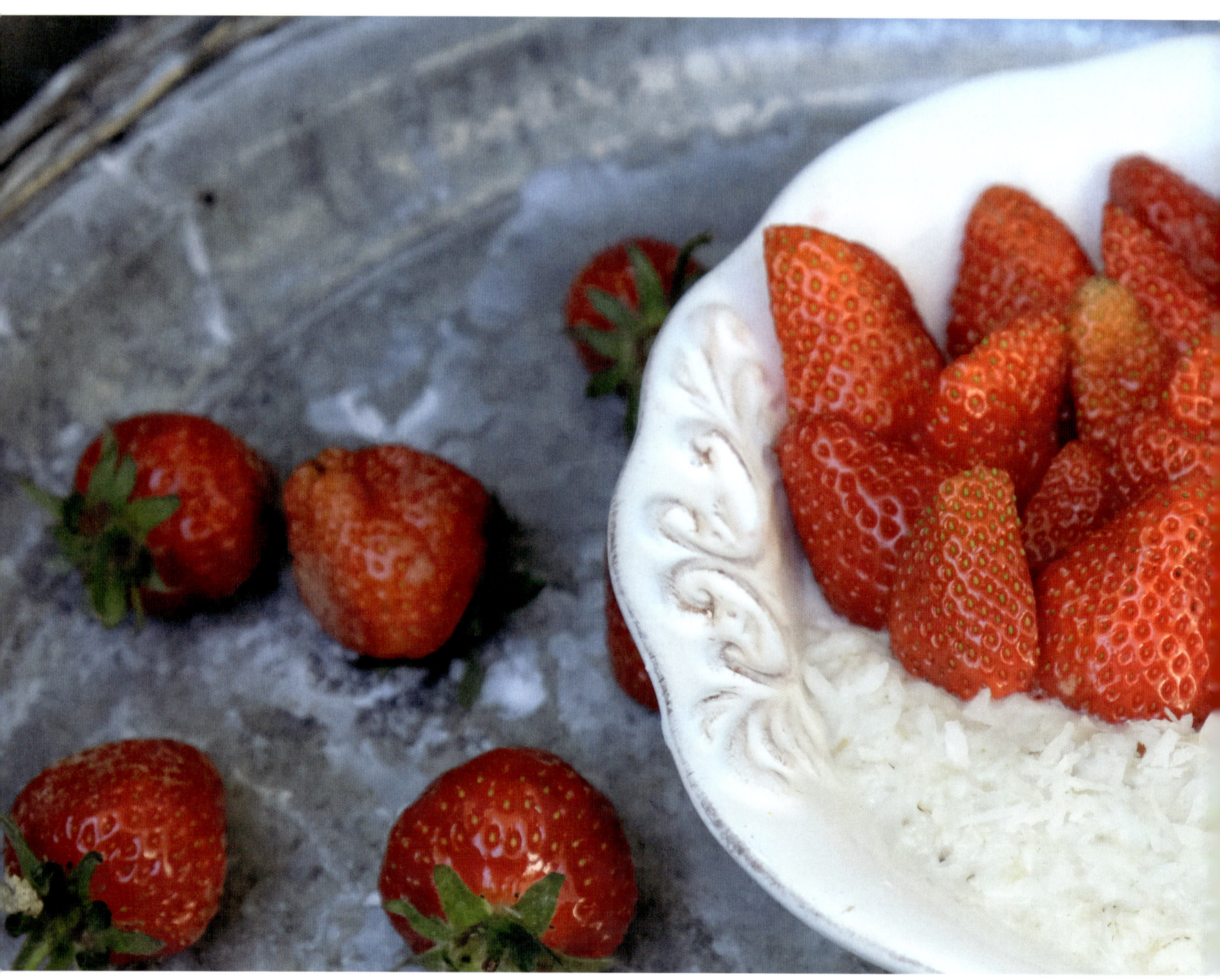

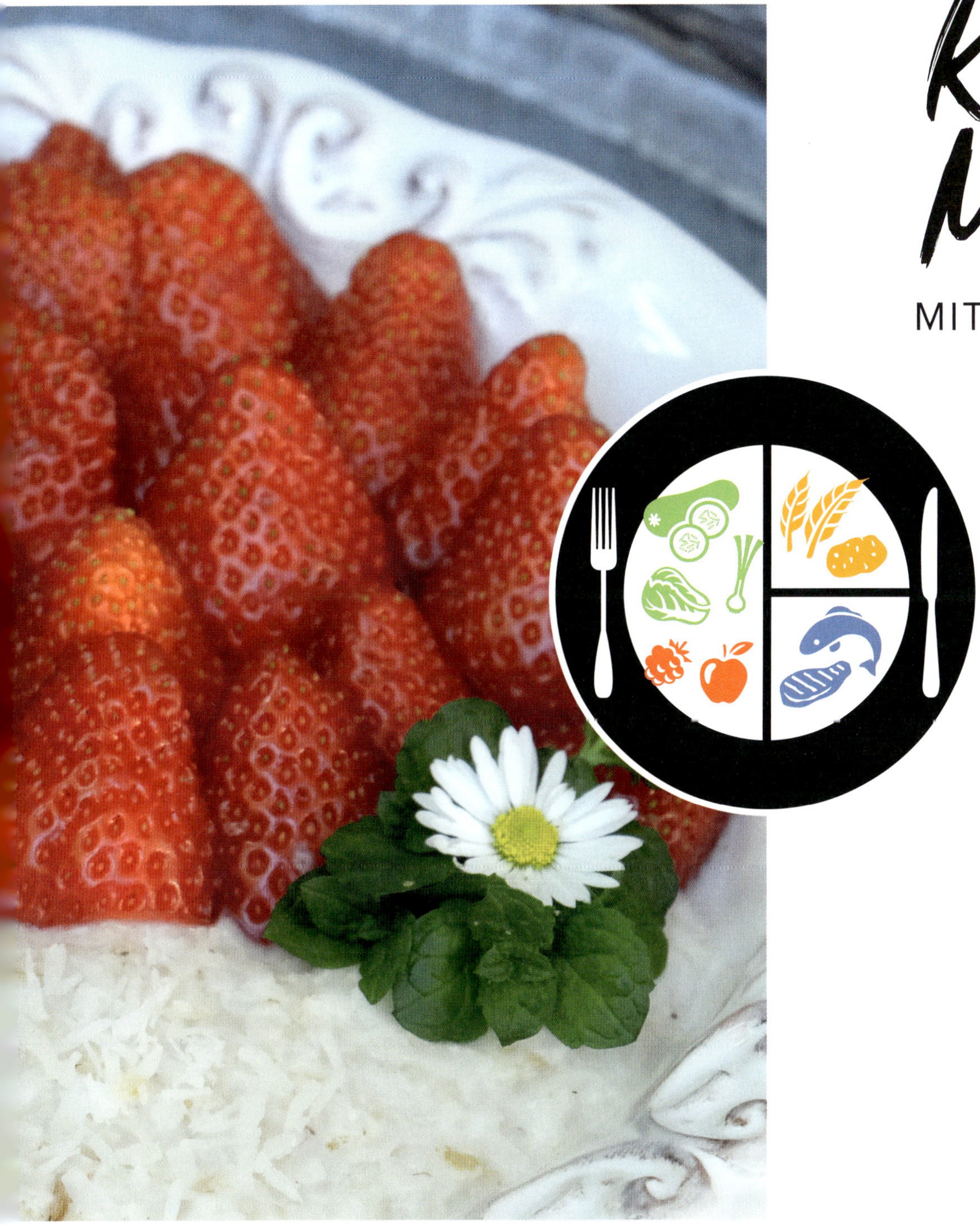

Kokos-Milchreis

MIT ERDBEEREN

ZUTATEN FÜR 1 PORTION

200 ml	Kokosmilch, fettreduziert
5 EL	Vollkornreisflocken
2 EL	Kokosraspeln
1 TL	Apfeldicksaft
250 g	Erdbeeren
etwas	frische Minze

ZUBEREITUNG

Die Kokosmilch unter ständigem Rühren zusammen mit den Vollkornreisflocken ca. 5 min kochen lassen, mit dem Apfeldicksaft abschmecken.

Die Erdbeeren waschen und putzen, alles in einer Schale anrichten und mit ein paar Minzblättchen garnieren.

(Man kann den Apfeldicksaft auch weglassen)

p. P. 611 **KALORIEN** / 39 g **FETT** / 55 g **KOHLENHYDRATE** / 9 g **EIWEISS** / 8 g **BALLASTSTOFFE** / 0 mg **CHOLESTERIN**

Leinsamen-Haferbrei

MIT APFEL

ZUTATEN FÜR 1 PORTION

2	kleinere Äpfel
6 EL	Haferflocken
2 EL	Leinsamen
200 ml	Mandeldrink, ungesüßt
1 TL	Honig oder LLiD Süßer nach Bedarf

ZUBEREITUNG

Die Äpfel waschen, entkernen und in kleine Stückchen schneiden.

Zusammen mit Haferflocken, Leinsamen und Mandeldrink in einer großen Müslischale mischen und mit etwas Honig oder LLiD Süßer abschmecken.

TIPP

Enthält viele Omega-3-Fettsäuren und Ballaststoffe. Dieses Müsli eignet sich auch mal als schnelles Mittagessen im Büro.

 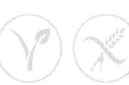

p. P. 441 **KALORIEN** / 13 g **FETT** / 68 g **KOHLENHYDRATE** / 13 g **EIWEISS** / 14 g **BALLASTSTOFFE** / 0 mg **CHOLESTERIN**

Quinoa

MIT BERG-PFIRSICHEN

ZUTATEN FÜR 1 PORTION

4 EL	Quinoa
etwas	LLiD Süßer oder flüssiger Süßstoff
3	Bergpfirsiche
einige	Minze-Blättchen
ca. 180 ml	Wasser

ZUBEREITUNG

4 EL Quinoa mit der dreifachen Menge an Wasser aufkochen und ca. 20 min köcheln lassen. Quinoa ist fertig, wenn sie restlos aufgequollen und das Wasser verschwunden ist und sie schön weich ist.

Quinoa in eine Müslischale geben und bei Bedarf etwas mit LLiD Süßer oder flüssigem Süßstoff süßen.

3 Bergpfirsiche waschen und kleinschneiden, die Hälfte davon pürieren und auf die Quinoa geben, die andere Hälfte so dazulegen.

Als Garnitur und zum Aufpeppen ein paar Blättchen frischer Minze dazugeben.

TIPP
Quinoa lässt sich gut am Vorabend vorkochen, dann geht es morgens schneller.

p. P. 236 **KALORIEN** / 3 g **FETT** / 45 g **KOHLENHYDRATE** / 7 g **EIWEISS** / 7 g **BALLASTSTOFFE** / 0 mg **CHOLESTERIN**

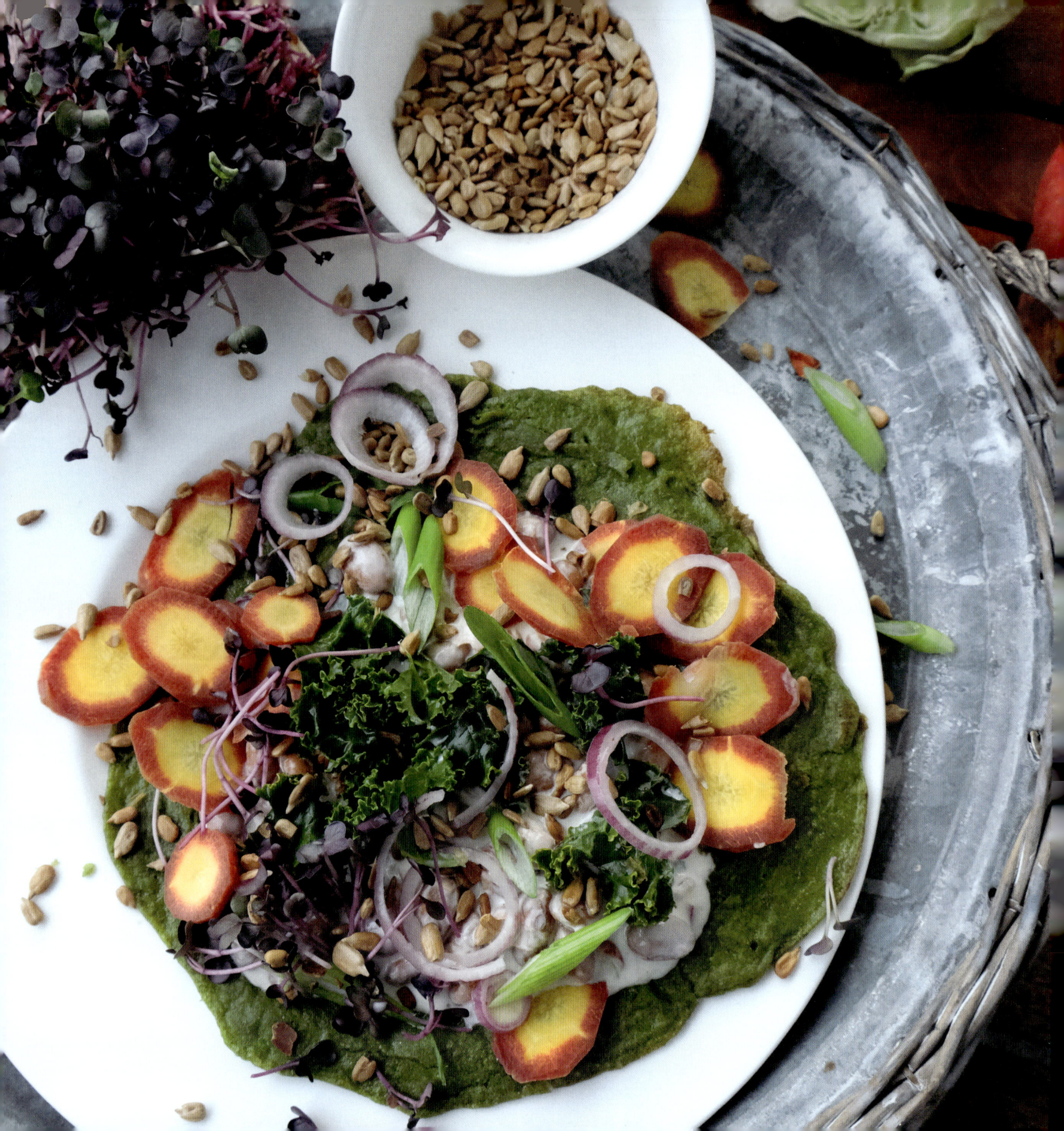

REZEPTE
Mittagessen

Die Rezepte, die Sie in der Mittagessen-Rubrik finden sind leicht und unbelastend, versorgen Sie mit frischer Energie und lassen Sie nicht ins Verdauungskoma sinken. Einige Rezepte kann man zu Hause komplett vorbereiten und mitnehmen, andere kurz in der Mittagspause in der Teeküche zubereiten und die Zutaten im nahegelegenen Supermarkt kaufen.

Die Grafik des leichten Tellers auf der Rezeptseite sagt Ihnen immer wieviel vom leichten Teller bereits verwirklicht ist. Den Rest dürfen Sie ganz nach Ihrem Geschmack ergänzen, solange Sie sich an die prozentualen Mengenverhältnisse halten.

Sie können die Rezepte für Mittag- und Abendessen gegeneinander austauschen.

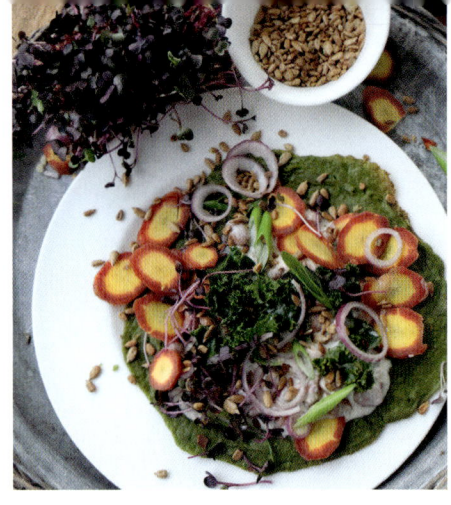

Spinat-Pfannkuchen
MIT GEMÜSE

ZUTATEN FÜR 2 PORTIONEN

Für die Pfannkuchen (ergibt 2 Stück):

1	Ei
140 ml	Wasser
80 g	Dinkelvollkornmehl
1 Prise	Salz
60 g	gehackter TK-Spinat
etwas	Kokosöl

Für den Bohnensalat:

400 g	Borlotti Bohnen aus der Dose
150 g	griechischer Joghurt
1	Zitrone (Schale und Saft)
etwas	Salz
1	kleine Knoblauchzehe
½	rote Zwiebel

Für den Kalesalat:

4	große Grünkohlblätter
etwas	Zitronensaft
1	große Urmöhre
½	rote Zwiebel
2 EL	rote Kresse
1	Frühlingszwiebel
70 g	Sonnenblumenkerne

ZUBEREITUNG

Den Pfannkuchenteig aus dem Ei, Wasser, Spinat, Dinkelmehl und einer Prise Salz zusammenmischen und in einen Mixer oder Smoothie-Maker geben, damit der Spinat fein gehackt wird.

In etwas Kokosöl in der Pfanne ausbacken und warmstellen.

Für den Bohnensalat: Die Bohnen waschen, die halbe rote Zwiebel kleinhacken und mit dem Joghurt mischen, mit dem Zitronensaft, gehacktem Knoblauch und etwas Salz abschmecken.

Mit einer feinen Reibe etwas von der Schale der Zitrone abreiben und unter den Salat mischen.

Für den Kalesalat: Schneiden Sie das restliche angegebene Gemüse in feine Stückchen, rupfen den Grünkohl in feine Streifen und würzen nur mit etwas Zitronensaft.

Richten Sie die Pfannkuchen mit dem Bohnensalat und dem restlichen Gemüse auf 2 Tellern an.

Rösten Sie die Sonnenblumenkerne in einer Pfanne ohne Fett goldgelb und geben Sie diese am Ende über die Teller.

p. P. 710 **KALORIEN** / 25 g **FETT** / 79 g **KOHLENHYDRATE** / 37 g **EIWEISS** / 12 g **BALLASTSTOFFE** / 146 mg **CHOLESTERIN**

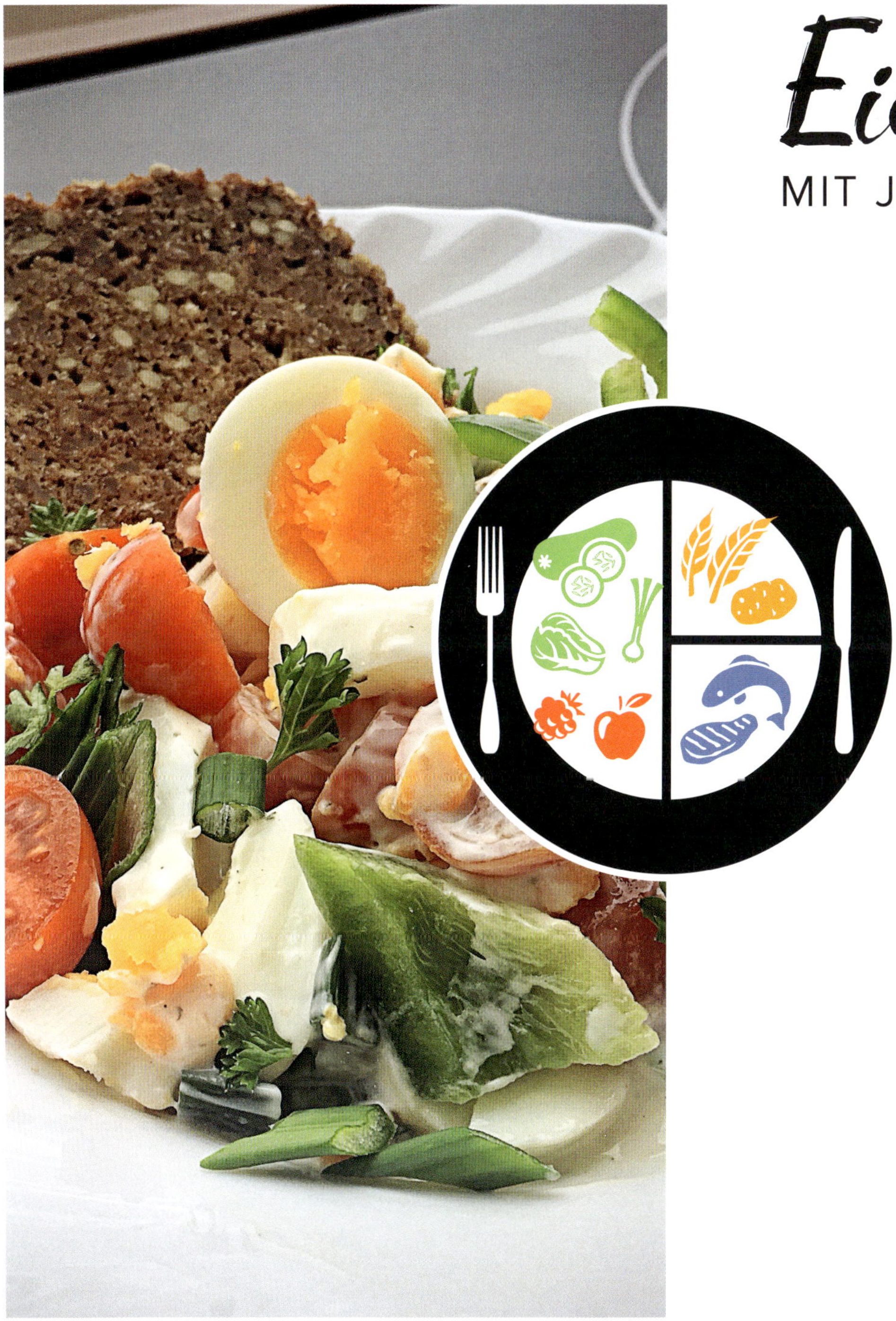

Eiersalat
MIT JOGHURT-DRESSING

ZUTATEN FÜR 1 PORTION

2	hart gekochte Eier
125 g	Cocktailtomaten
1	grüne Paprika
1	Frühlingszwiebel
etwas	Petersilie
80 g	Joghurt 3,5% Fett
	Salz
etwas	weißer Balsamicoessig
1 Scheibe	Vollkornbrot (ca. 60 g)

ZUBEREITUNG

Die Eier pellen, das Gemüse waschen und alles in mundgerechte Stückchen schneiden.

Den Joghurt mit etwas weißem Balsamicoessig, Petersilie und Salz würzen.

Alles miteinander vermischen und mit dem Vollkornbrot auf einem Teller anrichten.

Eine schnelle und einfache Lunchidee, die schnell in der Mittagspause auch im Büro zubereitet werden kann.

p. P. 408 **KALORIEN** / 16 g **FETT** / 40 g **KOHLENHYDRATE** / 25 g **EIWEISS** / 11 g **BALLASTSTOFFE** / 483 mg **CHOLESTERIN**

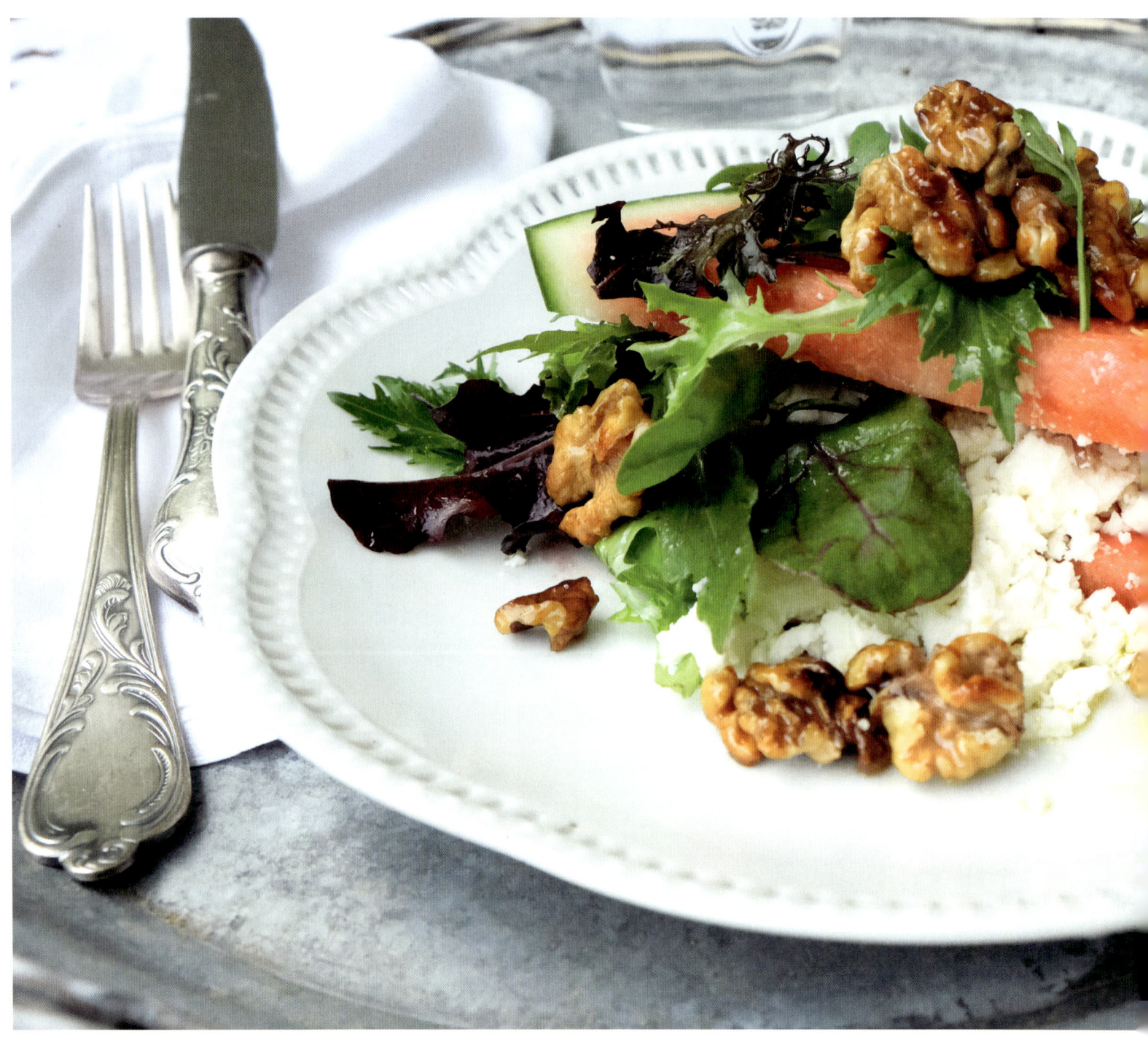

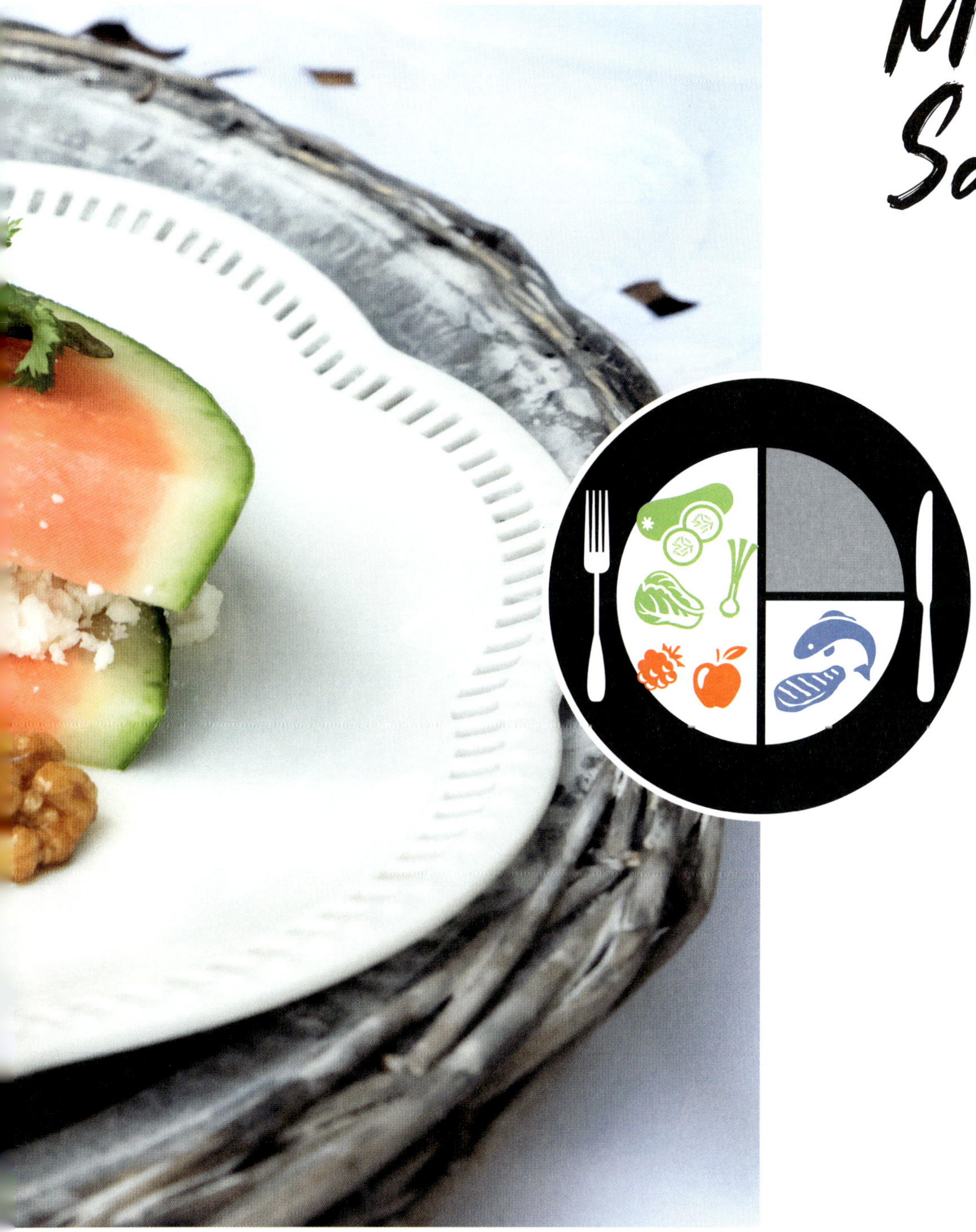

Melonen-Sandwich
MIT FETA

ZUTATEN FÜR 1 PORTION

1 Scheibe	Wassermelone (ca. 400 g)
8	Walnusshälften
1 EL	Honig
90 g	Feta-Käse light
	9% Fett
60 g	Pflücksalat
1 TL	weißer Balsamico-Essig
1 TL	Olivenöl
	Salz, Pfeffer

ZUBEREITUNG

Eine 2-3 cm dicke Scheibe Wassermelone zuschneiden und halbieren.

Die Walnusshälften mit dem Honig in der Pfanne karamellisieren. Den Pflücksalat waschen und mit Essig, Öl, Salz und Pfeffer anmachen.

Zusammen mit dem Feta zwischen die Melonenscheiben legen. Die Walnüsse dazugeben.

p. P. 575 **KALORIEN** / 29 g **FETT** / 54 g **KOHLENHYDRATE** / 24 g **EIWEISS** / 3 g **BALLASTSTOFFE** / 45 mg **CHOLESTERIN**

AVOCADO
Brunnenkresse-Toast

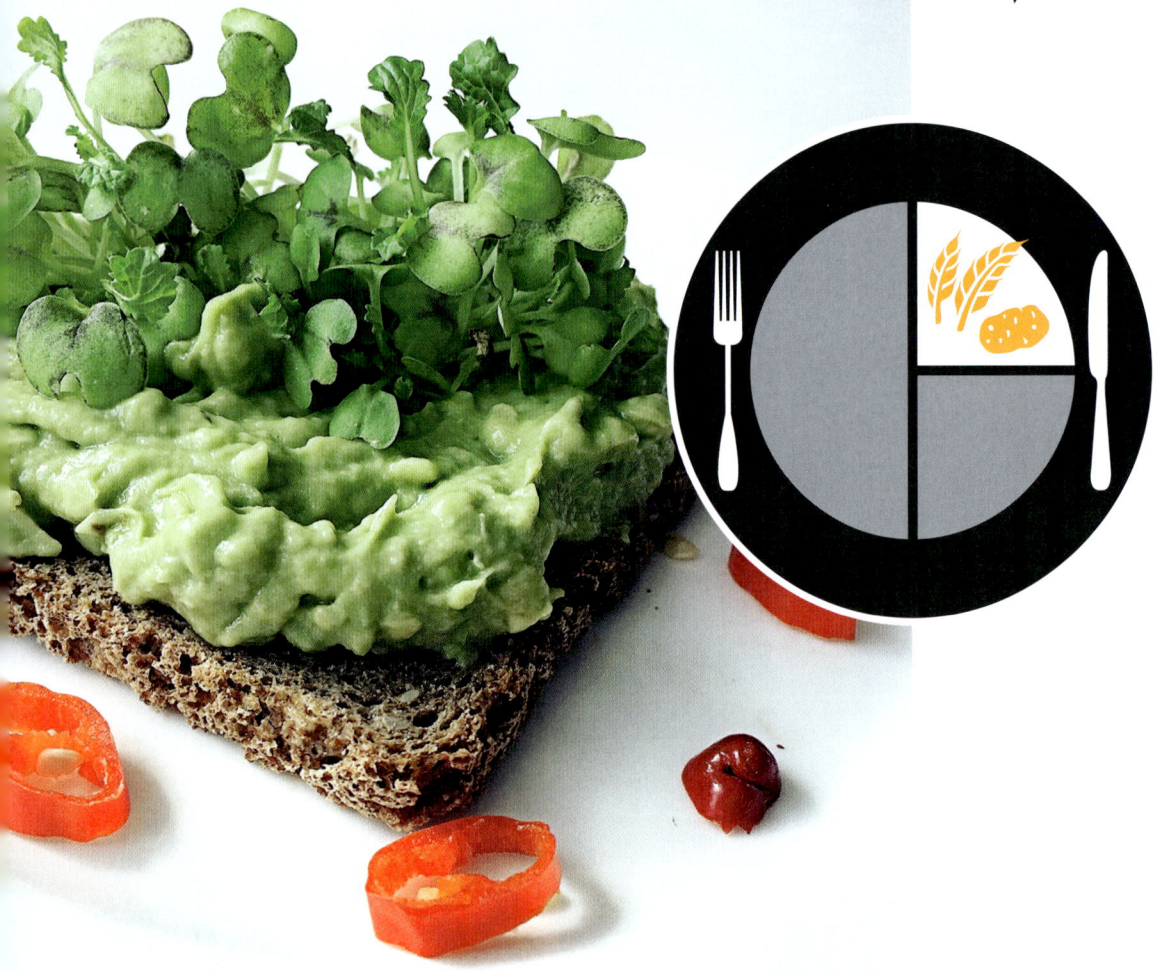

ZUTATEN FÜR 1 PORTION

1 Scheibe	Vollkorn-Toastbrot (ca. 40 g)
½	Avocado
2 EL	Brunnenkresse
½	Peperoni
1 TL	Limetten- oder Zitronensaft

ZUBEREITUNG

Die halbe Avocado pürieren und mit 1 TL Limetten- oder Zitronensaft abschmecken, dick auf ein Vollkorntoastbrot streichen und mit der Brunnenkresse toppen.

Für den zusätzlichen Pepp und die Schärfe eine halbe Peperoni entkernen und in Scheibchen schneiden, diese mit auf dem Teller drapieren.

INFO

Das Capsaicin aus der Peperoni regt den Stoffwechsel an.

p. P. 232 **KALORIEN** / 14 g **FETT** / 21 g **KOHLENHYDRATE** / 5 g **EIWEISS** / 7 g **BALLASTSTOFFE** / 1 mg **CHOLESTERIN**

Möhren-Rotkohlsalat

ZUTATEN FÜR 1 PORTION

1	mittelgroße Möhre
30 g	Rotkohl
5	Spinatblätter
90 g	Fetakäse 9% Fett
1	Bergpfirsich

Für das Dressing:

2 EL	Limettensaft
½ TL	Apfeldicksaft
1 TL	geröstetes Sesamöl
1 TL	grober Garam Marsala
	Salz, Pfeffer

ZUBEREITUNG

Eine mittelgroße Möhre und 30 g Rotkohl fein reiben.

Ein paar Spinatblätter waschen und dazugeben. Einen Bergpfirsich und den Fetakäse in Streifen schneiden.

Das Dressing aus 2 EL Limettensaft, ½ TL Apfeldicksaft und 1 TL geröstetem Sesamöl zubereiten. Mit Salz und Pfeffer abschmecken.

Den Salat mit dem Pfirsich auf einem Teller anrichten und mit dem Dressing mischen, den Feta darauf legen und mit einem TL grobem Garam Marsala bestreuen.

TIPP

Falls der Salat mit zur Arbeit genommen wird, Salat, Feta und Dressing einzeln verpacken.

p. P. 354 **KALORIEN** / 16 g **FETT** / 31 g **KOHLENHYDRATE** / 21 g **EIWEISS** / 7 g **BALLASTSTOFFE** / 45 mg **CHOLESTERIN**

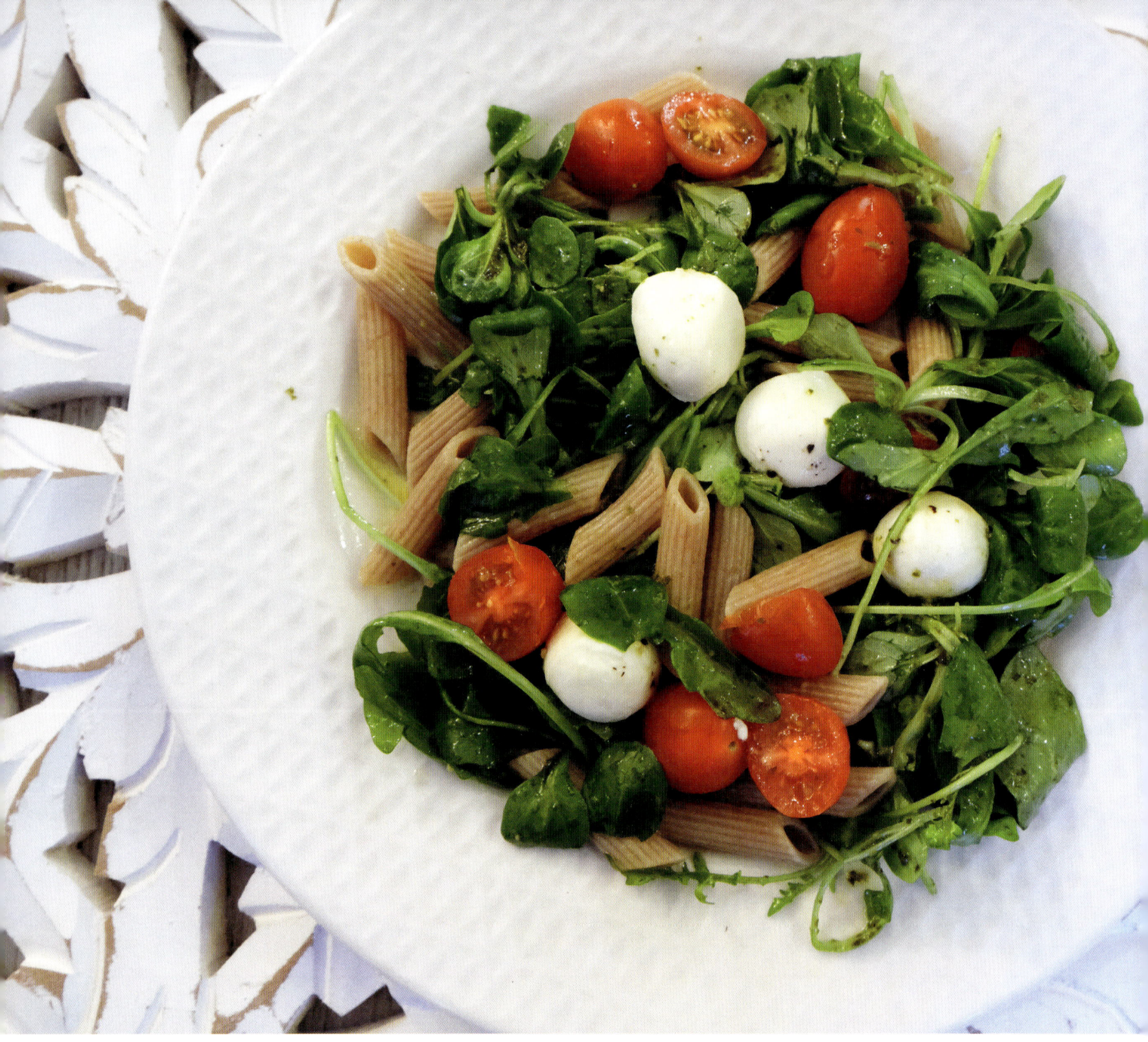

Caprese-Pasta

MIT RUCOLA UND FELDSALAT

TIPP

Die Nudeln kann man auch vorkochen und nur noch einmal warm machen, dann ist dieses Gericht noch schneller zubereitet. Einzeln abgepackt, kann man es dann auch mit zur Arbeit nehmen.

ZUTATEN FÜR 1 PORTION

50 g	Vollkornnudeln
10	Cocktailtomaten
je 1 Handvoll	Rucola und Feldsalat
60 g	Mini-Mozzarellakugeln

Für das Dressing:

1 EL	Olivenöl
1 EL	heller oder dunkler Balsamicoessig
	Salz, Pfeffer
etwas	Mineralwasser nach Bedarf

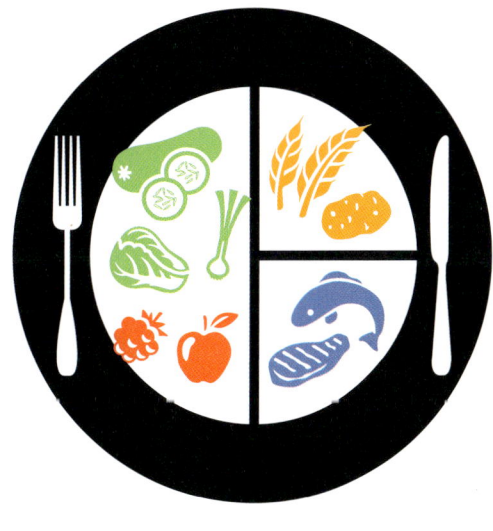

ZUBEREITUNG

Die Vollkornnudeln al dente kochen.

In der Zwischenzeit die Cocktailtomaten halbieren, den Salat verlesen und waschen.

Salat und Cocktailtomaten, sowie die Mozzarellakugeln auf einen Teller geben.

Für das Dressing: 1 EL Olivenöl mit ca. 1 Esslöffel hellem oder dunklem Balsamicoessig vermischen und mit Salz und Pfeffer abschmecken.

Sollte das Dressing für Ihren persönlichen Geschmack zu sauer geworden sein, mit einem EL Mineralwasser und nicht mit zusätzlichem Öl verlängern.

Die Nudeln abschütten und mit dem Dressing über die Caprese-Mischung geben.

p. P. 481 **KALORIEN** / 26 g **FETT** / 40 g **KOHLENHYDRATE** / 20 g **EIWEISS** / 9 g **BALLASTSTOFFE** / 39 mg **CHOLESTERIN**

Blattsalat

MIT KÜRBISKERNEN, RETTICH UND LAVENDEL

ZUTATEN FÜR 2 PORTIONEN

2-3 Handvoll	gemischter Blattsalat
ca. 10 cm	langes Stück Rettich
2 EL	Kürbiskerne
1 EL	Kürbiskernöl
etwas	Balsamicoessig
nach Belieben	Salz, Pfeffer
1 TL	frische Lavendelblüten
einige	Gänseblümchen als zusätzliche Deko

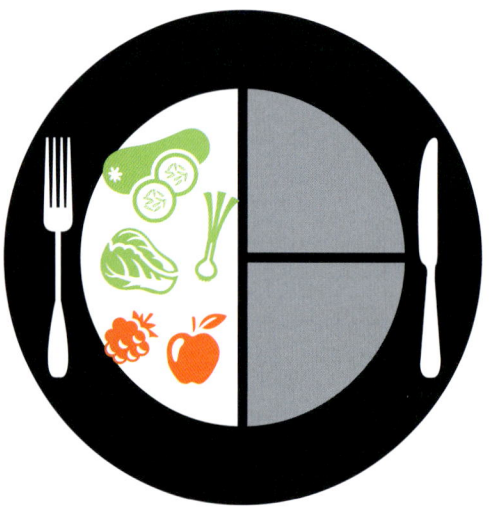

INFO
Ein leichter Sommersalat, der gut zu Fleisch, Fisch oder Pasta passt.

ZUBEREITUNG

Den gemischten Blattsalat gut waschen und verlesen.

Die Kürbiskerne in der Pfanne ohne Öl anrösten und zur Seite stellen.

Den Rettich schälen und in dünne Scheiben schneiden.

Alles in eine Schüssel füllen.

Für das Dressing: 1 EL Kürbiskernöl und Balsamicoessig nach Belieben mit etwas Salz und Pfeffer abschmecken.

Ganz zuletzt die Lavendelblüten dazugeben.

p. P. 114 **KALORIEN** / 10 g **FETT** / 3 g **KOHLENHYDRATE** / 4 g **EIWEISS** / 2 g **BALLASTSTOFFE** / 0 mg **CHOLESTERIN**

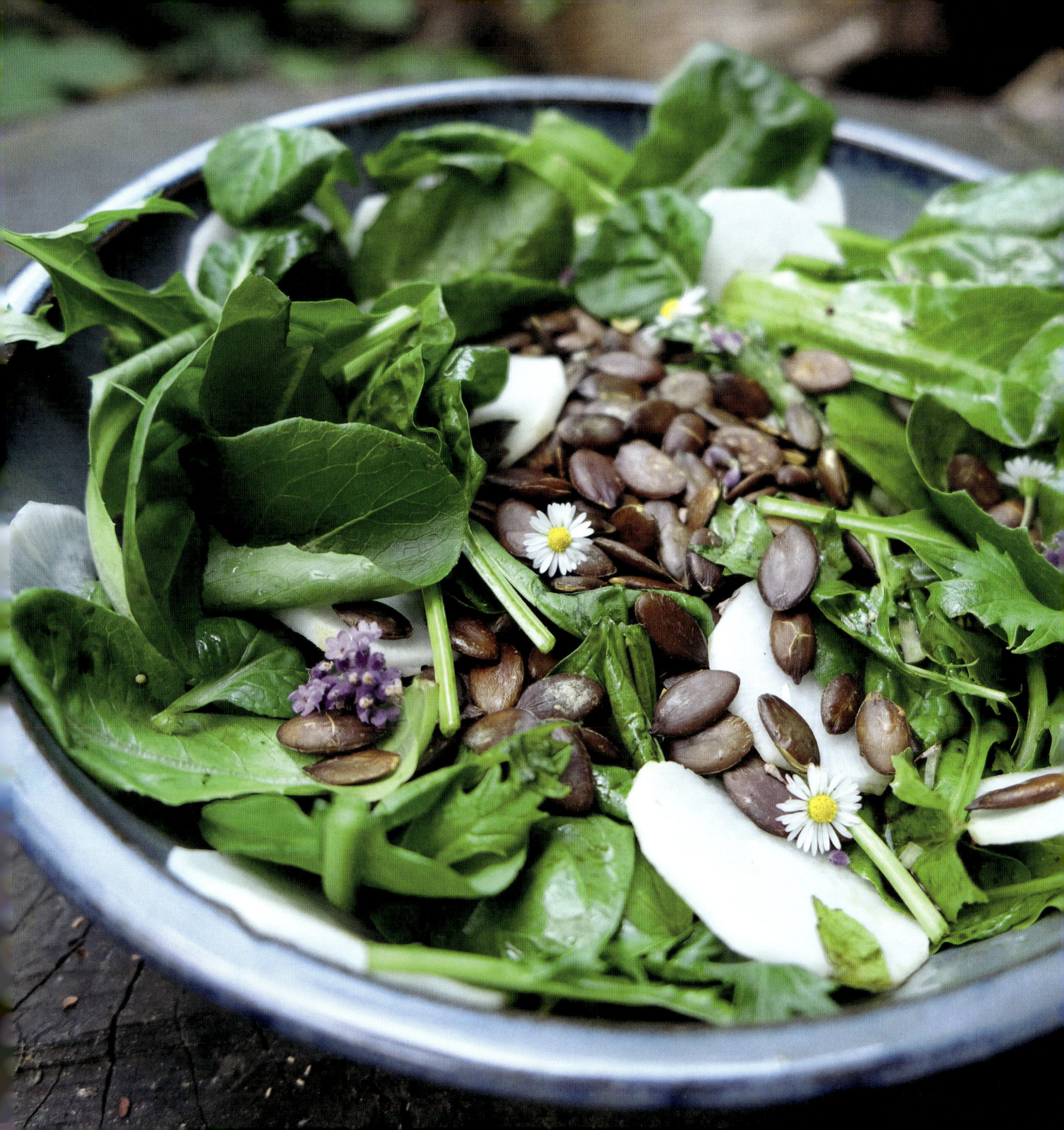

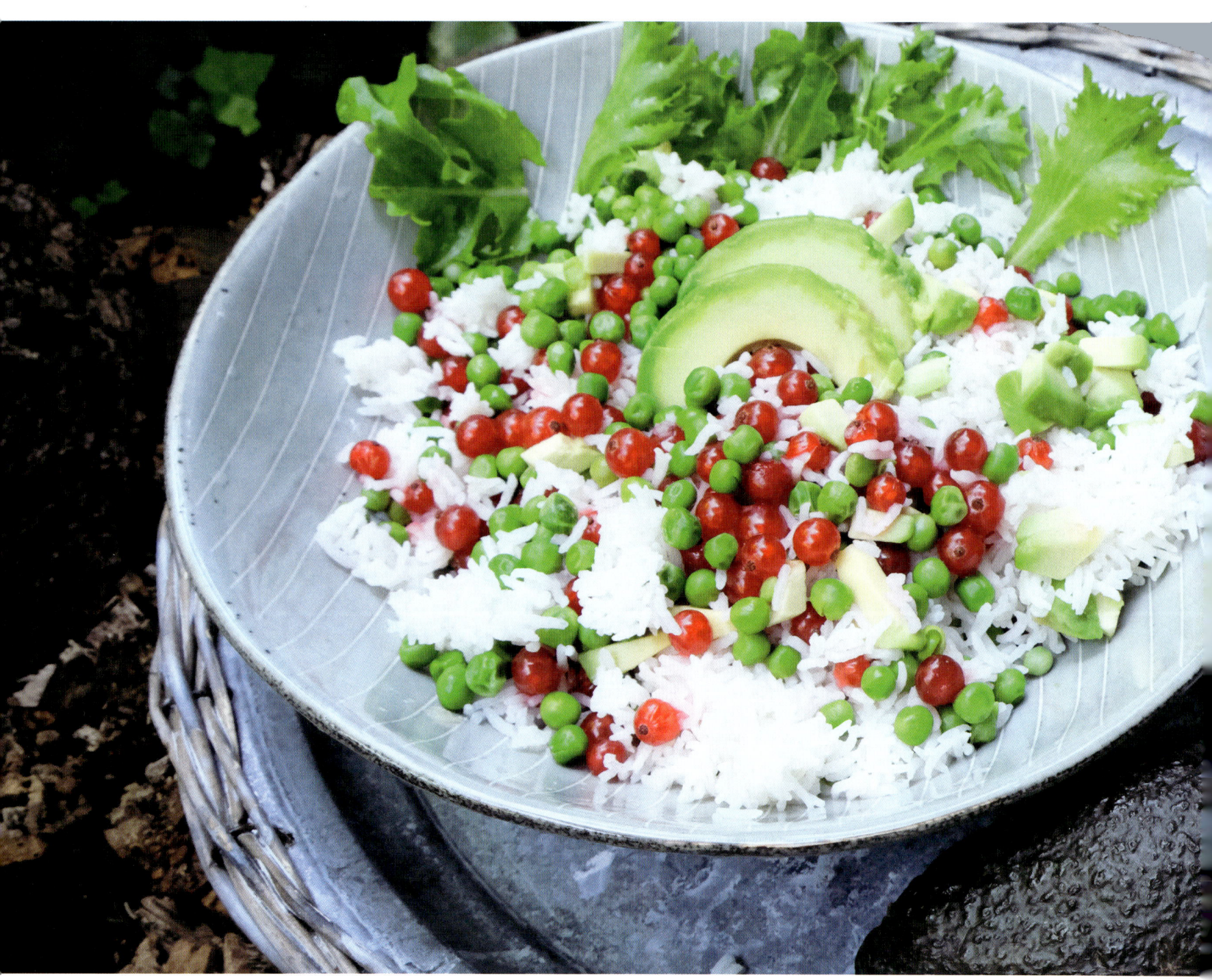

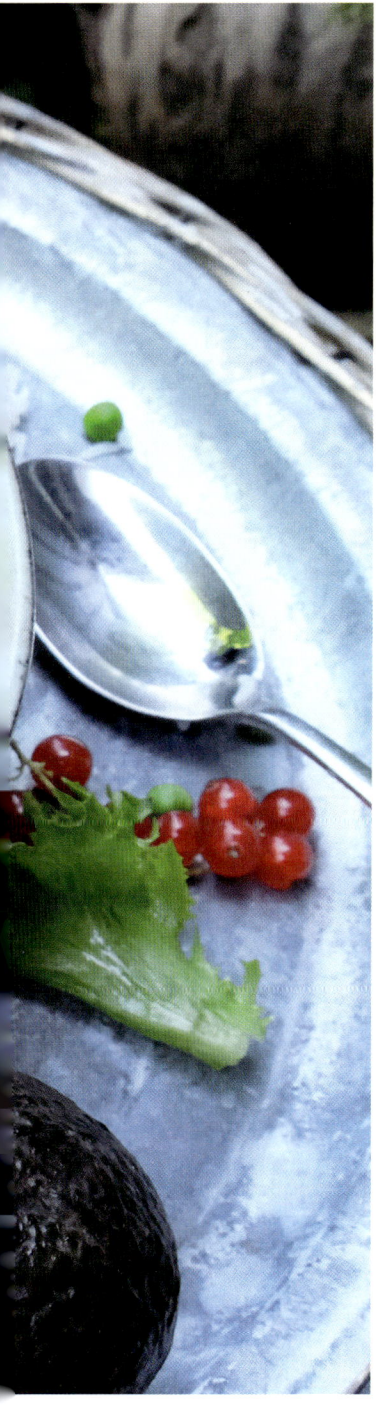

Reissalat

MIT JOHANNISBEEREN UND AVOCADO

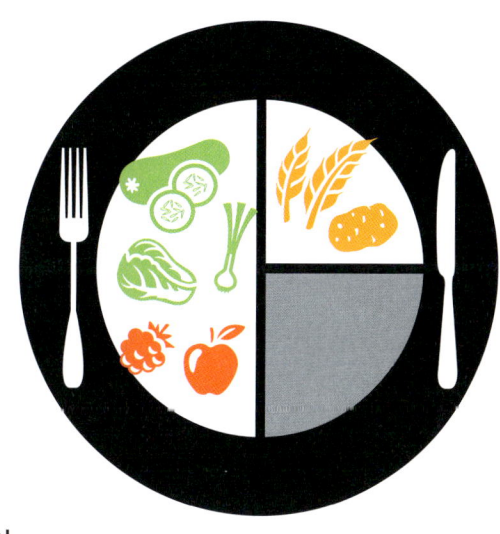

ZUTATEN
FÜR 1 PORTION

50 g	Basmatireis
80 g	Tiefkühlerbsen
60 g	Johannisbeeren
½	Avocado
5 Bätter	Pflücksalat

Für das Dressing:

2 EL	Zitronensaft
1 TL	Olivenöl
	Salz, Pfeffer

ZUBEREITUNG

50 g Basmatireis so lange mit warmen Wasser waschen bis ein Großteil der Stärke ausgewaschen ist und das Wasser klar bleibt. Dann den Reis ganz normal kochen.

Die Tiefkühlerbsen dämpfen.

Die Johannisbeeren waschen und verlesen.

Die Avocado aufschneiden, entkernen und in Stückchen schneiden. Den Pflücksalat dazugeben.

Für das Dressing: Zitronensaft mit Olivenöl mischen. Mit Salz und Pfeffer abschmecken.

Alle Zutaten mit dem Dressing mischen und in einer Schale anrichten.

p. P. 460 **KALORIEN** / 20 g **FETT** / 56 g **KOHLENHYDRATE** / 13 g **EIWEISS** / 12 g **BALLASTSTOFFE** / 0 mg **CHOLESTERIN**

KEFIR
Gurkensalat

ZUTATEN FÜR 2 PORTIONEN

1	Schlangengurke
250 g	Kefir
	Pfeffer
	Salz

ZUBEREITUNG

Die Schlangengurke waschen, halbieren, in dickere Scheiben schneiden und in eine große Schale geben.

Den Kefir dazu schütten und mit Salz und Pfeffer abschmecken.

Kalt stellen, denn so schmeckt der Salat am besten.

Einfacher geht es nicht.

TIPP

Schmecken Sie vorsichtig mit dem Salz ab, solange bis der Kefir leicht salzig schmeckt.

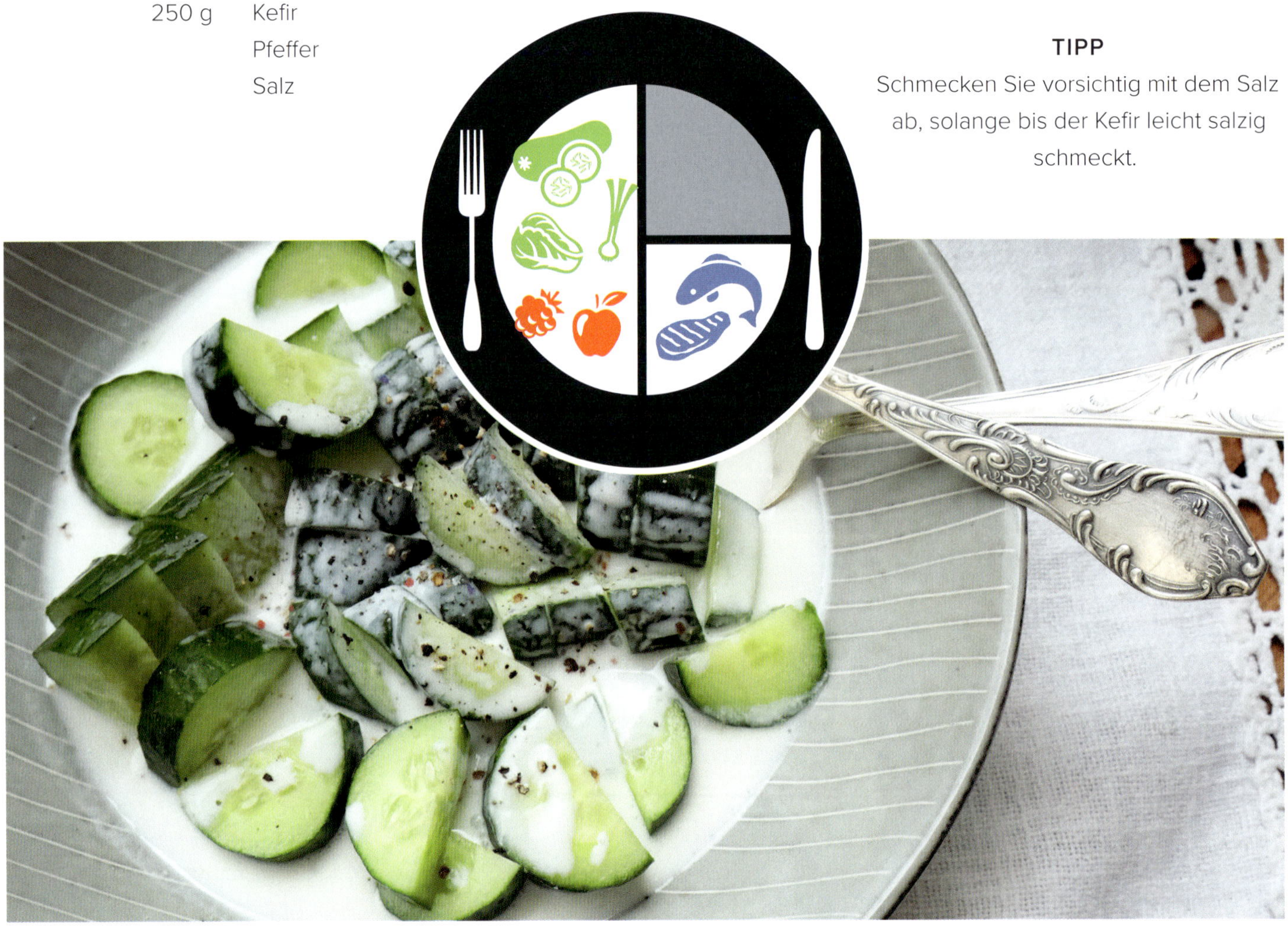

p. P. 101 **KALORIEN** / 5 g **FETT** / 7 g **KOHLENHYDRATE** / 5 g **EIWEISS** / 1 g **BALLASTSTOFFE** / 11 mg **CHOLESTERIN**

Quinoa-Gemüse

MIT RÄUCHERTOFU

ZUTATEN FÜR 1 PORTION

60 g	Quinoa (ca. 1 Tasse)
3	Tassen Wasser
2 TL	Olivenöl
100 g	Räuchertofu
1 TL	Sojasauce
4	Cocktailtomaten
1	gelbe Minipaprika
1	rote Minipaprika
30 g	grüne Bohnen
etwas	Petersilie
etwas	rote Peperoni
1 EL	frischer Zitronensaft
	Salz

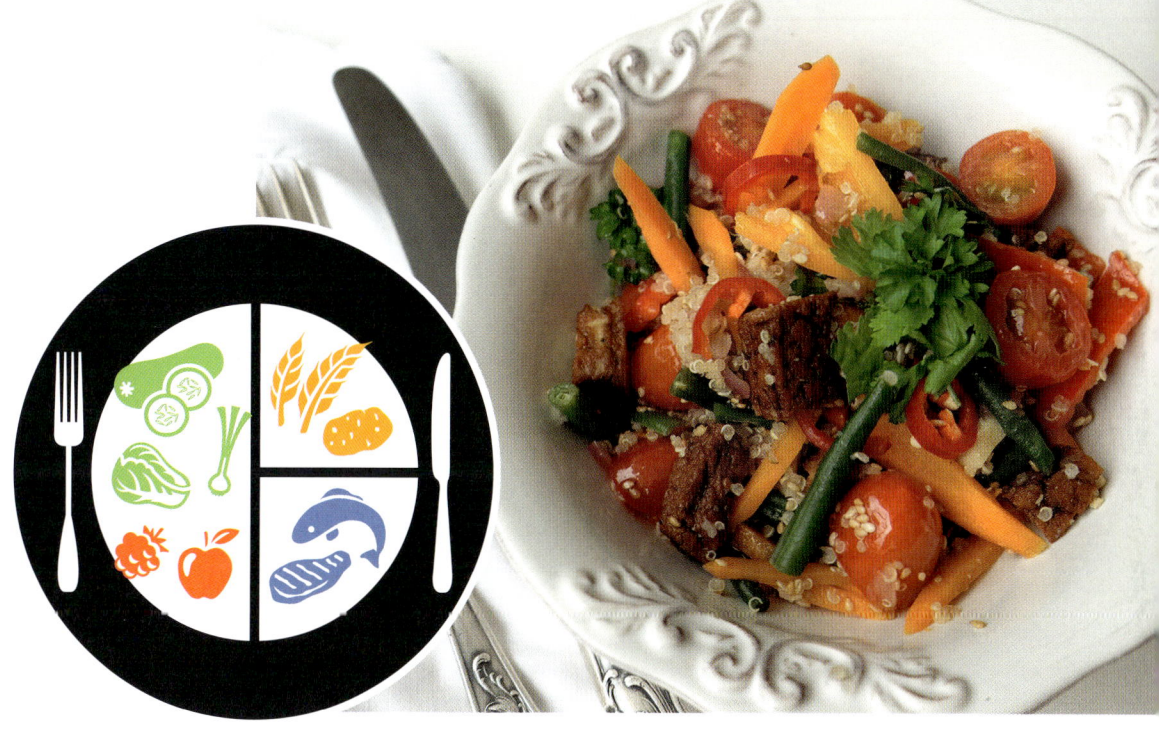

ZUBEREITUNG

Die Quinoa in einem Sieb so lange mit kaltem Wasser abspülen, bis sie klar bleibt.

Die dreifache Menge Wasser zum Kochen bringen. Quinoa einstreuen und zugedeckt bei kleiner Hitze etwa 20 min kochen.

Quinoa vom Herd nehmen und 10 min quellen lassen, leicht salzen und mit 1 TL Olivenöl beträufeln.

Die Bohnen in einem kleinen Topf blanchieren. Paprika und und Tomaten in mundgerechte Stücke schneiden.

Den Räuchertofu in kleine Stücke schneiden und mit einem TL Olivenöl kurz in einer Pfanne anbraten.

Das Gemüse, die Quinoa und den Tofu mischen und mit dem Zitronensaft und der Sojasauce abschmecken. Die Petersilie kleinzupfen und dazugeben.

Die Peperoni in Scheiben schneiden und kurz auf Schärfe prüfen. Je nach gewünschter Schärfe geben Sie 2 oder mehr Scheibchen zu der Quinoamischung.

Alles noch einmal gründlich mischen und in einer Bowl anrichten.

p. P. 594 **KALORIEN** / 27 g **FETT** / 54 g **KOHLENHYDRATE** / 32 g **EIWEISS** / 11 g **BALLASTSTOFFE** / 0 mg **CHOLESTERIN**

Gegrillter Feta

MIT RUCOLA UND ORANGE

ZUTATEN FÜR 1 PORTION

90 g	Fetakäse 9% Fett
1 TL	weißer Balsamico
2	Orangen
1 TL	frischer Rosmarin
2 TL	Olivenöl
60 g	Rucola
5	Walnusshälften
	Pfeffer, Salz

ZUBEREITUNG

Den Fetakäse mit etwas Olivenöl einpinseln, Rosmarin daraufgeben und im Backofen bei ca. 180 Grad Oberhitze leicht braun werden lassen.

Rucola waschen und in eine Schale füllen.

Eine Orange schälen, in mundgerechte Scheibchen schneiden und auf den Rucola geben.

Für das Dressing: Die andere Orange auspressen und den Saft mit 1 TL Olivenöl und 1 TL weißem Balsamico mischen.

Mit etwas Pfeffer und Salz abschmecken.

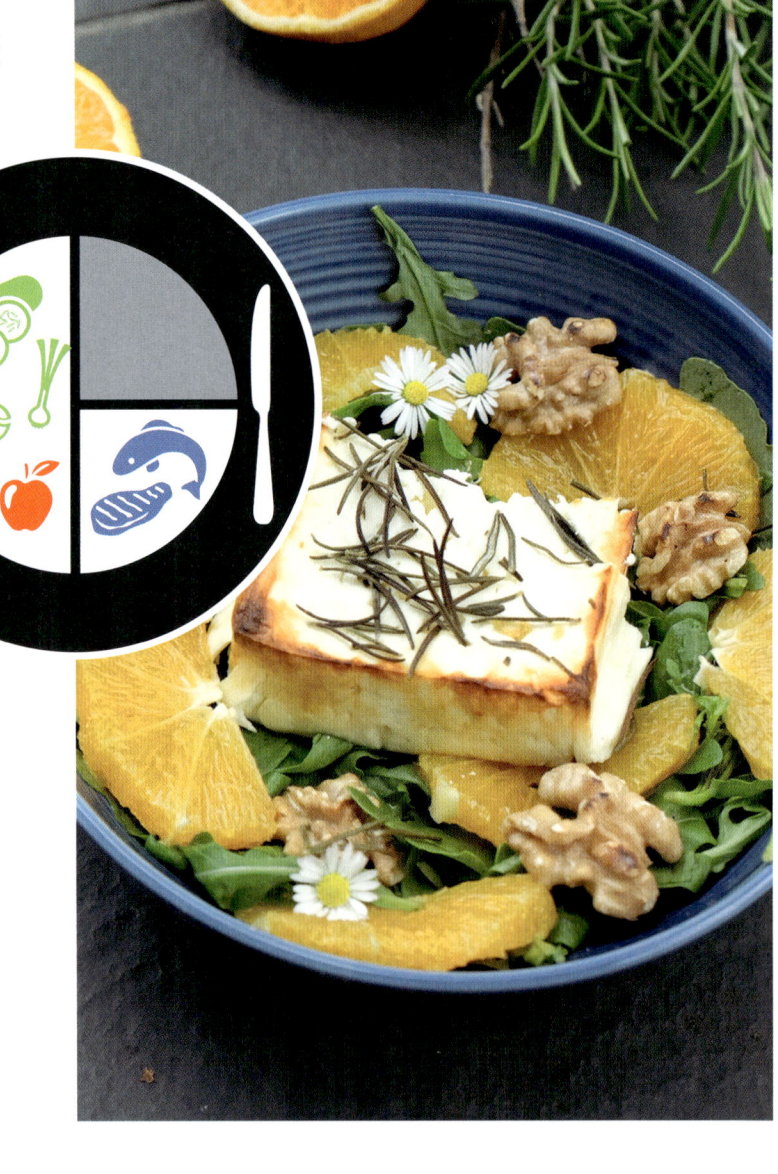

p. P. 456 **KALORIEN** / 30 g **FETT** / 21 g **KOHLENHYDRATE** / 23 g **EIWEISS** / 6 g **BALLASTSTOFFE** / 45 mg **CHOLESTERIN**

Frischkäse-Ravioli
MIT TOMATEN-PAPRIKA-GEMÜSE

ZUTATEN FÜR 2 PORTIONEN

1	grüne Paprika
1	rote Paprika
1	mittelgroße Zwiebel
1 EL	Olivenöl
200 ml	passierte Tomaten
1	Knoblauchzehe
½ TL	rosenscharfer Paprika
	Salz, Pfeffer
250 g	vorgekochte Frischkäse-Ravioli aus der Kühltheke
2 EL	gehobelter Parmesan
einige	Oregano-Blättchen

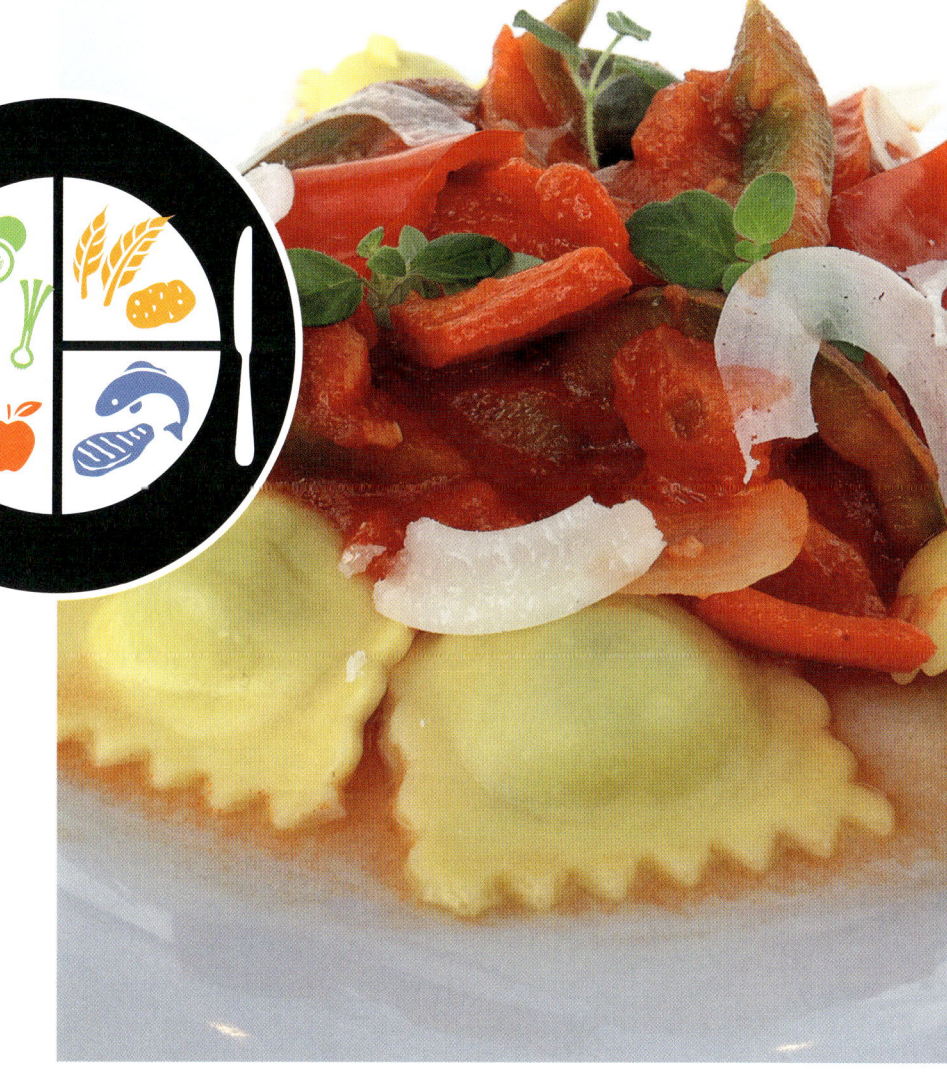

ZUBEREITUNG

Eine grüne und eine rote Paprika in mundgerechte Stücke schneiden und zusammen mit einer gewürfelten Zwiebel in einem EL Olivenöl andünsten.

200 ml passierte Tomaten dazugeben und mit einer Knoblauchzehe, einem halben TL rosenscharfem Paprika, etwas Salz und Pfeffer würzen.

Eine Packung Frischkäse-Ravioli kurz garkochen und mit dem Gemüse auf 2 Tellern anrichten.

Mit dem grob gehobeltem Parmesan und ein paar frischen Oregano-Blättchen abrunden.

p. P. 438 **KALORIEN** / 20 g **FETT** / 46 g **KOHLENHYDRATE** / 20 g **EIWEISS** / 7 g **BALLASTSTOFFE** / 10 mg **CHOLESTERIN**

Obst-Risotto

ZUTATEN FÜR 2 PORTIONEN

120 g	Risottoreis
1 EL	Kokosöl
1	Granatapfel
150 g	Kirschen
300 g	Wassermelone
1 EL	getrocknete Rosenblätter
etwas	Zitronenmelisse
1	Apfel
1	Banane
1	Limette (Saft und Schale)
1 TL	Honig oder etwas LLiD Süßer

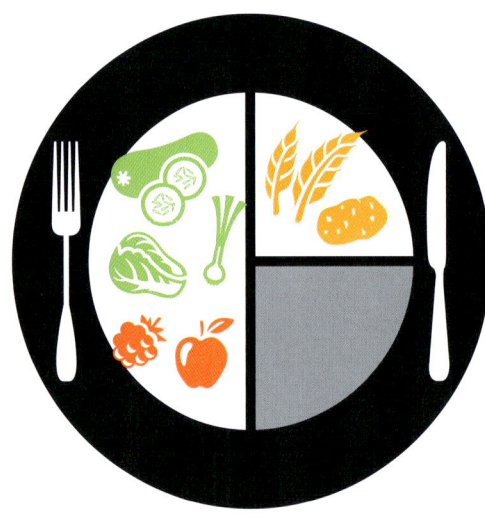

ZUBEREITUNG

Den Risottoreis statt in Brühe, in Wasser kochen und einfach immer mehr Wasser dazugeben bis der Reis schön weich ist.

Das Kokosöl warm machen, damit es flüssig wird und unterrühren.

Falls Sie den Risottoreis etwas süßer haben möchten, nach dem Kaltwerden mit 1 TL Honig oder etwas LLiD Süßer süßen.

Den Granatapfel aufschneiden und die Kerne auslösen, das restliche Obst in mundgerechte Stückchen schneiden.

Die Limette mit heißem Wasser waschen, abtrocknen und die Schale abreiben. Den Saft auspressen.

Alle Fruchtzutaten miteinander vermischen, die Rosenblätter unterrühren und etwas Saft ziehen lassen, dann den Risottoreis dazugeben.

Zuletzt die Zitronenmelisse unterrühren.

Kaltstellen bis zum Servieren.

TIPP

Für 2 Personen ideal als Mittagessen bei heißem Sommerwetter, lässt sich gut vorbereiten.

INFO

Hat im Gegensatz zu normalem Risotto sehr wenig Fett, dafür aber jede Menge Vitamine.

p. P. 540 **KALORIEN** / 8 g **FETT** / 105 g **KOHLENHYDRATE** / 8 g **EIWEISS** / 6 g **BALLASTSTOFFE** / 0 mg **CHOLESTERIN**

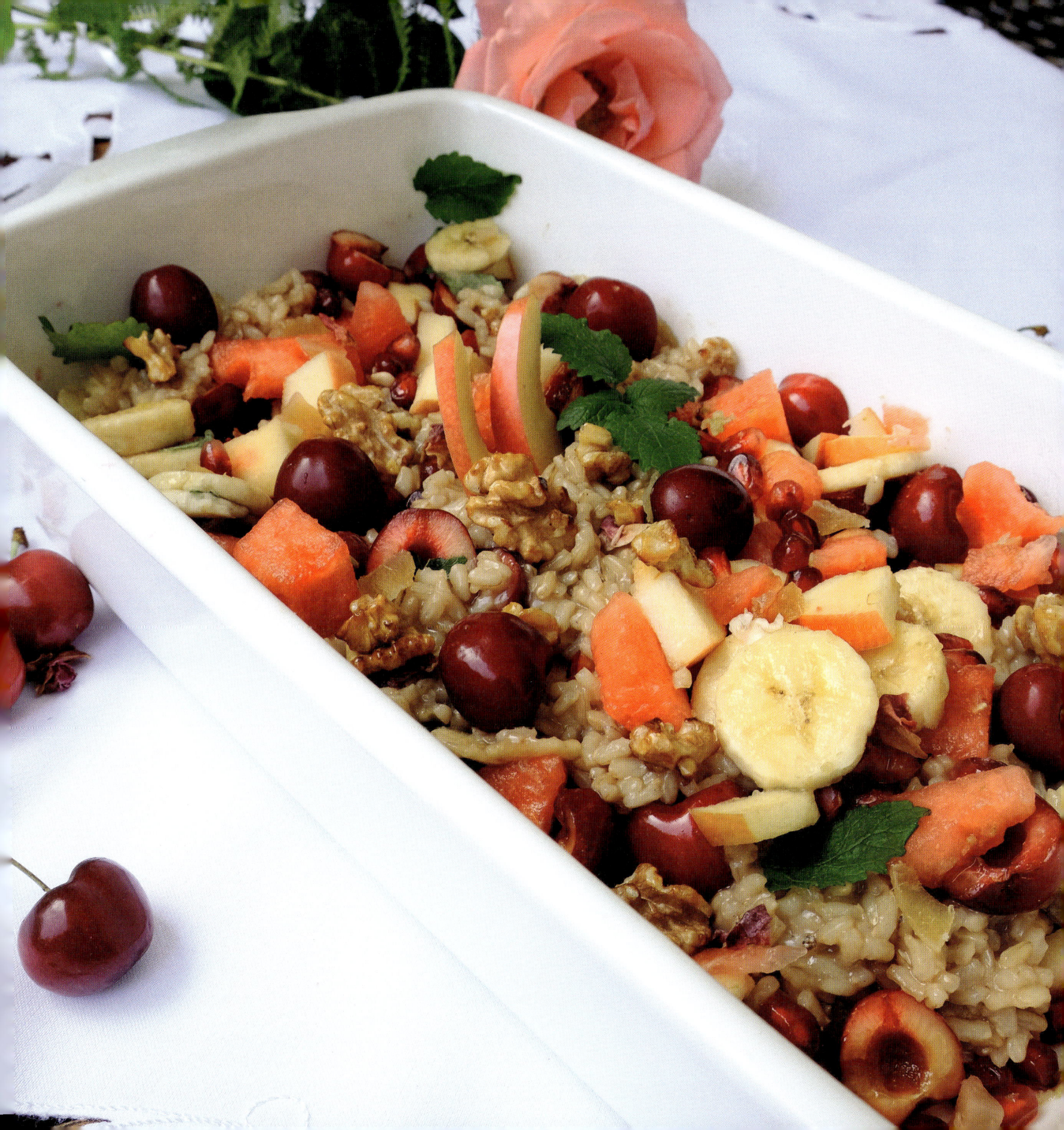

Ziegenkäse-Salat

MIT FEIGEN

ZUTATEN FÜR 1 PORTION

50 g	Rucola
5	Cocktailtomaten
1	Feige
90 g	Ziegenkäserolle
1 TL	Honig

Für das Dressing:

2 EL	Zitronensaft
1 TL	Olivenöl
	Salz, Pfeffer

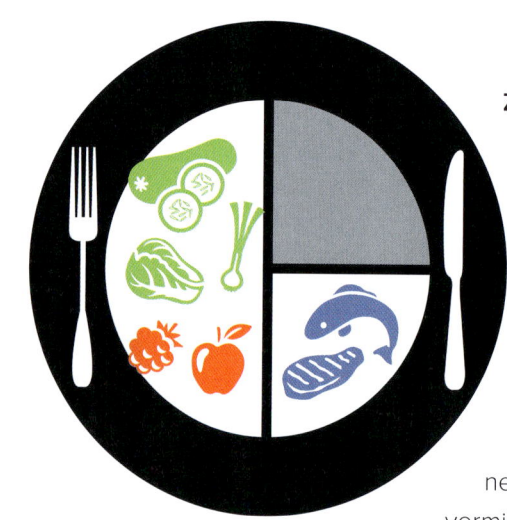

ZUBEREITUNG

Rucola waschen, verlesen und auf einem Teller drapieren.

Die Cocktailtomaten und die frische Feige in mundgerechte Stückchen und Scheiben schneiden und auf den Rucola legen.

Für das Dressing: 2 Esslöffel Zitronensaft mit einem Teelöffel Olivenöl vermischen und mit etwas Salz und Pfeffer abschmecken.

Ganz zum Schluss den Ziegenkäse in der Pfanne mit 1 TL Honig anbraten und auf den Salat legen.

p. P. 526 **KALORIEN** / 37 g **FETT** / 23 g **KOHLENHYDRATE** / 23 g **EIWEISS** / 4 g **BALLASTSTOFFE** / 107 mg **CHOLESTERIN**

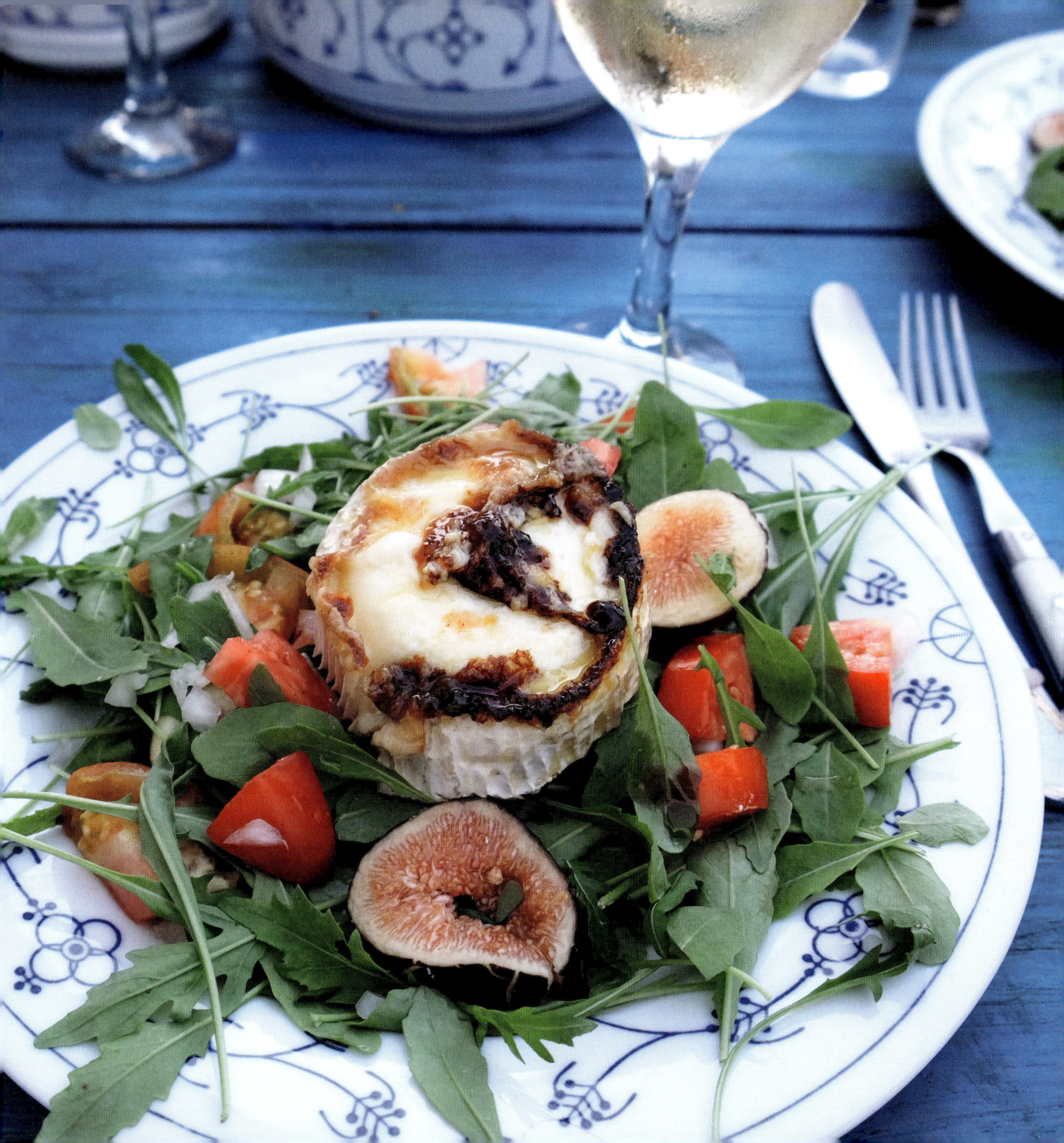

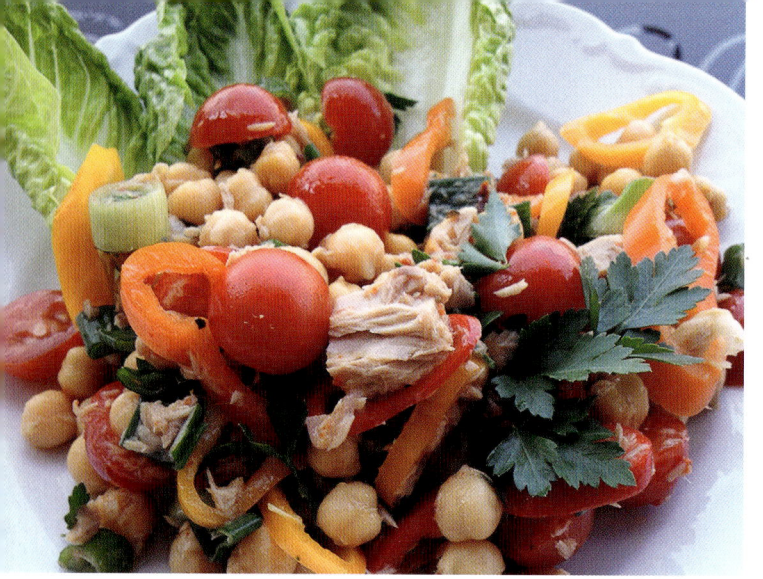

Kichererbsensalat

MIT THUNFISCH

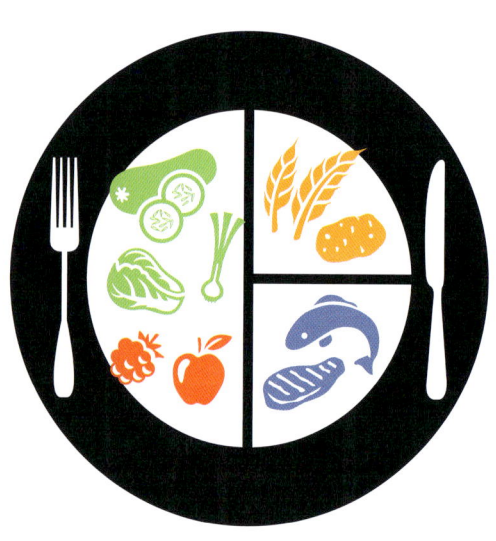

ZUTATEN FÜR 1 PORTION

200 g	Kichererbsen, gegart, Konserve
150 g	Thunfisch im eigenen Saft
1	Flaschenpaprika
1	Minipaprika gelb
1	Minipaprika orange
2	Frühlingszwiebeln
50 g	Brechbohnen
10	Cocktailtomaten
1 EL	Petersilie glatt
etwas	weißer Balsamicoessig nach Geschmack
1 EL	Olivenöl
	Salz, Pfeffer

ZUBEREITUNG

Die Kichererbsen und den Thunfisch abtropfen lassen und miteinander in eine Schüssel geben.

Paprika, Tomaten, Frühlingszwiebeln und Cocktailtomaten in mundgerechte Stücke schneiden und zu den Kichererbsen und dem Thunfisch geben.

Mit einem Esslöffel Olivenöl, einem Esslöffel grob gehackter frischer Petersilie und weißem Balsamico nach Geschmack würzen, mit Salz und Pfeffer abschmecken und zu dem Salat geben.

Alles mischen.

TIPP

Eine schnelle Lunchidee. Lässt sich prima zu Hause vorbereiten und mitnehmen oder aber auch mit Zutaten aus dem nahe gelegenen Supermarkt im Büro zubereiten.

p. P. 431 **KALORIEN** / 15 g **FETT** / 29 g **KOHLENHYDRATE** / 44 g **EIWEISS** / 14 g **BALLASTSTOFFE** / 78 mg **CHOLESTERIN**

Blattsalat

MIT KARAMELLISIERTEN WALNÜSSEN

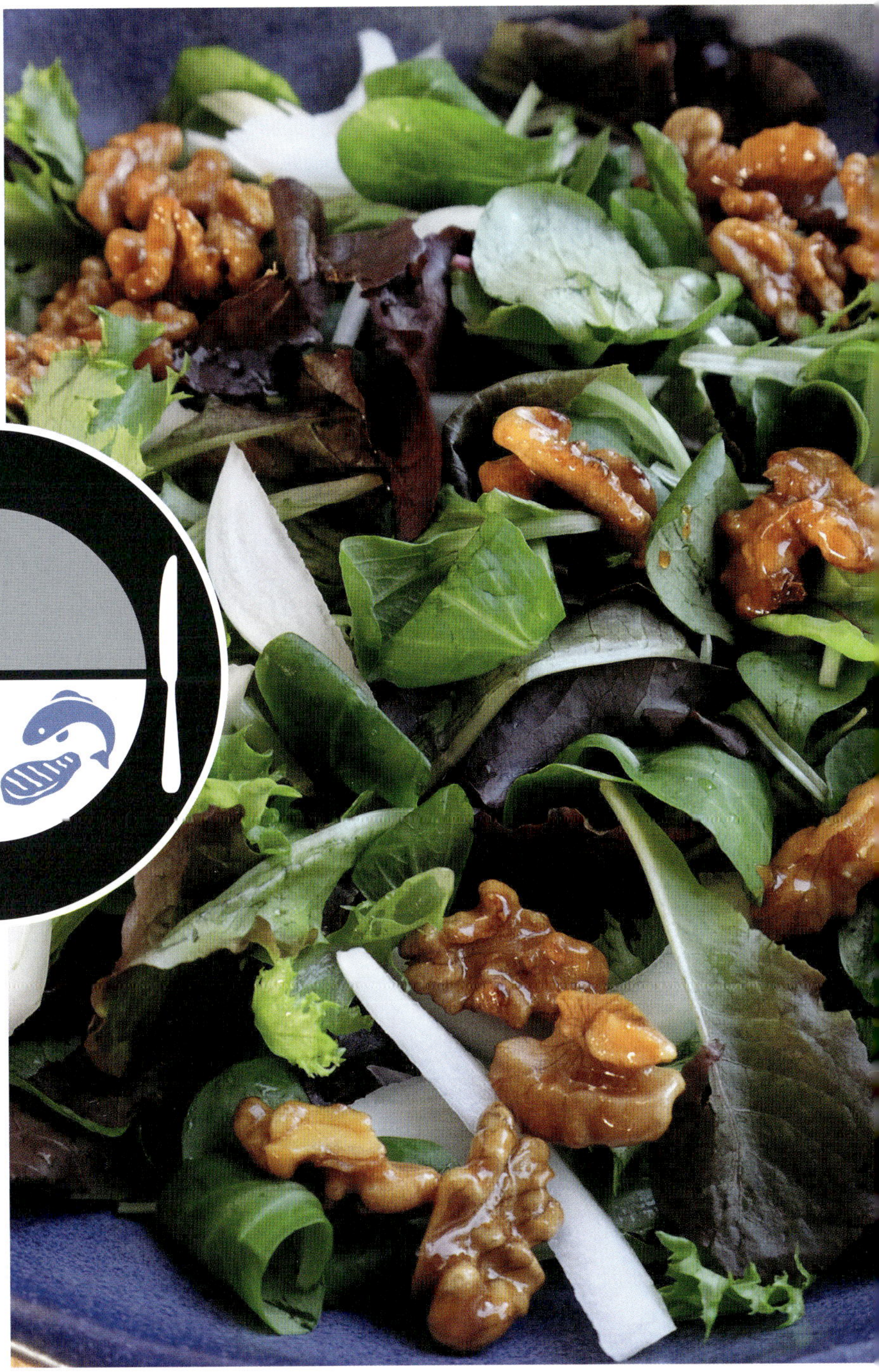

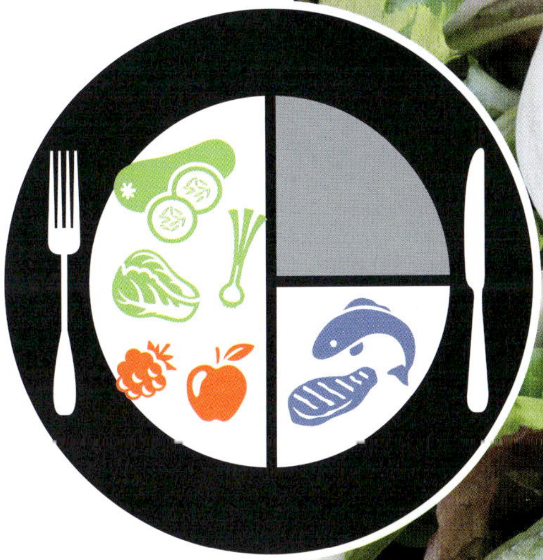

ZUTATEN FÜR 1 PORTION

100 g	Pflücksalat
1	mittelgroße Zwiebel
8	Walnüsse
1 EL	Honig

Für das Dressing:

1-2 EL	frisch gepresster Zitronensaft Salz, Pfeffer
1 TL	Olivenöl

ZUBEREITUNG

100 g Pflücksalat waschen und in eine große Schale legen.

Die mittelgroße Zwiebel vierteln und dann in Scheiben schneiden.

Die Walnüsse öffnen und mit 1 EL Honig in der Pfanne karamellisieren.

Für das Dressing: 1-2 EL frischgepressten Zitronensaft mit etwas Salz und Pfeffer abschmecken und mit 1 TL Olivenöl vermischen.

p. P. 438 **KALORIEN** / 34 g **FETT** / 23 g **KOHLENHYDRATE** / 8 g **EIWEISS** / 4 g **BALLASTSTOFFE** / 0 mg **CHOLESTERIN**

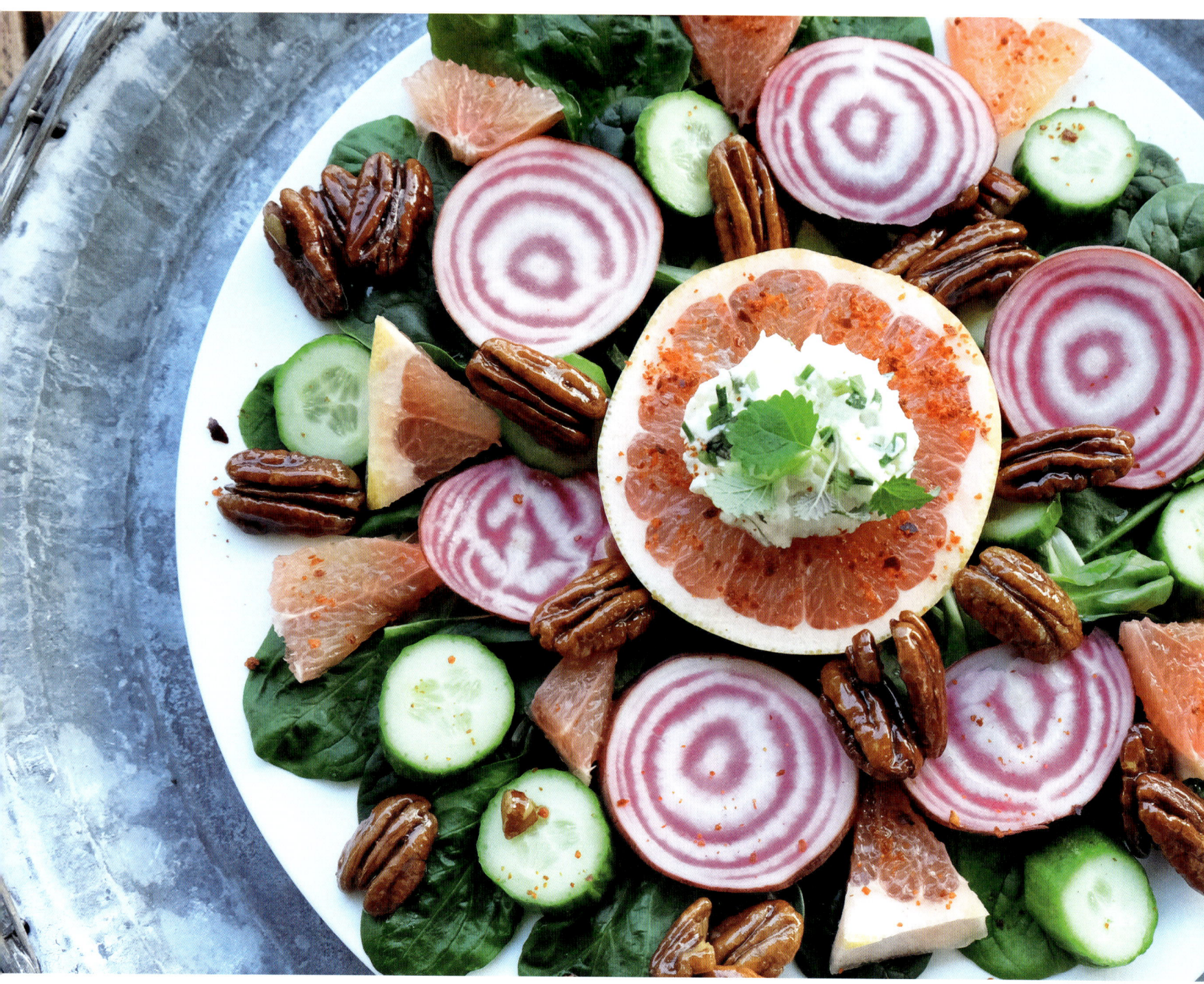

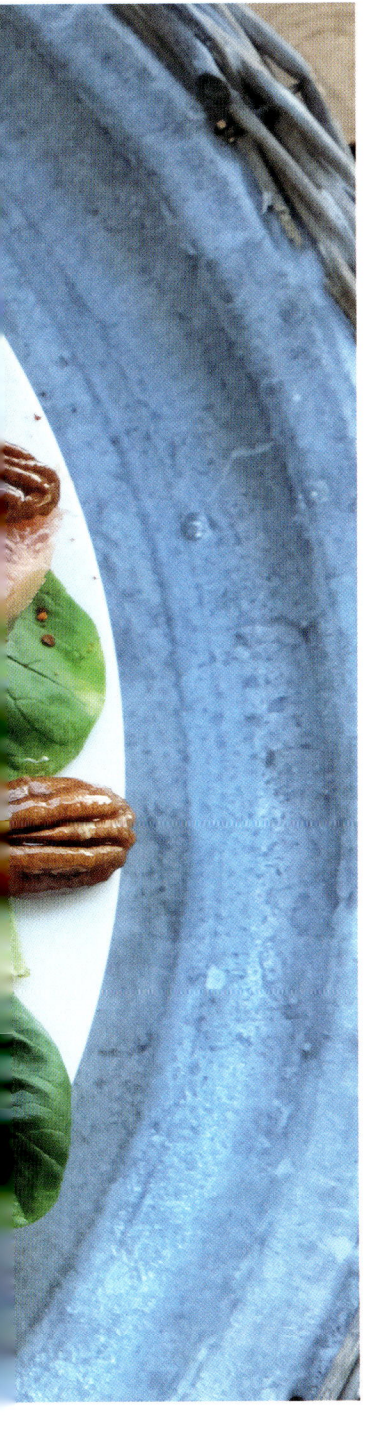

Rote Bete-Salat

MIT PEKANNÜSSEN UND GRAPEFRUIT

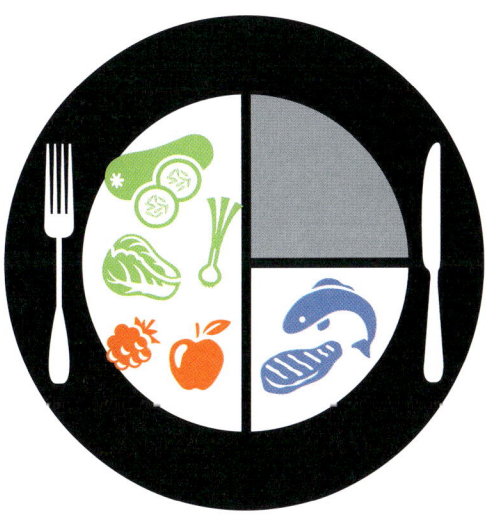

ZUTATEN FÜR 1 PORTION

1 Knolle	Rote Bete, roh
1	Grapefruit
50 g	Pekannüsse
50 g	Babyspinat
1	Mini-Schlangengurke
1	Zitrone (Saft)
1 TL	Olivenöl
1 Prise	Salz
1 EL	Ahornsirup
1 EL	Petrella Schnittlauchkäse

ZUBEREITUNG

Den Spinat waschen und sternförmig auf einem Teller drapieren, die Rote Bete ordentlich abbürsten und waschen, in feine Scheiben schneiden und roh auf den Spinat legen.

Die Gurke in Scheibchen schneiden.

Die Grapefruit waschen, halbieren, eine Hälfte bis auf eine Scheibe kleinschneiden, die andere Hälfte zusammen mit der Zitrone auspressen und mit dem Olivenöl und der Prise Salz zum Dressing verarbeiten.

Die Pekannüsse mit dem Ahornsirup in einer kleinen Pfanne karamellisieren, alles wie auf dem Bild auf dem Teller dekorieren und anschließend das Dressing darüber gießen.

Ganz zum Schluss die Grapefruitscheibe mit dem Petrella auf den Salat legen.

p. P. 687 **KALORIEN** / 48 g **FETT** / 47 g **KOHLENHYDRATE** / 11 g **EIWEISS** / 6 g **BALLASTSTOFFE** / 2 mg **CHOLESTERIN**

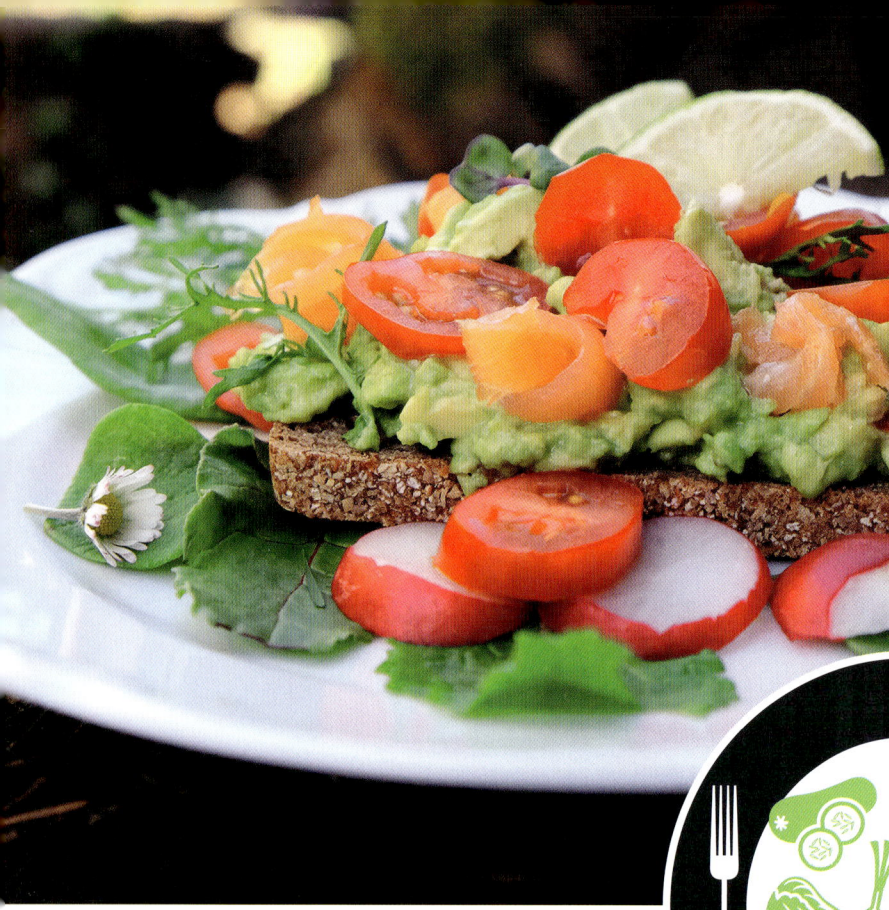

Avocado-Brot

MIT TOMATEN UND LACHS

ZUTATEN FÜR 1 BROT

½	Avocado
1 Scheibe	Vollkornbrot (ca. 60 g)
5 Blätter	Pflücksalat zur Deko
4	Cocktailtomaten
3	Radieschen
½	Zitrone (Saft)
1-2	Scheiben Limette
50 g	gebeizter Lachs
	Salz, Pfeffer

ZUBEREITUNG

Eine halbe Avocado grob pürieren mit Zitronensaft, Salz und Pfeffer abschmecken.

Auf ein Vollkornbrot streichen und den gebeizten Lachs dazulegen.

Radieschen und Cocktailtomaten in Scheiben schneiden und ebenfalls auf und ans Brot geben.

Mit ein bis zwei Limettenscheiben und etwas Pflücksalat dekorieren.

INFO

Versorgt den Körper mit vielen ungesättigten, essentiellen Fettsäuren. Ist schnell herzustellen und sättigt gut.

p. P. 397 **KALORIEN** / 21 g **FETT** / 32 g **KOHLENHYDRATE** / 18 g **EIWEISS** / 12 g **BALLASTSTOFFE** / 31 g **CHOLESTERIN**

Hüttenkäse-Brot

MIT KRESSE

ZUTATEN FÜR 1 PORTION

150 g	körniger Frischkäse
1 Beet	frische Kresse
1	grüne Paprika
½	Schlangengurke
100 g	Vollkornbrot

ZUBEREITUNG

Das Vollkornbrot mit dem Hüttenkäse bestreichen und mit der Kresse belegen.

Grüne Paprika und Gurke in mundgerechten Stücken dazu servieren.

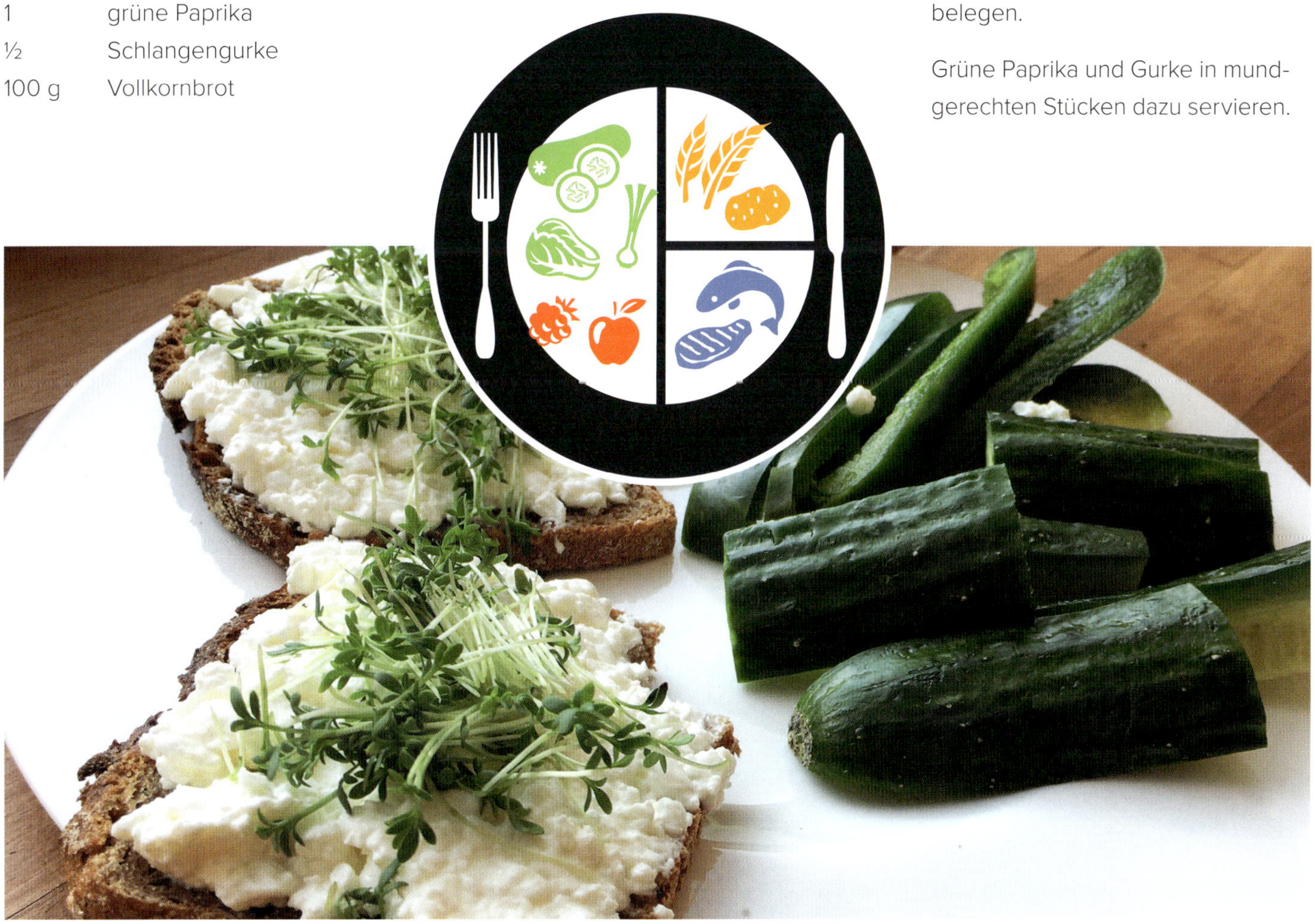

p. P. 384 **KALORIEN** / 4 g **FETT** / 52 g **KOHLENHYDRATE** / 32 g **EIWEISS** / 14 g **BALLASTSTOFFE** / 8 mg **CHOLESTERIN**

Tabouleh
MIT ANANAS

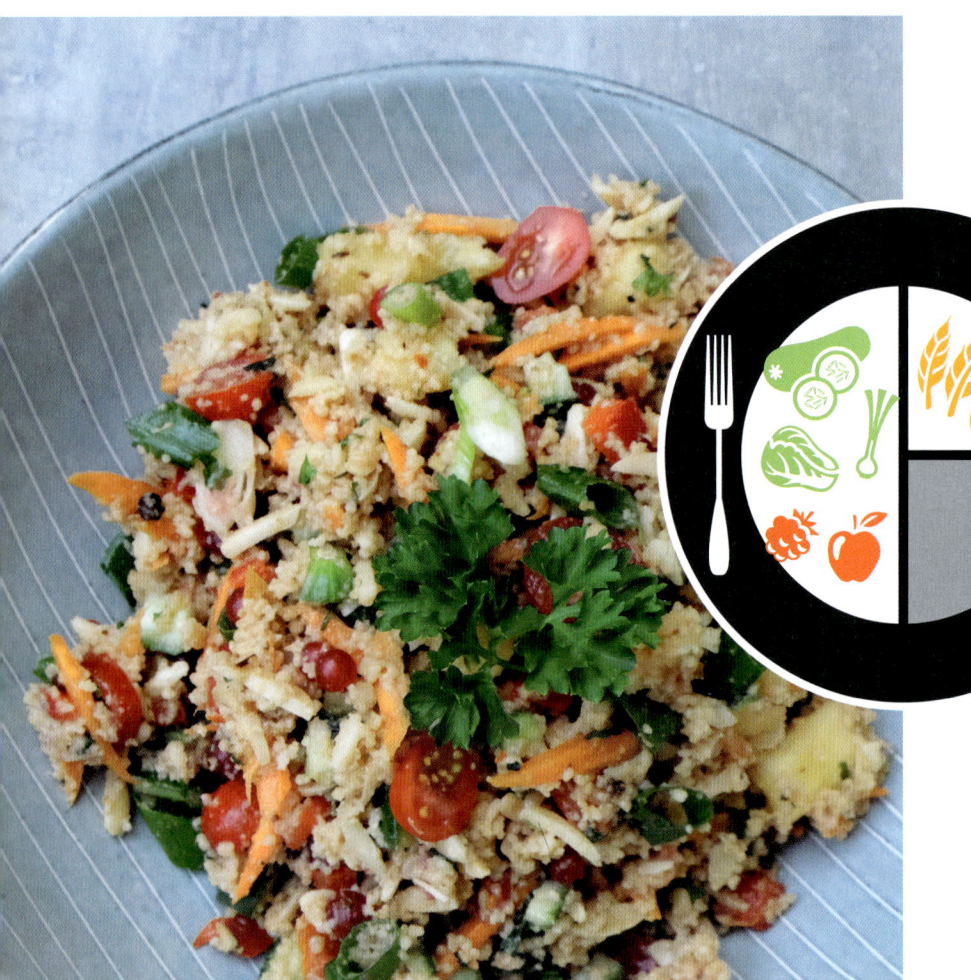

INFO

Gomasio ist ein Gewürz aus geröstetem
Sesam und etwas Meersalz.

ZUTATEN FÜR 2 PORTIONEN

100 g	Couscous
3 EL	geröstete Mandelsplitter
¼	Schlangengurke
2	Flaschentomaten
1 Scheibe frische Ananas (ca. 120 g)	
1	rote Paprika
1	gelbe Paprika
50 g	Rosinen
2	mittelgroße Möhren
1-2	Limetten (Saft)
1	Knoblauchzehe
etwas	gehackte Petersilie
etwas	gehackter Koriander
1	Zitrone (Schale)
1 EL	Gomasio
	Steinsalz
1 Prise	Zucker
2 EL	Arganöl
	schwarzer Pfeffer

ZUBEREITUNG

Den Couscous mit einer Tasse heißem
Wasser überbrühen.

Geröstete Mandelsplitter, Gurke, Flaschentomaten,
frische Ananas, rote und gelbe Paprika, Rosinen und
Möhren in kleinen Stückchen dazugeben.

Mit dem Saft von 1-2 Limetten, gehackter Petersilie
und gehacktem Koriander, Knoblauch, dem Abrieb
einer Zitrone, etwas Gomasio, Steinsalz, etwas Zucker, 2 EL Arganöl und etwas schwarzem Pfeffer
würzen.

3 Stunden kaltstellen.

Schmeckt wunderbar zu gegrilltem Fisch und Fleisch.

p. P. 665 **KALORIEN** / 27 g **FETT** / 82 g **KOHLENHYDRATE** / 16 g **EIWEISS** / 16 g **BALLASTSTOFFE** / 0 mg **CHOLESTERIN**

Buchweizen-Pancakes

MIT QUARK UND BEEREN

ZUTATEN FÜR 2 PORTIONEN

80 g	Buchweizenmehl
1	Ei
1 Prise	Salz
1 EL	Honig
140 ml	Milch 1,5% Fett
1 Schuss	Mineralwasser
500 g	Magerquark
1	dicke Vanilleschote
etwas	LLiD Süßer
100 g	Beeren nach Saison
1 TL	Öl zum Braten

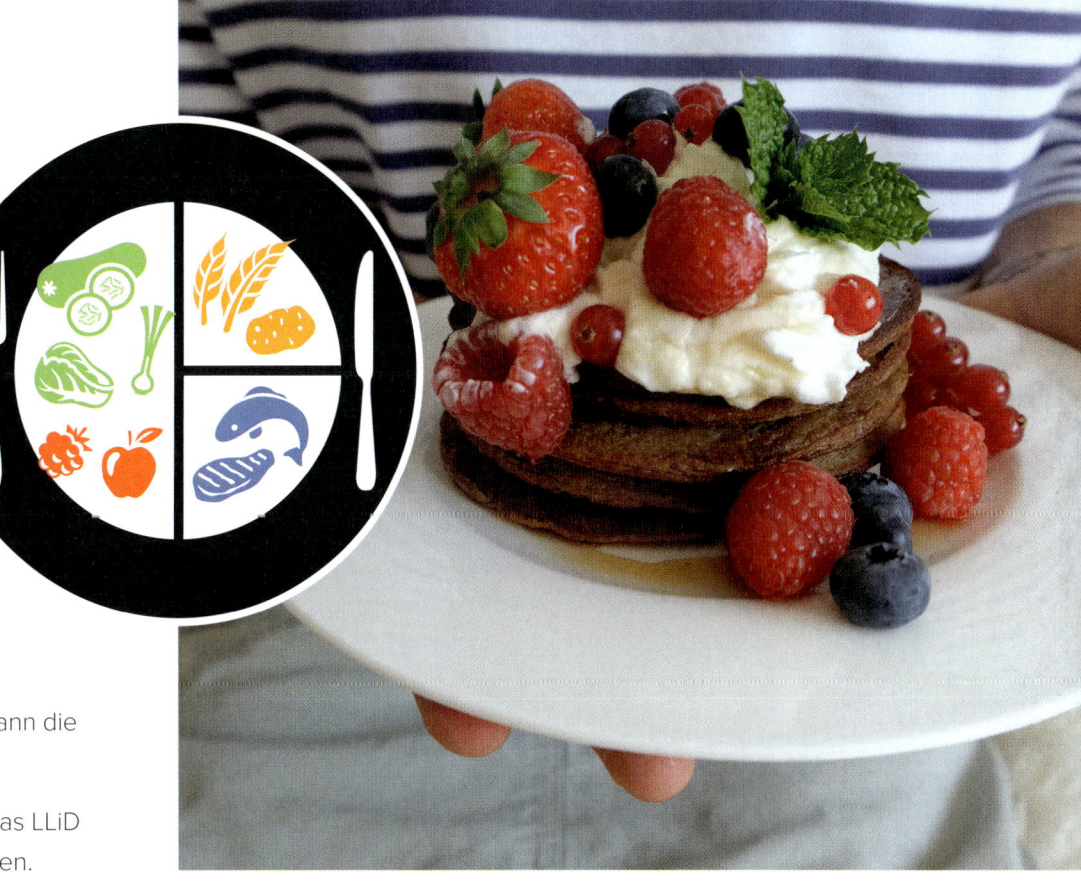

ZUBEREITUNG

Das Buchweizenmehl mit dem Ei, einer Prise Salz, Honig und 140 ml Milch verquirlen.

Einen Schuss Mineralwasser dazugeben und dann die Pancakes in der Pfanne mit 1 TL Öl ausbraten.

Den Magerquark mit der Vanilleschote und etwas LLiD Süßer nur leicht süßen und mit Beeren zubereiten.

p. P. 470 **KALORIEN** / 8 g **FETT** / 55 g **KOHLENHYDRATE** / 42 g **EIWEISS** / 2 g **BALLASTSTOFFE** / 130 mg **CHOLESTERIN**

Erbsennudeln

MIT BASILIKUM-ZITRONEN-PESTO

ZUTATEN FÜR 2 PORTIONEN

250 g	Erbsennudeln
200 g	TK Erbsen

Für das Pesto:

1 Bund	Basilikum
3 EL	Pinienkerne
1	Knoblauchzehe
20 g	geriebener Parmesan
etwas	Salz
2 EL	Olivenöl
1 TL	frischer Zitronensaft
1 Prise	Zucker

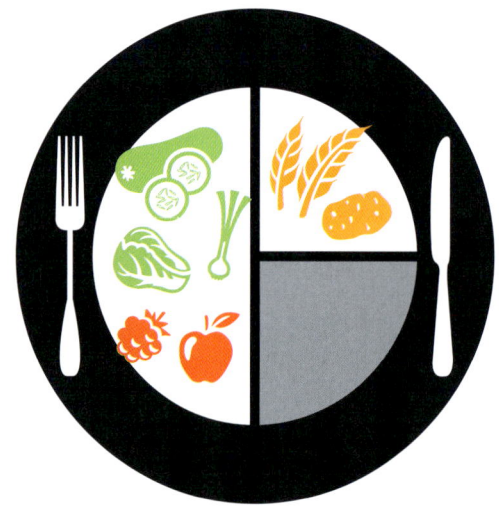

ZUBEREITUNG

Zuerst das Pesto herstellen. ⅔ des Basilikums dafür sehr fein hacken, den Rest zur Seite stellen und später als ganze Blätter auf die Pasta legen.

Die Pinienkerne in einer kleinen Pfanne ohne Zugabe von Fett goldbraun rösten.

Knoblauchzehe kleinhacken und zusammen mit dem geriebenen Parmesan, etwas Salz, 2 EL Olivenöl, 1 TL frischem Zitronensaft, 1 Prise Zucker und dem gehackten Basilikum zu einem groben Pesto verarbeiten.

Die Erbsen kurz blanchieren und die Pasta nach Anleitung nur ca. 4-5 min kochen. Pesto, Erbsen und Pasta auf 2 Tellern anrichten und mit den restlichen Basilikumblättern dekorieren.

p. P. 830 **KALORIEN** / 33 g **FETT** / 89 g **KOHLENHYDRATE** / 42 g **EIWEISS** / 18 g **BALLASTSTOFFE** / 8 mg **CHOLESTERIN**

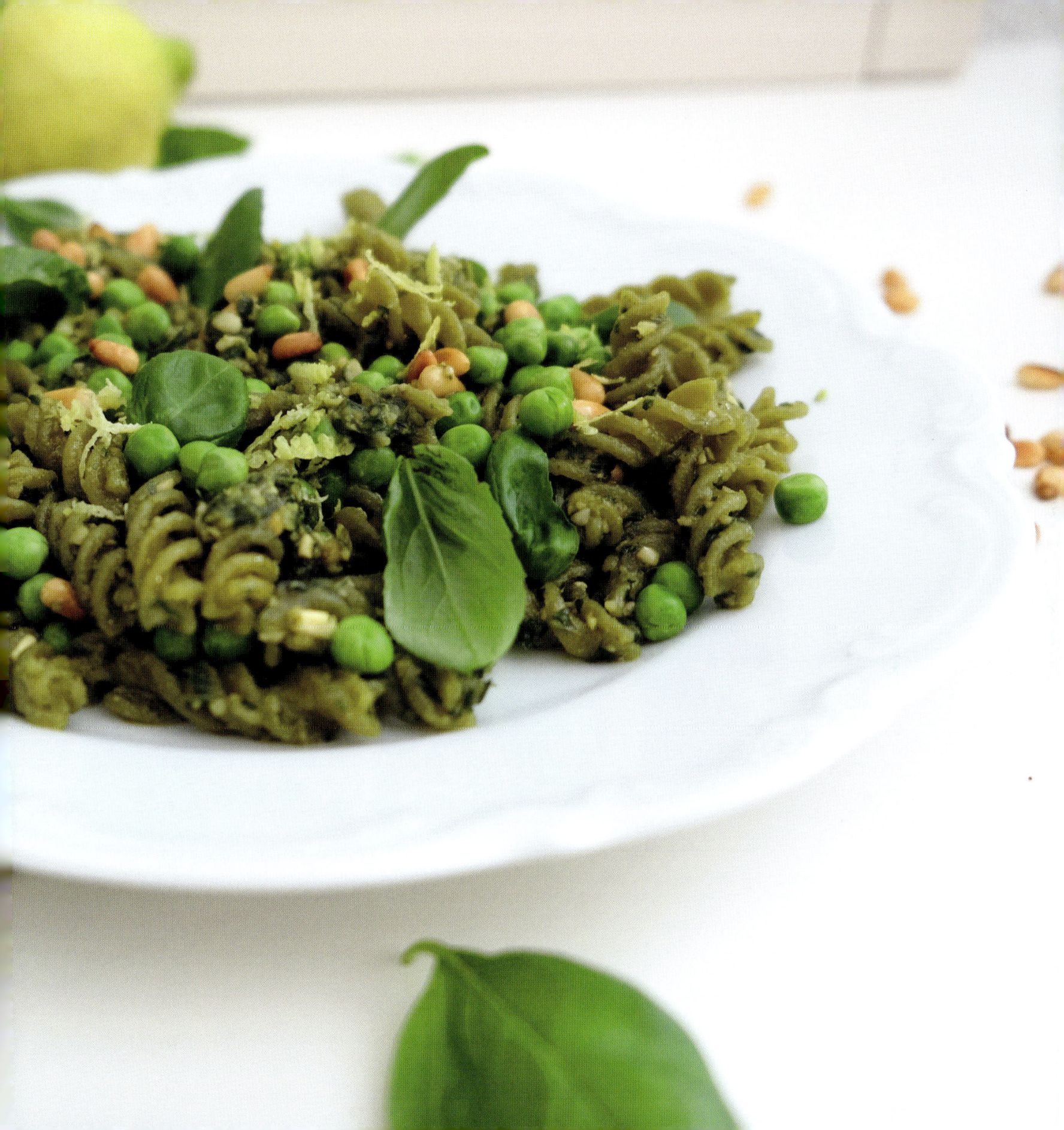

Vollkorn-brot

MIT EI UND FORELLEN-KAVIAR

ZUTATEN FÜR 1 PORTION

1	Ei
1 Scheibe	frisches Vollkornbrot (ca. 60g)
1 TL	Remoulade
2	Romanasalatblätter
2 TL	Forellenkaviar
½ TL	rote Pfefferkörner
einige	Korianderblättchen

ZUBEREITUNG

Ei nicht zu hart kochen. Eine Scheibe frisches Vollkornbrot mit 1 TL Remoulade bestreichen.

2 Romanasalatblätter und das Ei in Scheiben geschnitten darauf legen.

Auf jede Scheibe Ei etwas Forellenkaviar geben und mit roten Pfefferkörnern und ein paar Korianderblättchen würzen.

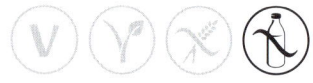

p. P. 308 **KALORIEN** / 15 g **FETT** / 27 g **KOHLENHYDRATE** / 17 g **EIWEISS** / 5 g **BALLASTSTOFFE** / 322 mg **CHOLESTERIN**

Spaghetti MIT TOMATENSUGO

ZUTATEN FÜR 1 PORTION

50 g	Spaghetti
250 g	Cocktailtomaten
1 TL	Zitronensaft
1 TL	Olivenöl
1 Prise	Zucker
	Salz
6 Blätter	frisches Basilikum

ZUBEREITUNG

Die Nudeln al dente kochen.

Die Tomaten halbieren, die Hälfte in einem kleinen Topf mit ein bisschen Wasser unter Rühren weich kochen lassen.

Die andere Hälfte erst ca. 4 min vor dem Abschütten der Nudeln zu dem entstandenen Sugo geben.

Mit etwas Salz, 1 Teelöffel Zitronensaft, 1 Teelöffel Olivenöl und 1 Prise Zucker abschmecken.

Die Spaghetti mit einer großen Gabel zu einem schönen Nest drehen, den Sugo auf die Nudeln geben und mit den Basilikumblättern bestreuen. Fertig.

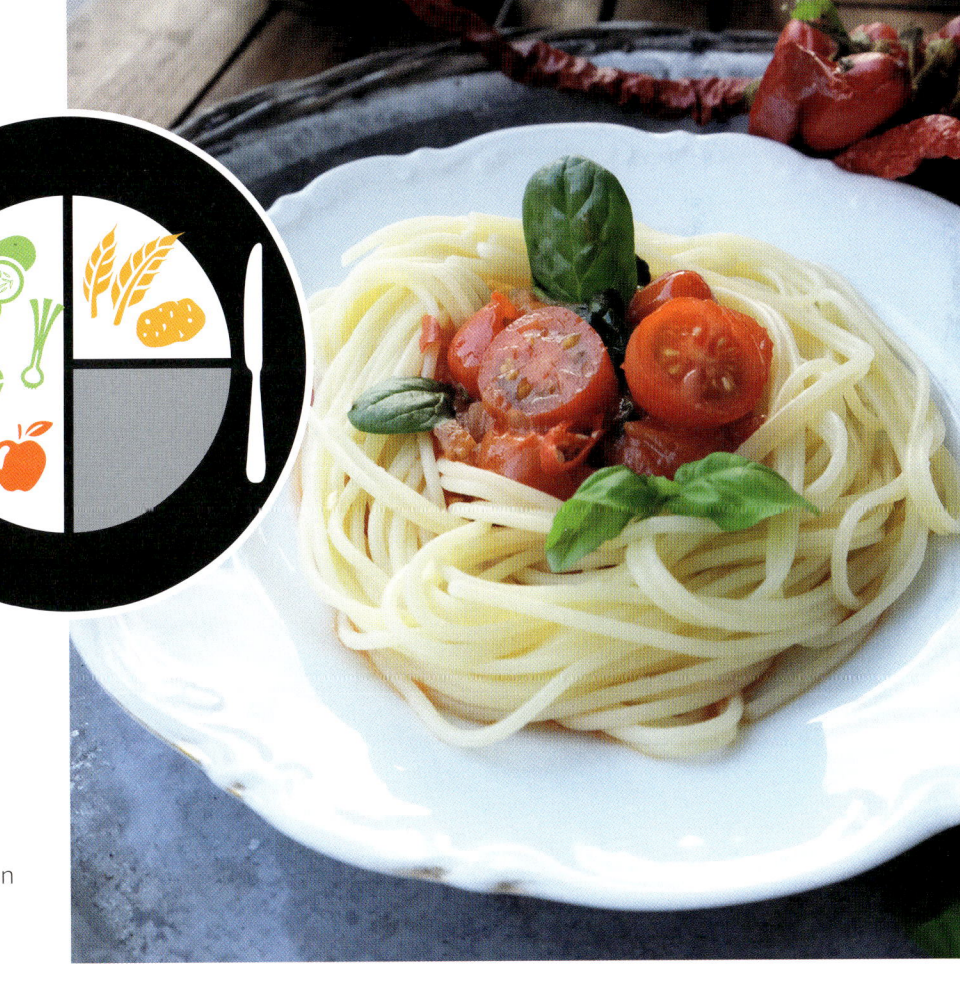

p. P. 288 **KALORIEN** / 7 g **FETT** / 45 g **KOHLENHYDRATE** / 9 g **EIWEISS** / 6 g **BALLASTSTOFFE** / 0 mg **CHOLESTERIN**

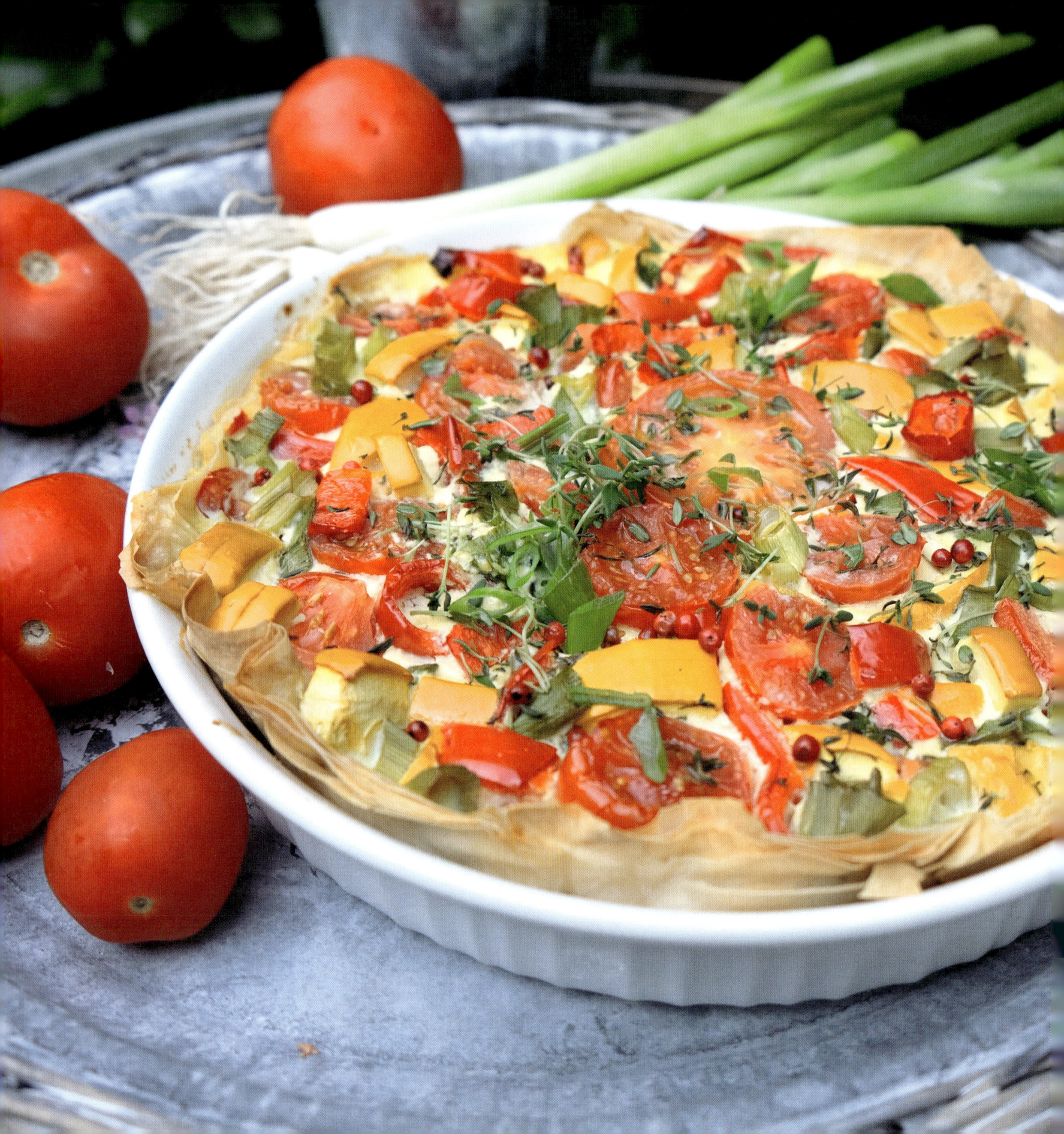

REZEPTE
Abendessen

Sich abends nach der Arbeit mit einem guten Essen verwöhnen und trotzdem ein gutes Gewissen zu haben, weil Sie alles richtig machen, das ist ein tolles Gefühl. Für die Rezepte dieser Kategorie brauchen Sie immer einen Herd, manchmal einen Backofen und etwas mehr Zubereitungszeit.

Achten Sie auch abends darauf, dass Sie den leichten Teller umsetzen. Das macht schön satt und bewahrt Sie davor, 2 Stunden nach dem Abendessen wieder zum Kühlschrank zu laufen. Sie müssen nicht auf die kohlenhydrathaltige Sättigungsbeilage verzichten, ein Viertel des Tellers dürfen Sie auch abends damit füllen. Keine Lust auf großen Aufwand? Dann schauen Sie in die Mittagessen-Rezepte oder machen sich eine schnelle Gemüsebowl.

Tomaten-Paprika-Quiche
MIT KRESSE

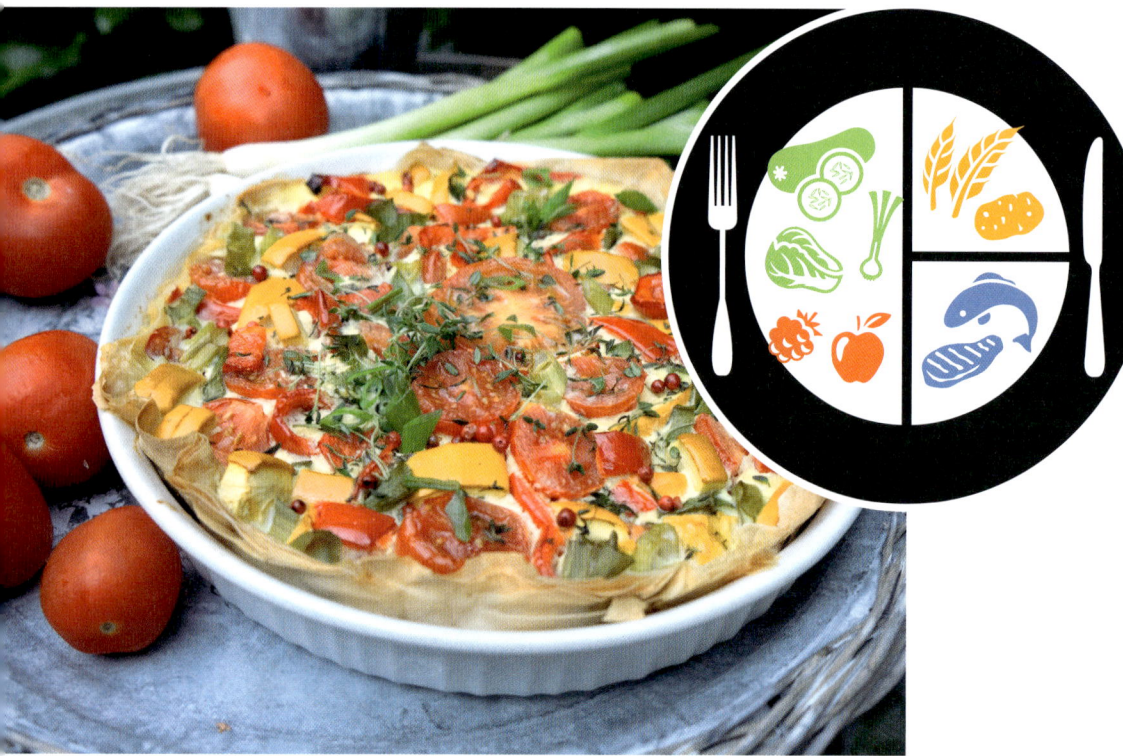

250 g	Blätterteig
150 g	Cocktailtomaten
1	gelbe Paprika
1	rote Paprika
2	Frühlingszwiebeln
4	Eier
100 g	saure Sahne
	Salz, Pfeffer
1 Msp.	Kümmel
1 Prise	Muskat
50 g	geriebener Emmentaler
etwas	Kresse
etwas	Öl und Mehl für die Form

ZUBEREITUNG

Den Blätterteig in einer geölten und bemehlten Quicheform ausbreiten.

Tomaten, Paprika und Frühlingszwiebeln in mundgerechte Stückchen schneiden.

In einer großen Schale die Eiersahne aus Eiern, saurer Sahne, so wie Kümmel, Muskat, Salz und Pfeffer herstellen.

Die Hälfte des geschnittenen Gemüses auf den Blätterteig in die Quicheform legen und die Eiersahne darüber schütten. Den Rest des Gemüses verteilen Sie oben auf und bestreuen die Quiche mit dem geriebenen Emmentaler.

Bei Umluft 180 Grad 20 min backen, dann weitere 20 min bei 150 Grad.

TIPP

Schmeckt kalt und warm gut mit frischem Blattsalat. Lässt sich portionsweise einfrieren.

p. P. 467 **KALORIEN** / 30 g **FETT** / 32 g **KOHLENHYDRATE** / 18 g **EIWEISS** / 4 g **BALLASTSTOFFE** / 250 mg **CHOLESTERIN**

Grüner Spargel
MIT
POCHIERTEM EI

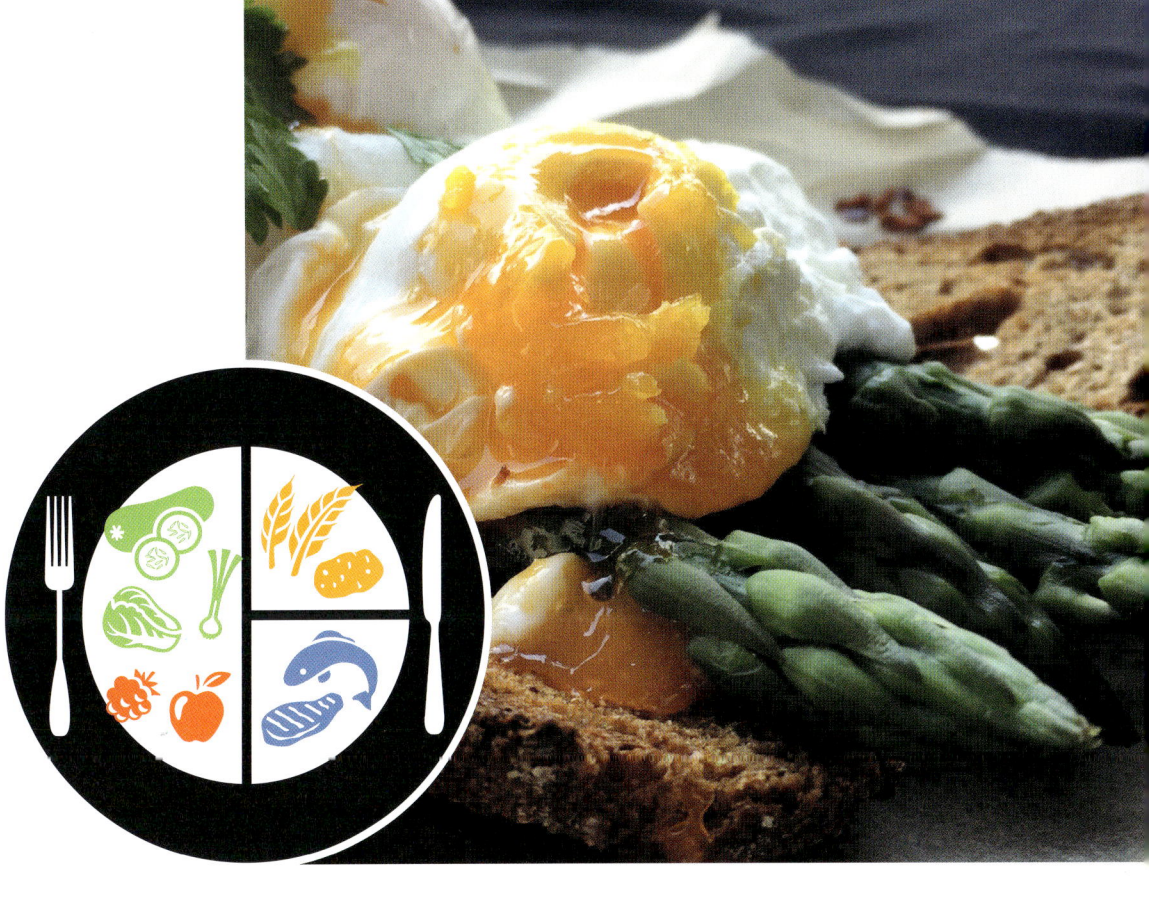

ZUTATEN FÜR 1 PORTION

250 g	grüner Spargel
1 Scheibe	Vollkornbrot (ca. 60 g)
1 TL	Olivenöl
1 Liter	Wasser
3 EL	Essig
1	Ei
	Salz

ZUBEREITUNG

Den grünen Spargel von seinen holzigen Enden befreien und kurz für max. 5 min blanchieren.

Die Brotscheibe im Toaster stark rösten.

In einem anderen Topf ca. 1 Liter Wasser mit 3 EL Essig vermischen und zum Kochen bringen.

1 Ei aufschlagen und in eine kleine Schüssel geben.

Wenn das Wasser sprudelnd kocht, mit einem großen Salatlöffel in der Mitte umrühren, so dass ein Strudel entsteht. Das Ei vorsichtig genau in diesen Strudel schütten und nur so lange kochen bis das Eiweiß gestockt hat. Ca. 3-4 min, je nachdem, wie weich das Eigelb sein soll.

Die noch warme Brotscheibe mit dem Olivenöl beträufeln und leicht salzen.

Den Spargel auf dem Brot anrichten und das Ei vorsichtig oben auflegen. Nach Bedarf salzen.

p. P. 299 **KALORIEN** / 13 g **FETT** / 29 g **KOHLENHYDRATE** / 16 g **EIWEISS** / 8 g **BALLASTSTOFFE** / 238 mg **CHOLESTERIN**

Thunfisch-Sashimi

ZUTATEN FÜR 2 PORTIONEN

250 g	Thunfischfilet in Sushiqualität
1	Avocado
1	Limette (Saft)
	Salz, Pfeffer
1 EL	Olivenöl
3 EL	Sesam

ZUBEREITUNG

Das Thunfischfilet in Sushiqualität in feine Scheiben schneiden.

Die Avocado ebenfalls in Scheiben schneiden und abwechselnd mit dem Thunfisch auf einen großen Teller legen.

Mit einem Dressing aus dem Saft einer Limette, Salz, Pfeffer und 1 Esslöffel Olivenöl anmachen.

Den Sesam in einer Pfanne bei mittlerer Hitze ohne Fett goldbraun werden lassen.

Zum Schluss den Sesam auf den Thunfisch geben.

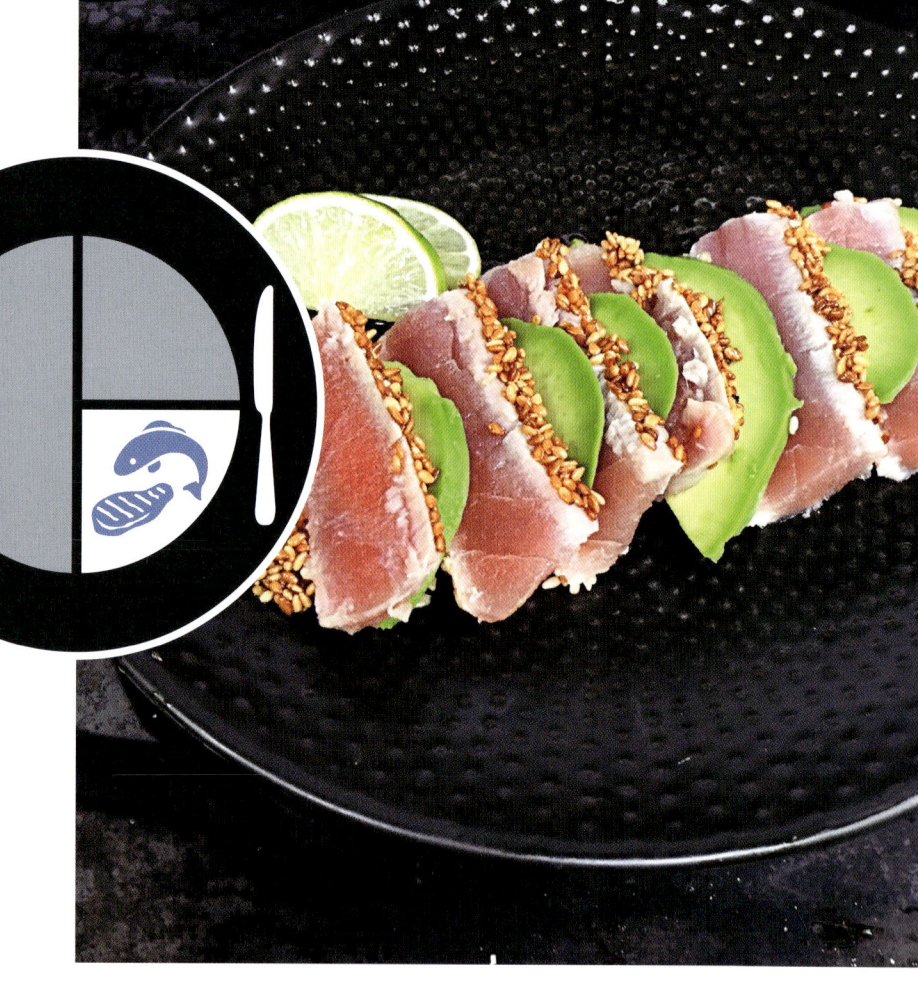

TIPP

Dazu passt Sushireis oder auch als Crossover ein Vollkornbaguette.

p. P. 335 **KALORIEN** / 20 g **FETT** / 5 g **KOHLENHYDRATE** / 34 g **EIWEISS** / 4 g **BALLASTSTOFFE** / 0 mg **CHOLESTERIN**

Rote Linsen-Pasta

MIT ORANGER PAPRIKA

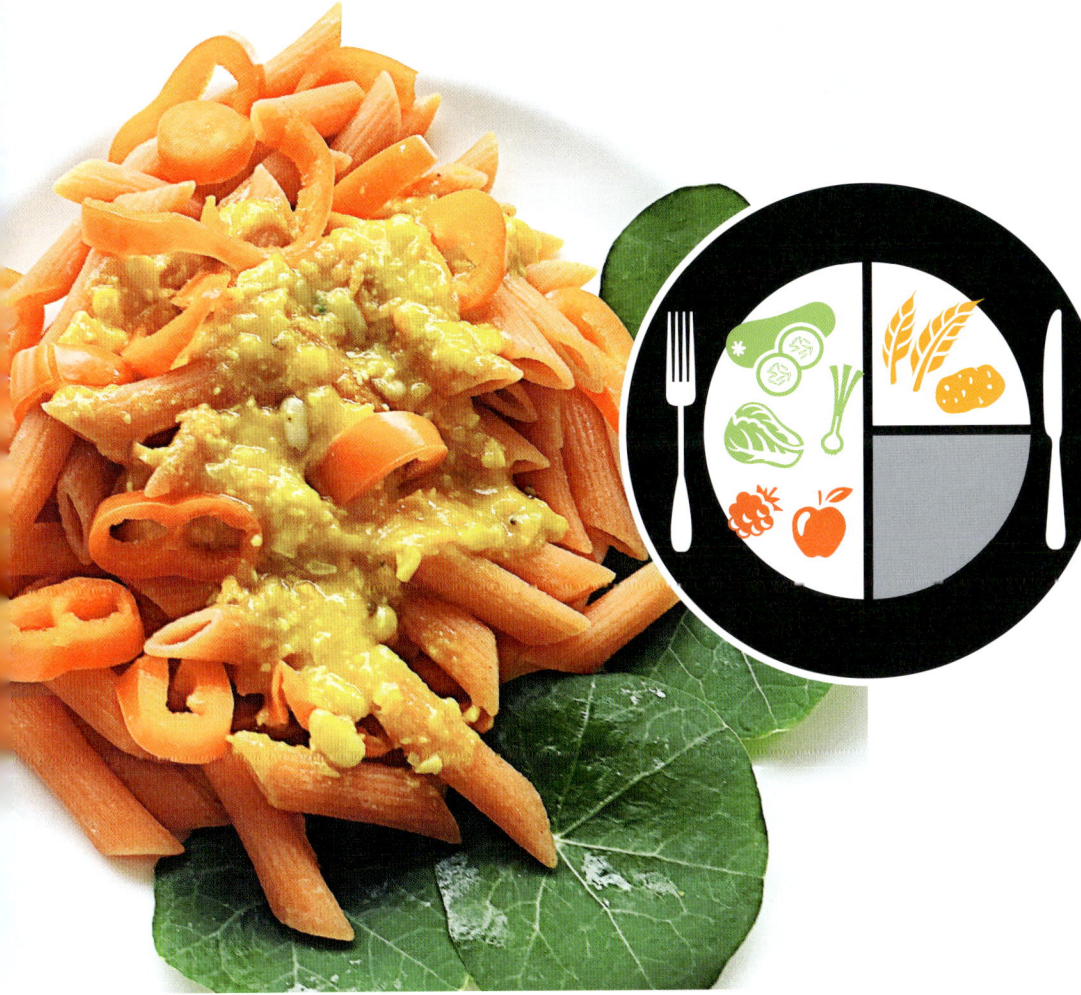

ZUTATEN FÜR 1 PORTION

50 g	Rote Linsen Nudeln
3	orange Minipaprika

Für das Pesto:

3	orange Minipaprika
1 EL	Pinienkerne
1 EL	Olivenöl
½	gehackte Knoblauchzehe
1 TL	frischer Zitronensaft
½	Zitrone (Schale)
1	frische Kurkumaknolle
	Salz

4 Blätter Kapuzinerkresse als Deko

ZUBEREITUNG

Die Nudeln ca. 6 min kochen. Nicht länger sonst werden sie matschig!

3 orange Minipaprika schneiden und zu den abgegossenen Nudeln geben.

Für das Pesto: Die Minipaprika kurz blanchieren und dann pürieren.

1 EL Pinienkerne grob im Mörser zerhacken, 1 EL Olivenöl, ½ gehackte Knoblauchzehe und 1 TL frischen Zitronensaft, sowie den Abrieb einer halben Zitrone dazugeben.

Eine frische Kurkumaknolle hineinreiben und mit Salz abschmecken.

Die Kapuzinerkresse auf den Teller legen, die Nudeln und Paprika dazulegen und mit dem Pesto toppen.

TIPP

Alternativ zur Kapuzinerkresse schmeckt auch normale Kresse.

p. P. 508 **KALORIEN** / 23 g **FETT** / 53 g **KOHLENHYDRATE** / 22 g **EIWEISS** / 14 g **BALLASTSTOFFE** / 0 mg **CHOLESTERIN**

Spargel-Pasta

MIT LIMETTENSAUCE

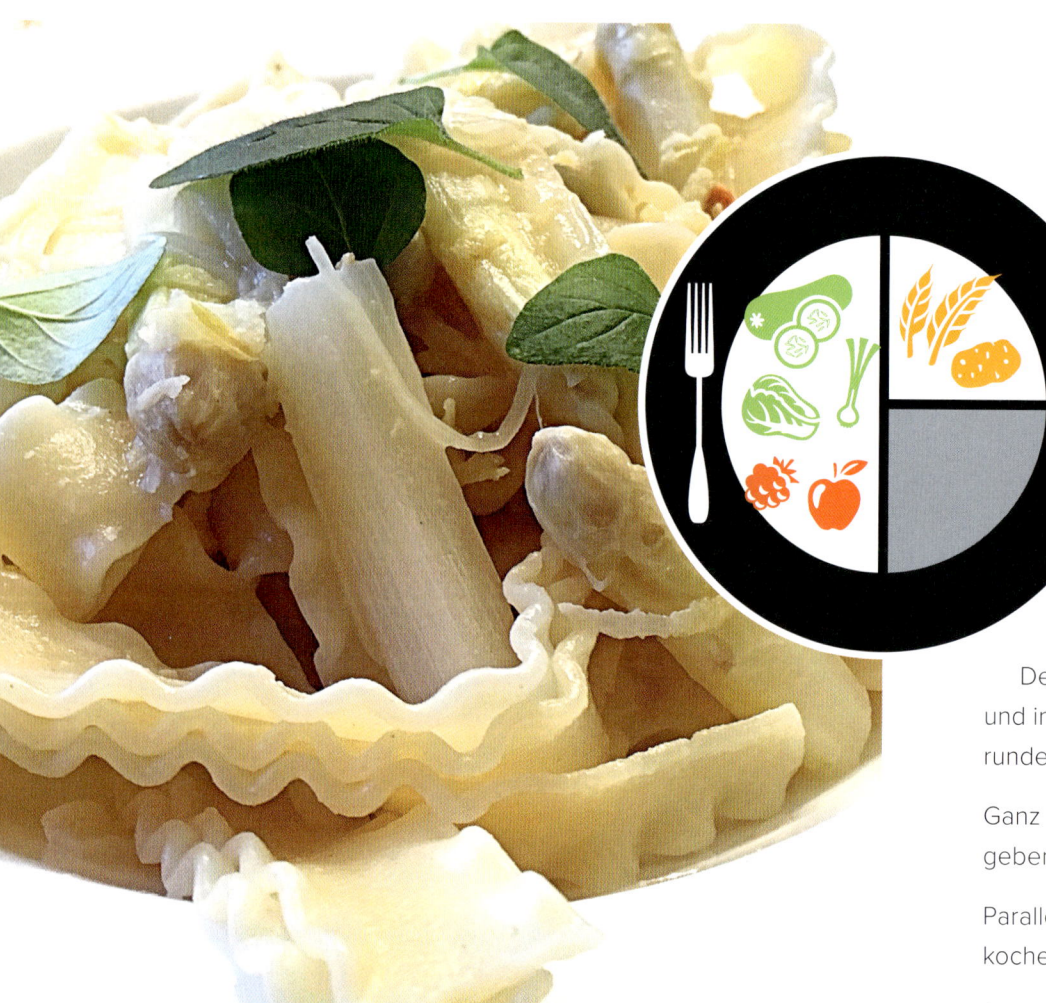

ZUTATEN FÜR 2 PORTIONEN

300 g	weißer Spargel
1-2	Limetten
	(Saft und Schale)
100 g	Bandnudeln
200 ml	Gemüsebrühe oder
	LLiD Würzer Brühe
3 EL	Sahne
	Salz, Pfeffer
etwas	Thymian
20 g	geriebener Parmesan

ZUBEREITUNG

Den Spargel putzen und bissfest kochen, das Spargelwasser für die Gemüsebrühe verwenden.

1 Teelöffel Gemüsebrühe oder LLiD Würzer in 200 ml Spargelwasser einrühren und aufkochen lassen.

Die Sahne einrühren und mit Limettensaft abschmecken, damit es etwas säuerlich schmeckt.

Den Spargel in mundgerechte Stücke schneiden und in die Sauce geben. Mit Salz und Pfeffer abrunden.

Ganz zum Schluss den Abrieb einer Limette dazugeben.

Parallel zur Saucenzubereitung die Pasta al dente kochen.

Alles auf 2 Tellern anrichten und mit ein paar Thymianblättchen dekorieren. Wer mag, reibt noch etwas frischen Parmesan über die Nudeln.

p. P. 292 **KALORIEN** / 7 g **FETT** / 41 g **KOHLENHYDRATE** / 14 g **EIWEISS** / 5 g **BALLASTSTOFFE** / 11 mg **CHOLESTERIN**

Teriyaki Nudelsalat

MIT ORANGEN

ZUTATEN FÜR 1 PORTION

80 g	Fadennudeln
etwas	Teriyakisauce
1	Orange
¼	Schlangengurke
1	Frühlingszwiebel
2	Radieschen
	Balsamico
	Salz
1 Prise	Zucker
etwas	Koriander
1 EL	Sesam

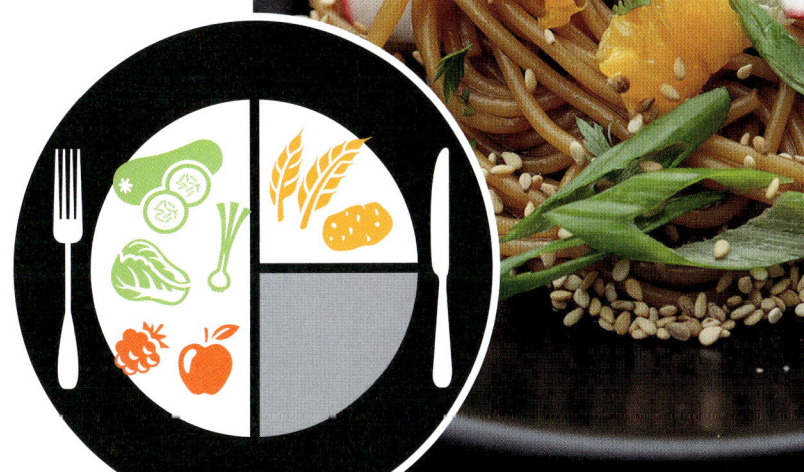

ZUBEREITUNG

Die Fadennudeln kochen, mit kaltem Wasser abschrecken und mit Teriyakisauce, Balsamico, Salz und einer Prise Zucker abschmecken, frischen Koriander hacken und unterrühren.

Die Orange schälen und in Spalten schneiden, Gurke und die Radieschen in mundgerechte Stückchen schneiden.

Die Frühlingszwiebel in schmale längliche Streifen schneiden und mit Orangenspalten, Gurke und Radischen mischen und auf den Nudelsalat geben.

Den Sesam in einer beschichteten Pfanne kurz ohne Fett anrösten und über das Gericht streuen.

TIPP

Schmeckt hervorragend zu Fisch, Fleisch oder als vegane Variante zu gebratenem Tofu.

p. P. 449 **KALORIEN** / 7 g **FETT** / 78 g **KOHLENHYDRATE** / 14 g **EIWEISS** / 6 g **BALLASTSTOFFE** / 0 mg **CHOLESTERIN**

Vollkorn-Bruscetta

ZUTATEN FÜR 2 PORTIONEN

250 g	Cocktailtomaten
1	Zwiebel
3-4 Zweige	Basilikum
6 Scheiben	Vollkornbrot (je ca. 40 g)
1 EL	Olivenöl
½ TL	brauner
	Balsamicoessig
2	Knoblauchzehen
	Salz, Pfeffer

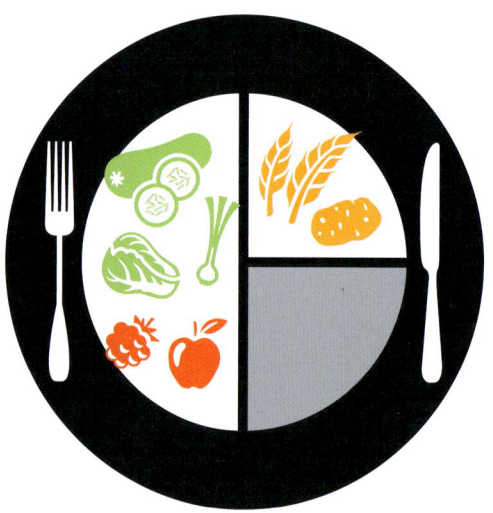

ZUBEREITUNG

Tomaten und Zwiebel sehr klein schneiden, das Basilikum kleinzupfen.

Den Ofen auf 180 Grad Umluft vorheizen und das Brot auf den Rost legen. Einige Minuten rösten bis das Brot richtig knusprig ist.

Knoblauch abziehen und halbieren. Sobald das Brot aus dem Ofen genommen wird, sollte man beide Seiten sofort mit den Knoblauchhälften einreiben.

Tomaten, Basilikum und Zwiebeln vermengen. Mit Balsamicoessig, Olivenöl, Pfeffer und Salz abschmecken, diese Mischung auf dem Brot verteilen und etwas zusätzliches Basilikum darüber streuen.

p. P. 325 **KALORIEN** / 8 g **FETT** / 53 g **KOHLENHYDRATE** / 11 g **EIWEISS** / 12 g **BALLASTSTOFFE** / 0 mg **CHOLESTERIN**

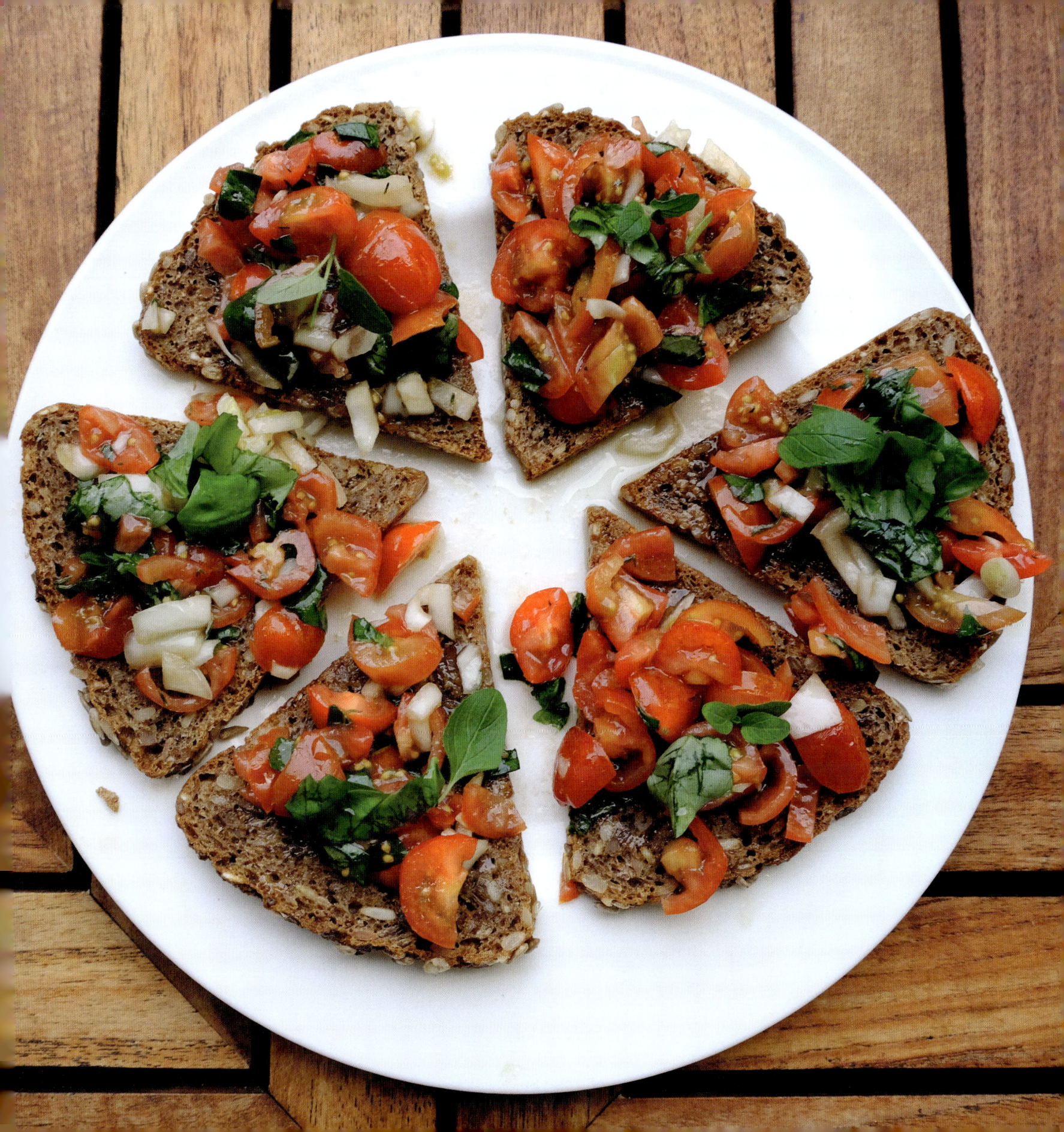

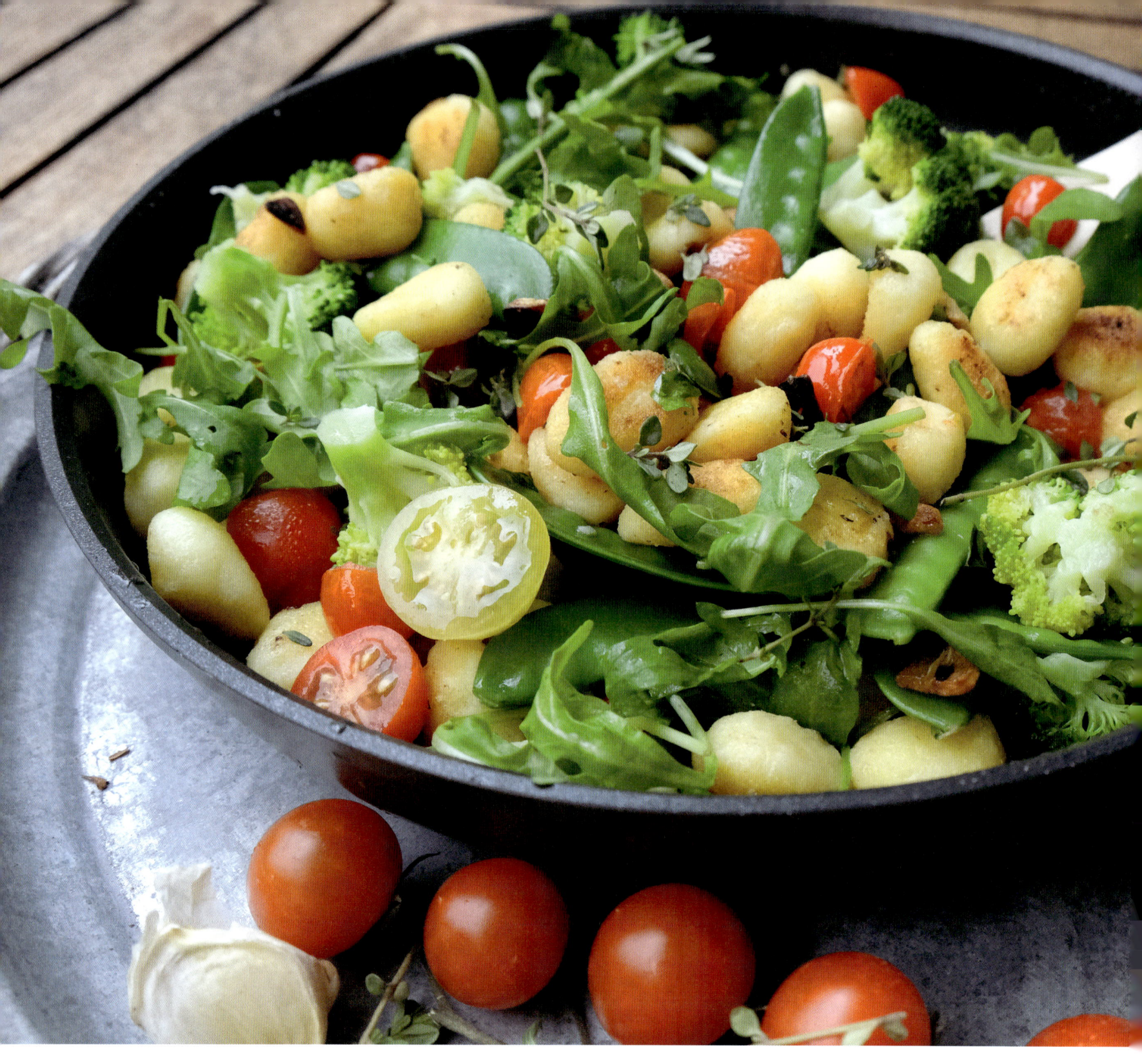

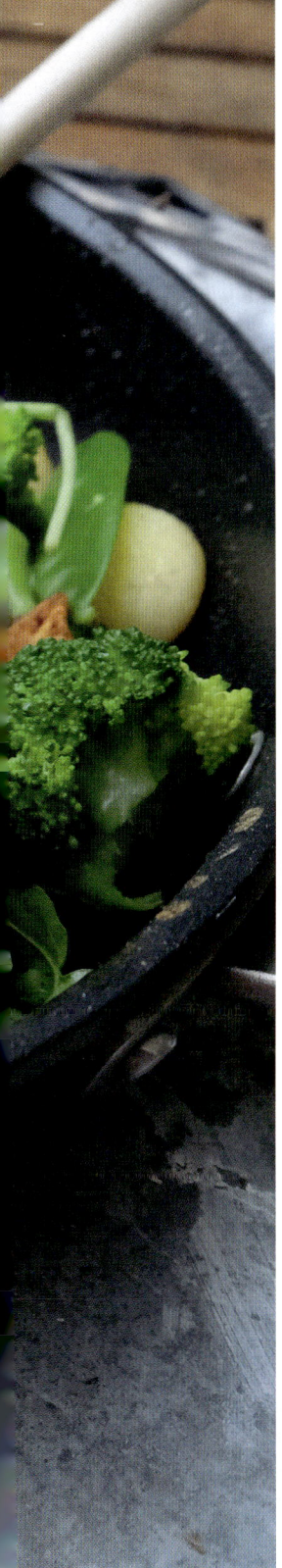

Gnocchi-Gemüse-Pfanne

ZUTATEN
FÜR 2 PORTIONEN

200 g	Gnocchi aus dem Kühlregal
100 g	Zuckerschoten
10	Cocktailtomaten
3-4	mittlere Röschen Brokkoli
1 Handvoll	Rucola
1	Knoblauchzehe
1 TL	Olivenöl zum Anbraten der Gnocchi
etwas	frischer Thymian
	Salz

ZUBEREITUNG

Kochen Sie die Gnocchi nach Packungs-anleitung, oft müssen sie nur noch 3-4 min in sprudelndem Wasser zu Ende garen.

Bereiten Sie zeitgleich die Zuckerschoten und den Brokkoli in einem Dämpfeinsatz bissfest zu.

Waschen und putzen Sie den Rucola.

Schneiden Sie die Knoblauchzehe in feine Scheibchen, halbieren Sie die Cocktailtomaten.

Rupfen Sie die Blättchen von den Thymianzweigen.

Geben Sie den Knoblauch mit dem Oli-venöl und Salz in eine Pfanne und braten Sie die Gnocchi goldbraun an.

Dann geben Sie für 3-4 min den Thymian und die Cocktailtomaten dazu und lassen diese leicht weich werden und Flüssigkeit abgeben.

Geben Sie jetzt das restliche gedämpfte Gemüse dazu und ganz zuletzt erst den Rucolasalat, damit er schön knackig bleibt.

Schmecken Sie alles noch einmal mit etwas Salz ab, umrühren, fertig.

p. P. 255 **KALORIEN** / 4 g **FETT** / 44 g **KOHLENHYDRATE** / 9 g **EIWEISS** / 5 g **BALLASTSTOFFE** / 0 mg **CHOLESTERIN**

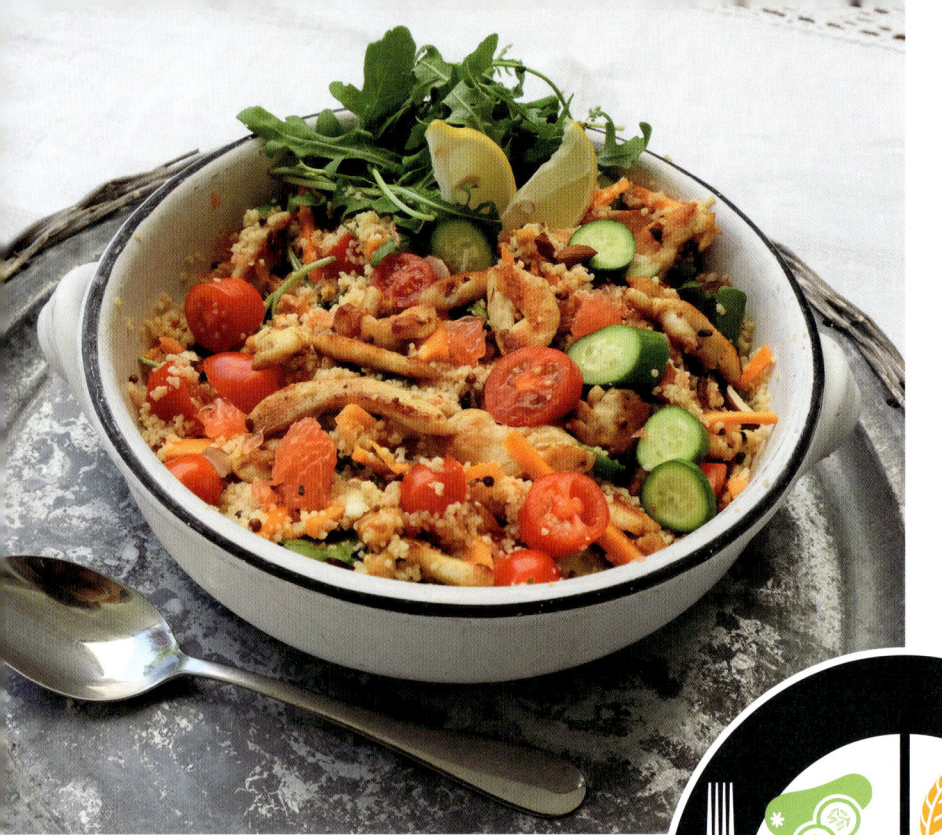

Hähnchen-Couscous

MIT GRAPEFRUIT

ZUTATEN FÜR 2 PORTIONEN

200 g	Hähnchenfilet
1 EL	Bratöl für die Pfanne
60 g	Couscous
125 ml	Gemüsebrühe oder LLiD Würzer Brühe
10	Cocktailtomaten
ca. 10 cm	Schlangengurke
1	mittelgroße Möhre
1	Grapefruit
3 EL	Korianderblätter
1	Zitrone (Schale und Saft)
3 EL	Mandelsplitter
2 EL	Arganöl
1 EL	Gomasio (Sesamöl mit Salz)
	Salz, Pfeffer
1 Handvoll	Rucola

ZUBEREITUNG

Das Hähnchenfilet in schmale Streifen schneiden, etwas salzen und in der Pfanne mit etwas Öl schön goldbraun braten.

Couscous waschen und in eine Schüssel geben. Mit 125 ml heißer LLiD Würzer Brühe übergießen und so lange quellen lassen bis er weich ist und keine Brühe mehr zu sehen ist.

Die Cocktailtomaten halbieren, die Gurke in kleine Stückchen schneiden, die Möhre stifteln, die Grapefruit schälen und ebenfalls in kleine Stückchen schneiden.

Die Korianderblätter fein hacken. Die Schale der Zitrone abreiben, den Saft auspressen.

Die Mandelsplitter in einer kleinen Pfanne bei mittlerer Temperatur ohne Fett langsam anrösten.

Alle Zutaten zum Couscous geben und mit dem Arganöl, Gomasio, dem Zitronensaft, dem Zitronenabrieb sowie Salz und Pfeffer abschmecken.

Ganz zum Schluss den Rucola dazugeben, damit er schön knackig bleibt.

p. P. 660 **KALORIEN** / 37 g **FETT** / 41 g **KOHLENHYDRATE** / 37 g **EIWEISS** / 9 g **BALLASTSTOFFE** / 0 mg **CHOLESTERIN**

Tomaten-Petersilien-Salat

ZUTATEN FÜR 1 PORTION

250 g	Cocktailtomaten
½ Bund	Petersilie
1	Zitrone (Schale und Saft)
1 EL	Olivenöl
	Salz, Pfeffer

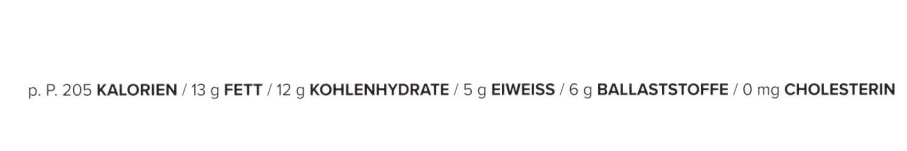

ZUBEREITUNG

Die Tomaten in ganz kleine Stückchen schneiden und die Petersilie kleinhacken.

Für das Dressing: Die Schale der Zitrone waschen und fein abreiben. Die Zitrone auspressen.

Beides mit 1 EL Olivenöl vermischen und mit Salz und etwas Pfeffer abschmecken.

Alles miteinander vermischen.

TIPP

Hält sich im Kühlschrank über Nacht, lässt sich deshalb auch gut verpackt zur Arbeit mitnehmen. Schmeckt herrlich frisch und passt zu fast allem.

p. P. 205 **KALORIEN** / 13 g **FETT** / 12 g **KOHLENHYDRATE** / 5 g **EIWEISS** / 6 g **BALLASTSTOFFE** / 0 mg **CHOLESTERIN**

Zucchini-Feta

MIT OLIVEN

ZUTATEN FÜR 2 PORTIONEN

3	kleine Zucchini
200 g	fettarmer Feta
1 TL	Öl für die Form
1	Knoblauchzehe
1 EL	Kräuter der Provence
3 EL	Olivenöl
	Pfeffer aus der Mühle
2	Frühlingszwiebeln
12	Kirschtomaten
50 g	schwarze Oliven ohne Stein
	Salz

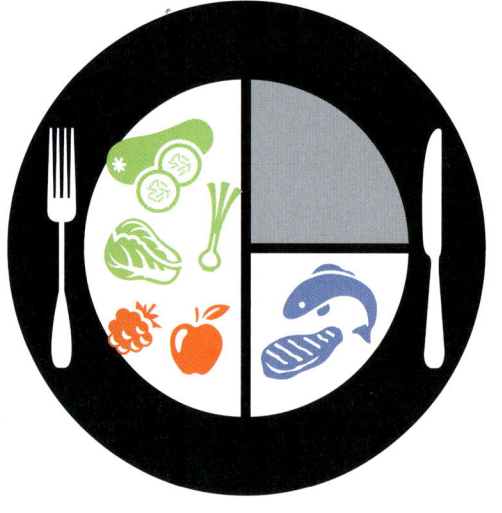

ZUBEREITUNG

Zucchini putzen, jeweils der Länge nach in schmale Streifen schneiden, Feta in Streifen schneiden.

Zucchini und Feta abwechselnd in eine gefettete Auflaufform legen.

Knoblauch durch die Presse drücken, mit den Kräutern der Provence, 2 EL Olivenöl und etwas frischem Pfeffer verrühren.

Zucchini und Feta damit gleichmäßig bepinseln und im Kühlschrank mindestens 30 min marinieren.

Frühlingszwiebeln in schmale Ringe schneiden, Tomaten halbieren, alles mit den Oliven auf dem Feta-Zucchinigemisch verteilen und etwas salzen. Mit dem restlichen Öl beträufeln.

Bei 160 Grad Umluft ca 20 min garen.

p. P. 450 **KALORIEN** / 33 g **FETT** / 12 g **KOHLENHYDRATE** / 25 g **EIWEISS** / 6 g **BALLASTSTOFFE** / 50 mg **CHOLESTERIN**

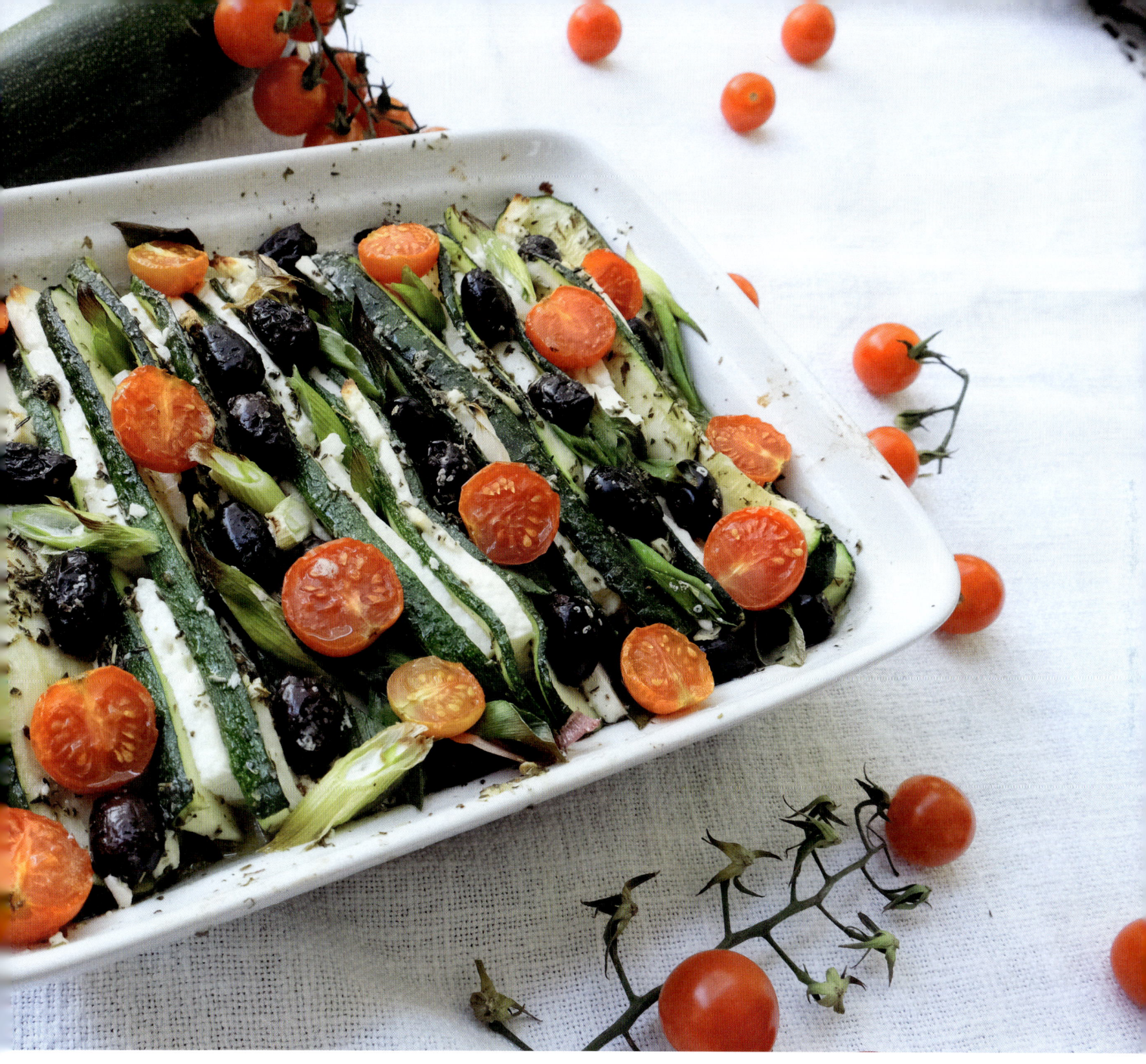

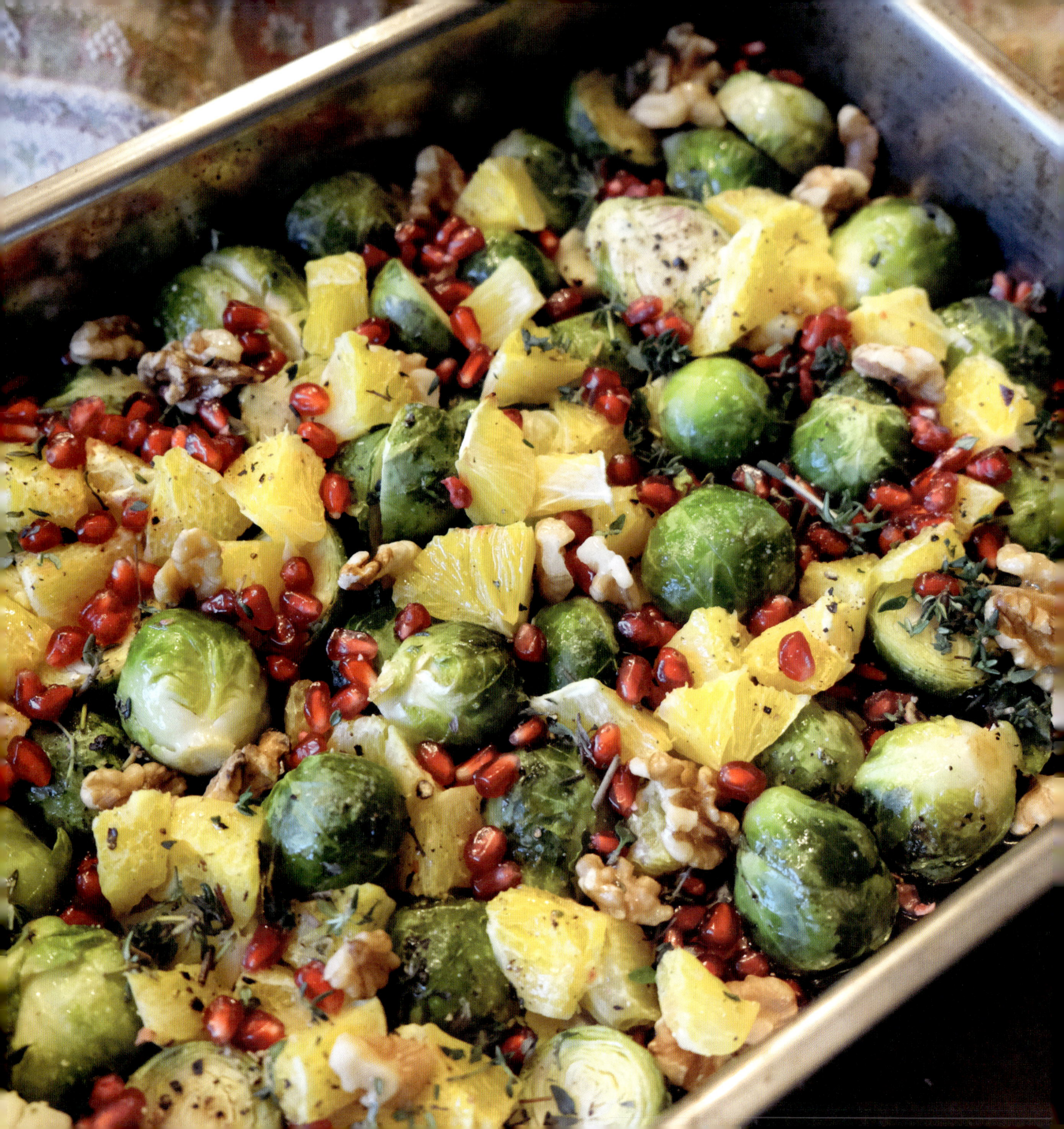

Gerösteter Rosenkohl

MIT ORANGEN

ZUTATEN FÜR
3 PORTIONEN

500 g	Rosenkohl
1 TL	Olivenöl für die Auflaufform
2	Knoblauchzehen
1	Granatapfel
2	Orangen
80 g	Walnüsse
2 EL	Ahornsirup
etwas	frischer Thymian
	Salz, Pfeffer

ZUBEREITUNG

Den Rosenkohl putzen, waschen und zu 50% halbieren, die andere Hälfte ganz lassen.

Kurz bissfest blanchieren.

Die Auflaufform mit etwas Olivenöl einreiben und bei 180 Grad im Ofen warm werden lassen.

Den Granatapfel entkernen, die Knoblauchzehen von der Schale befreien und kurz andrücken, damit sie ihr Aroma freigeben können.

Die Orangen sauber schälen, so dass nur das Fruchtfleisch übrig bleibt und in kleine Stücke schneiden.

Ein paar Zweige Thymian hacken.

Die Auflaufform aus dem Ofen holen. Den Rosenkohl mit den Granatapfelkernen und den Orangenstücken sowie dem Knoblauch mischen und in der Auflaufform verteilen.

Salzen und pfeffern und für ca. 20-25 min zurück in den Ofen stellen.

Dann die Nüsse auf der Gemüsemischung verteilen, den Thymian darüber streuen und vorsichtig die Nüsse mit etwas Ahornsirup beträufeln.

Für weitere 15-20 min in den Ofen zurückstellen.

Wer etwas mehr Röstaromen haben möchte, stellt für die letzten 5 min den Grill an.

Lässt sich gut vorbereiten. Man muss später nur noch einmal alles für 10 min bei 180 Grad im Ofen aufwärmen.

p. P. 390 **KALORIEN** / 22 g **FETT** / 33 g **KOHLENHYDRATE** / 13 g **EIWEISS** / 12 g **BALLASTSTOFFE** / 0 mg **CHOLESTERIN**

Linguine
MIT FRISCHER BERGAMOTTE UND RUCOLA

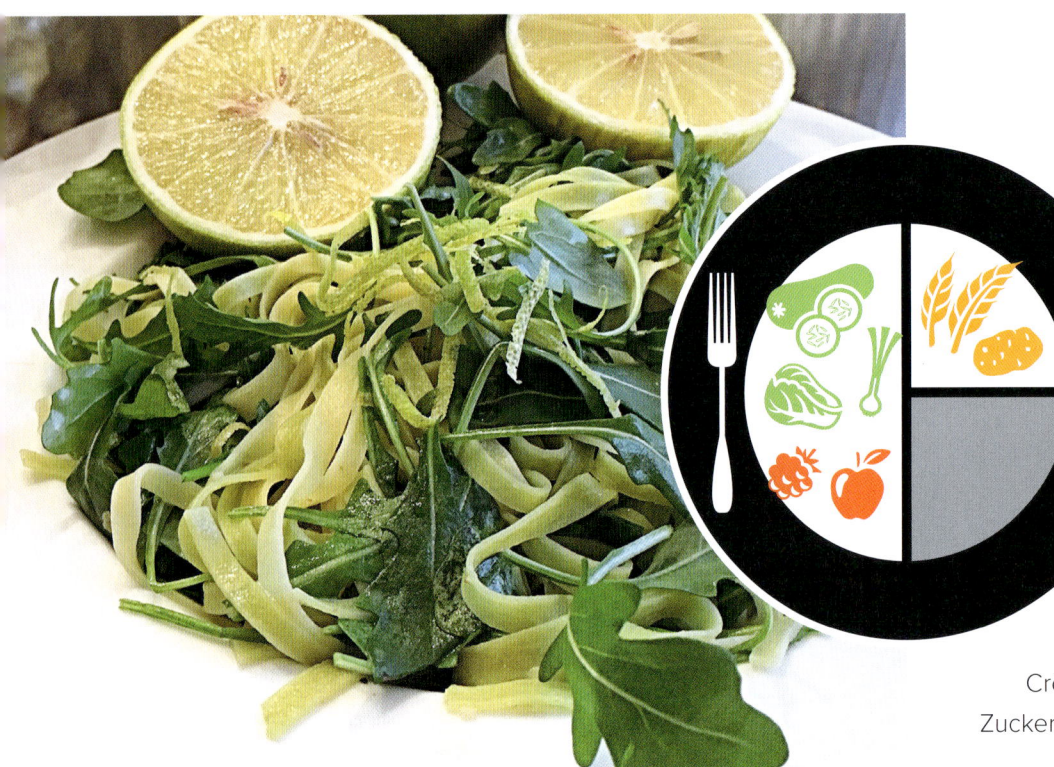

ZUTATEN FÜR 2 PORTIONEN

250 g	Linguine
100 g	Rucola
3 EL	Butter
1 EL	Crème fraîche 30% Fett
1	unbehandelte Bergamotte (Schale und Saft)
20 g	Parmesan
	Salz, Pfeffer
1 EL	Zucker

ZUBEREITUNG

Die Schale der Bergamotte in Zesten abschälen. Die Frucht auspressen.

Die Zesten in einer großen Pfanne in je 1 EL Zucker und Butter karamellisieren und abkühlen lassen.

Die Linguine in Salzwasser al dente kochen.

In der Zwischenzeit den Bergamottesaft und die restliche Butter unter Rühren erwärmen.

Crème fraîche einrühren und mit einer Prise Zucker, Pfeffer und Salz abschmecken.

Die Pasta abgießen und zur Bergamottecreme zufügen und darin schwenken.

Den Rucula unterheben und die Linguine mit der karamellisierten Bergamotteschale servieren.

Zum Abschluss noch etwas Parmesan über die Pasta reiben.

INFO
Ein Blitzmittagessen und ein absoluter Stimmungsaufheller an dunklen Wintertagen.

TIPP
Frische Bergamotte ist nicht immer erhältlich, als Ersatz eignen sich auch 2 Limetten.

p. P. 720 **KALORIEN** / 26 g **FETT** / 101 g **KOHLENHYDRATE** / 20 g **EIWEISS** / 7 g **BALLASTSTOFFE** / 64 mg **CHOLESTERIN**

Kale-Salat

MIT LACHS

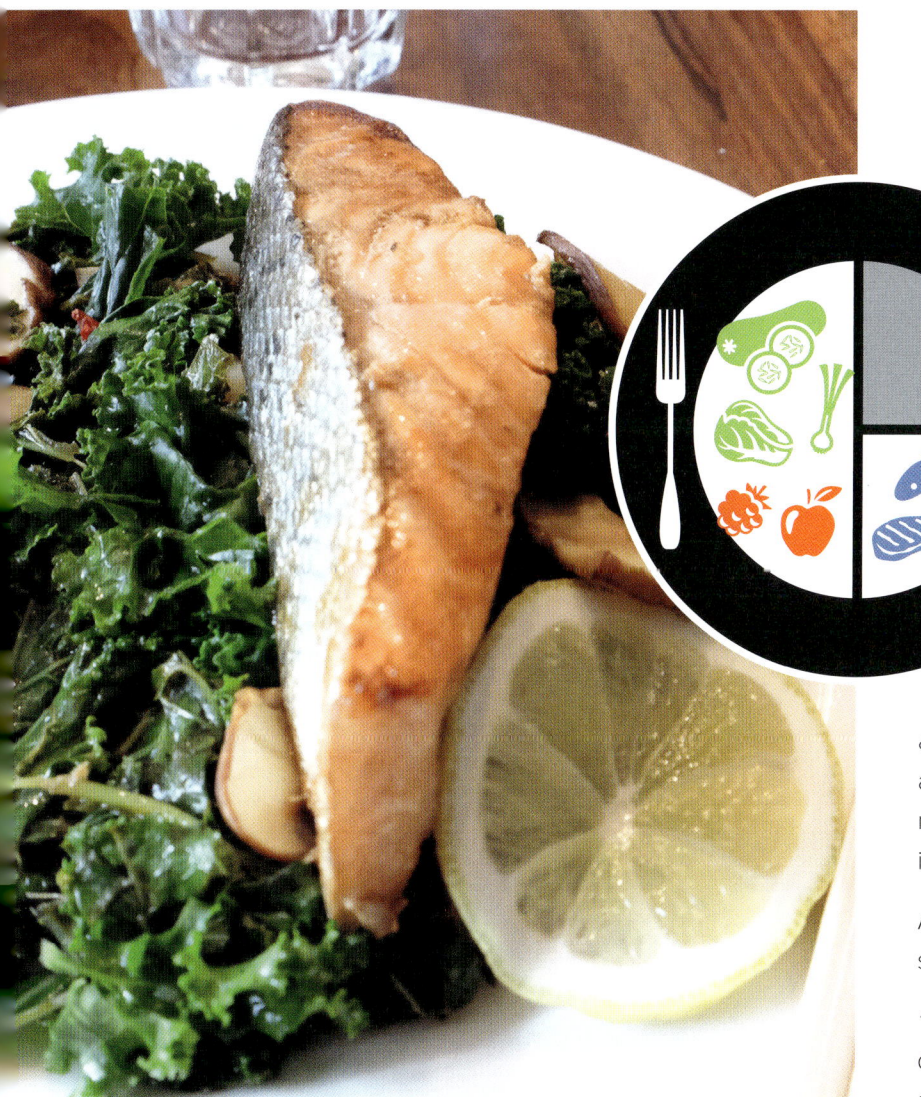

ZUTATEN FÜR 1 PORTION

80 g	frischer gehackter Grünkohl
1	Zitrone (Saft)
4	mittelgroße Champignons
1 TL	Olivenöl
einige	Peperoni-Scheibchen
	Salz, Pfeffer
125 g	Lachssteak
1 TL	Bratöl

ZUBEREITUNG

Den gehackten Grünkohl mit dem Saft einer Zitrone vermischen und ordentlich mit den Händen durchkneten.

Die Champignons in Scheiben schneiden und mit einem Teelöffel Olivenöl in der Pfanne anbraten, das Kohl-Zitronengemisch dazugeben und alles mit etwas in Scheiben geschnittener Peperoni mischen. (Die Peperoni vorher auf Schärfe prüfen und individuell anpassen).

Alles noch circa 2-3 min köcheln lassen und mit Salz abschmecken.

1 TL Bratöl in eine separate beschichtete Pfanne geben, den Lachs braten, salzen und pfeffern und zum Schluss auf den Kalesalat legen.

p. P. 298 **KALORIEN** / 15 g **FETT** / 7 g **KOHLENHYDRATE** / 30 g **EIWEISS** / 7 g **BALLASTSTOFFE** / 102 mg **CHOLESTERIN**

Buchweizen-Pfannkuchen MIT LACHS

ZUTATEN FÜR 1 PORTION

1	Ei
140 ml	Milch 1,5% Fett
40 g	Buchweizenmehl
40 g	Weizenvollkornmehl
1 Prise	Salz
etwas	Ghee (Butterschmalz) für die Pfanne
150 g	Joghurt 3,5% Fett
1 TL	Zitronensaft
1 Prise	Salz
etwas	frischer Dill
1 TL	Meerettich aus dem Glas
50 g	Räucherlachs
einige	Gurkenscheibchen

ZUBEREITUNG

Das Ei, die Milch, das Buchweizen-, das Weizenvollkornmehl und 1 Prise Salz zu Pfannkuchenteig verarbeiten.

Pfannkuchen in Ghee (Butterschmalz) ausbraten.

Für die Dillsauce: Joghurt mit Zitronensaft und einer Prise Salz abschmecken, frischen Dill hacken und dazugeben. Das Ganze wird abgerundet durch Meerettich aus dem Glas.

Zum Schluss: Die Pfannkuchen mit dem Lachs belegen und mit der Dillsauce, ein paar Gurkenscheibchen und etwas frischem Dill toppen.

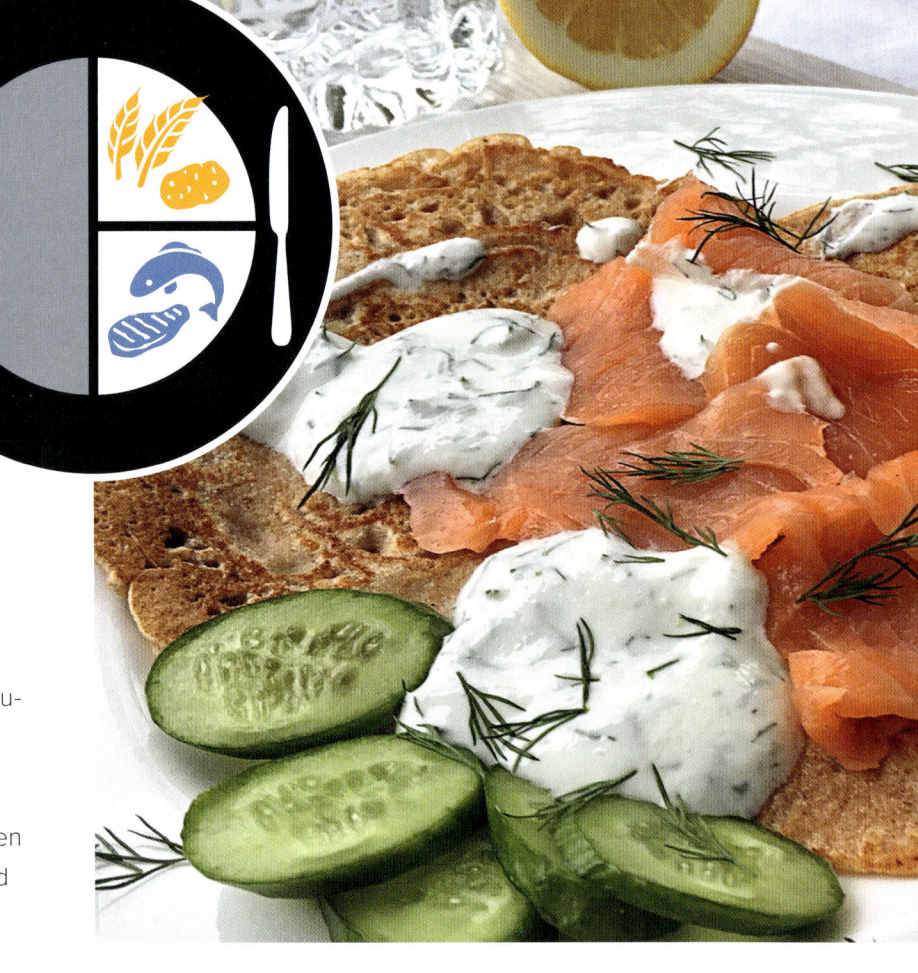

p. P. 649 **KALORIEN** / 24 g **FETT** / 71 g **KOHLENHYDRATE** / 35 g **EIWEISS** / 6 g **BALLASTSTOFFE** / 289 mg **CHOLESTERIN**

Spargel
MIT
MARACUJA-VINAIGRETTE

ZUTATEN FÜR 2 PORTIONEN

1 kg	weißer Spargel
etwas	Zucker
2 EL	Olivenöl
5	Maracujas
1	Kurkumaknolle (alternativ 1 Msp. Kurkumapulver) Salz, Pfeffer
1 EL	Apfelsüße
1	Orange (Schale und Saft)
1 EL	Dijonsenf
2	Zitronen
1 EL	weißer Balsamicoessig
1	Frühlingszwiebel

ZUBEREITUNG

Den Spargel gründlich schälen und ca. 20 min leicht bissfest in Zuckerwasser mit einer in Scheiben geschnittenen Zitrone garen.

Währenddessen die Sauce zubereiten. Hierzu in einer Schüssel 2 EL Olivenöl mit dem Saft der zweiten Zitrone, dem Saft der Orange, dem Dijonsenf, der Apfelsüße und dem Balsamicoessig mischen.

Die Frühlingszwiebel in sehr feine Ringe schneiden, hierbei nur den grünen Teil verwenden.

TIPP
Auch zu dieser Spargelvariante passen Salzkartoffeln, alternativ Vollkornbasmatireis.

Die Maracujas aufschneiden und das gelbe Fruchtfleisch mit den Samen in das Dressing geben. Salzen und pfeffern.

Die Kurkumaknolle auf einer feinen Reibe in das Dressing reiben oder die Messerspitze Kurkuma dazugeben.

Die Schale der Orange in feinen Zesten abschaben, zur Hälfte in das Dressing geben und die andere Hälfte erst kurz vor dem Servieren über den angerichteten Spargel geben.

Den Spargel auf einer Servierschale anrichten und das Dressing darübergießen, mit den restlichen Orangenzesten dekorieren.

p. P. 382 **KALORIEN** / 15 g **FETT** / 42 g **KOHLENHYDRATE** / 15 g **EIWEISS** / 11 g **BALLASTSTOFFE** / 0 mg **CHOLESTERIN**

FRUCHTIG
FRISCHER

Tomaten-Flammkuchen

ZUTATEN FÜR 2 PORTIONEN

1 Packung	fertiger Flammkuchenteig (260 g)
1	große Gemüsezwiebel
300 g	Tomaten nach Wahl
1	kleiner Brokkoli
1 EL	Olivenöl
1 Msp.	Meersalz
1	Knoblauchzehe
2 Zweige	Thymian
2 Zweige	Rosmarin
1 TL	gehackter Schnittlauch

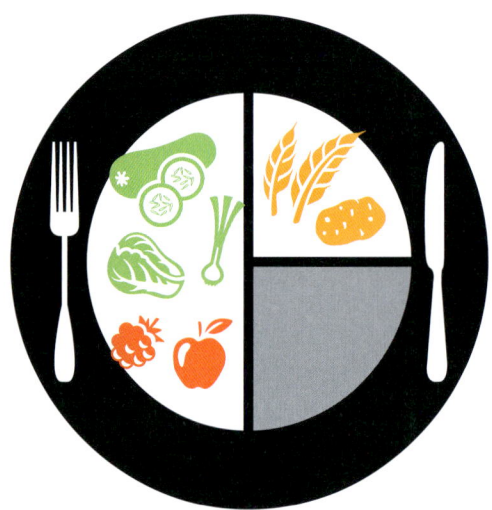

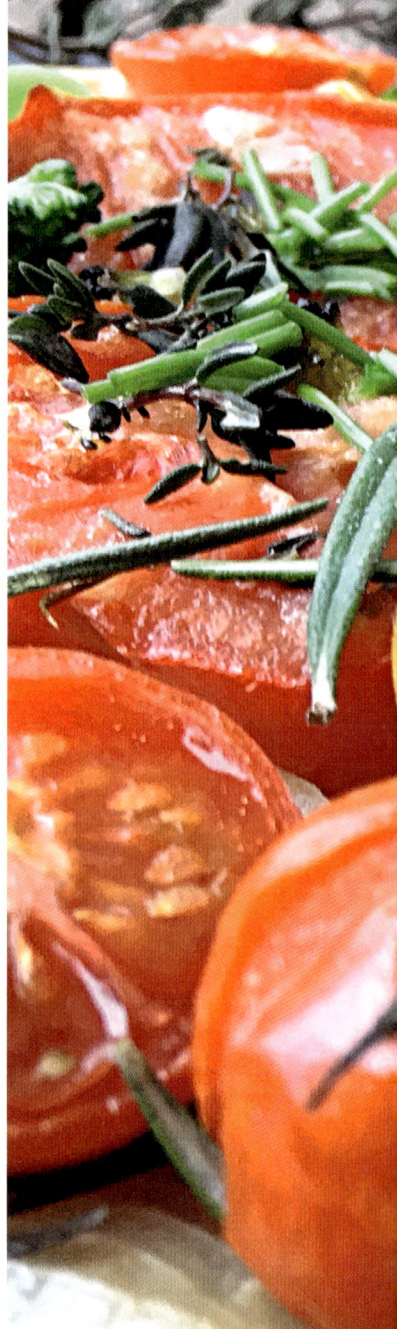

ZUBEREITUNG

Für den ganz kleinen Aufwand fertigen Flammkuchenteig aus dem Kühlregal mit einer Schicht roher Zwiebelscheiben belegen.

Unterschiedliche Tomatensorten, je nach Größe, in Scheiben oder Hälften schneiden und Brokkoliröschen dazulegen.

1 EL Olivenöl mit 1 Messerspitze Meersalz und einer kleingehackten Knoblauchzehe vermischen und das Gemüse mit einem Pinsel bestreichen.

Den Ofen auf 220 Grad aufheizen und den Flammkuchen für ca. 15 min backen.

Hinterher mit frischem Thymian, Rosmarin und etwas Schnittlauch bestreuen.

p. P. 453 **KALORIEN** / 12 g **FETT** / 71 g **KOHLENHYDRATE** / 15 g **EIWEISS** / 5 g **BALLASTSTOFFE** / 0 mg **CHOLESTERIN**

TIPP
Schmeckt herrlich saftig und der Flammkuchenteig bleibt knusprig!
Wer mag, kann noch ein bisschen Meersalz darauf streuen.

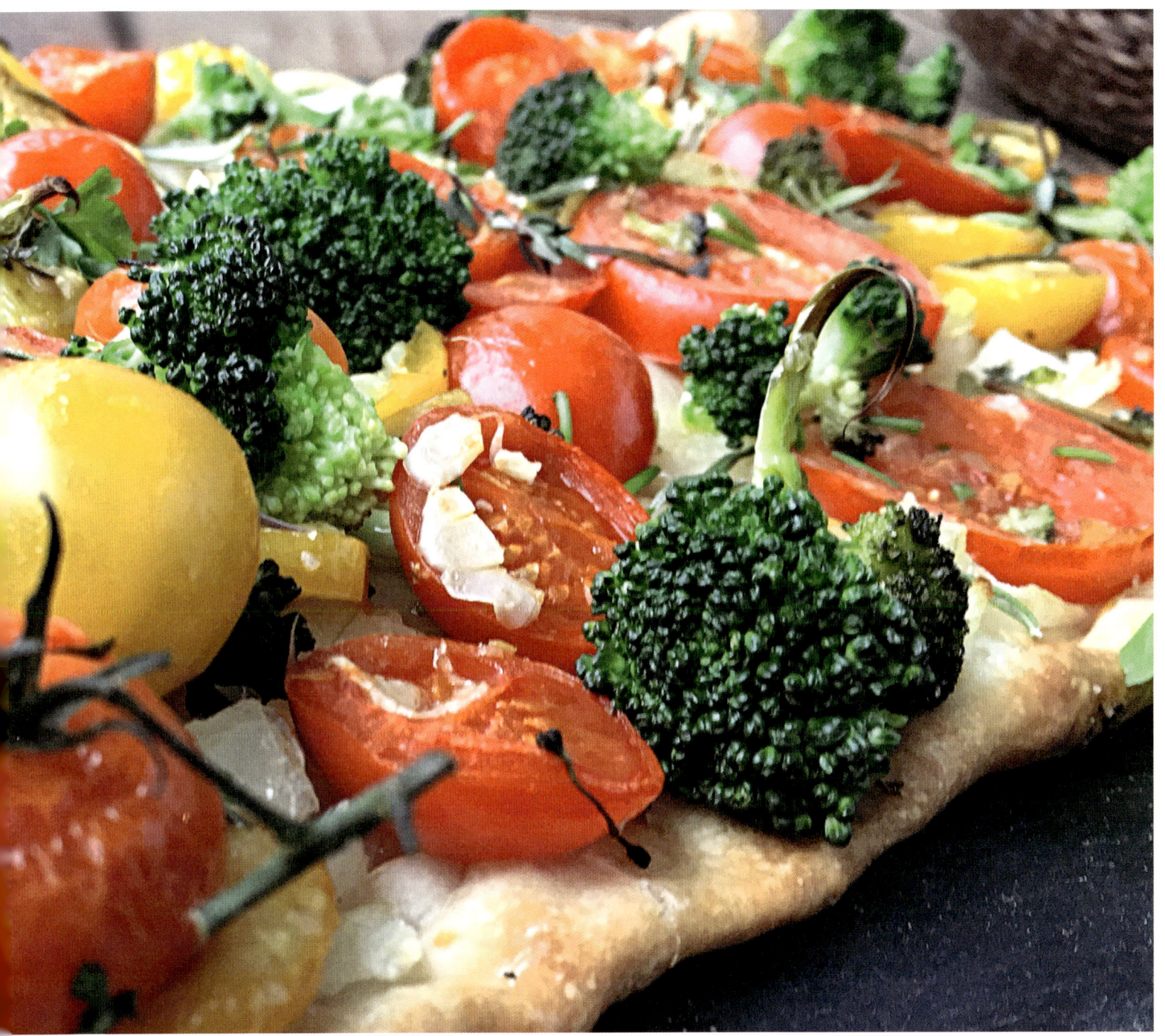

Sushi-Zwerge

MIT LACHS

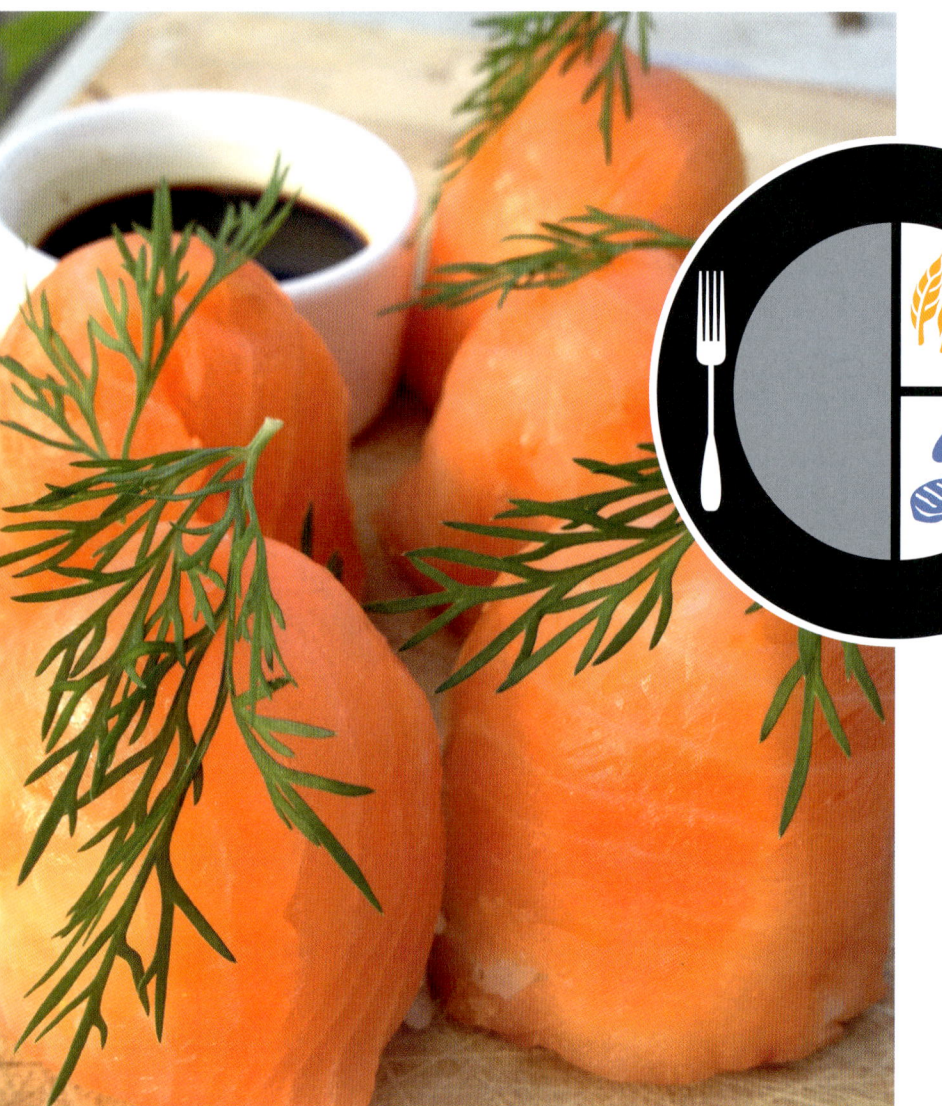

ZUTATEN FÜR 12 ZWERGE

1 Tasse	Sushi-Reis (ca. 180 g)
2 EL	heller Reisessig
½ TL	Salz
1 TL	Wasabi-Paste
12 Scheiben	Räucherlachs (ca. 250 g)
4 Stiele	Dill
50 ml	Sojasauce
1	Eierbecher
etwas	Sonnenblumenöl für den Eierbecher oder Frischhaltefolie

ZUBEREITUNG

1 Tasse Sushi-Reis in den Reiskocher geben und mit derselben Tasse die gleiche Menge Wasser dazu schütten und kochen lassen.

Den fertigen Reis abkühlen lassen, in eine große Schüssel geben. Reisessig und Salz verrühren und mit einem großen Löffel gut in den Reis einrühren.

Noch einmal für 30 min in den Kühlschrank stellen.

Einen Eierbecher ganz leicht mit etwas Öl einfetten oder mit Frischhaltefolie auslegen und als Förmchen für die Zwerge nehmen. So erhalten Sie 12 Zwerge in gleicher Größe. Die Reismischung in den Eierbecher füllen, fest andrücken.

Jeden Reis-Zwerg anschließend vorsichtig aus dem Eierbecher nehmen, etwas Wasabi auf den Zwerg geben und mit dem Lachs einwickeln. So fertigen Sie nach und nach alle 12 Sushi-Zwerge.

Ganz zum Schluss mit dem Dill dekorieren und etwas Sojasauce dazu reichen.

p. Zwerg 98 **KALORIEN** / 3 g **FETT** / 12 g **KOHLENHYDRATE** / 6 g **EIWEISS** / 0 g **BALLASTSTOFFE** / 12 mg **CHOLESTERIN**

Thai-Rindfleisch
MIT PAPRIKA

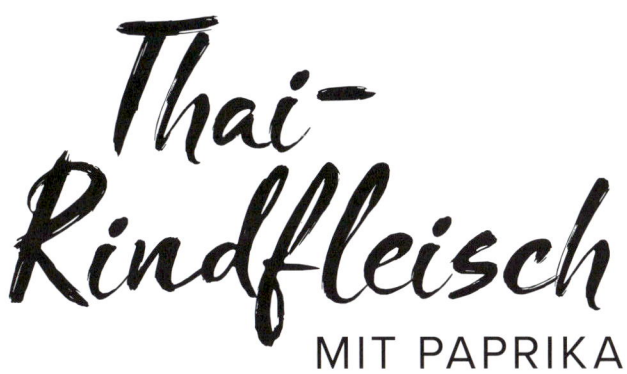

ZUTATEN FÜR 1 PORTION

150 g	Rindersteak
2 EL	geröstetes Sesamöl
1 TL	gehackter Ingwer
1 TL	Knoblauch
1 TL	fein geschnittene Peperoni
4-5	Champignons
1	rote Flaschenpaprika
2	Frühlingszwiebeln
1	Knolle Pak Choi
½	Tasse Wasser
2 EL	Sojasauce
1 TL	Fischsauce
1	Limette (Saft)
2 EL	grüner Pfeffer mit Einlegelake
2-3	Kaffir-Limettenblätter

ZUBEREITUNG

150 g Rindersteak in feine Streifen schneiden, in 2 EL geröstetem Sesamöl und je 1 TL gehacktem Ingwer, Knoblauch und feingeschnittener Peperoni marinieren.

Champignons, Paprika, Frühlingszwiebeln und Pak Choi in mundgerechte Stückchen schneiden.

Das Fleisch mit der Marinade im sehr heißen Wok anbraten.

Wenn es schön braun ist, mit einer halben Tasse Wasser, 2 EL Sojasauce, 1 TL Fischsauce, dem Saft einer Limette, und 2 EL grünem Pfeffer mit Einlegelake ablöschen.

Ein paar Kaffir-Limettenblätter dazugeben und ca. 5 min bei mittlerer Hitze ziehen lassen.

Dann die Champignons für weitere 2 min dazugeben und ganz zuletzt die Paprika, die Frühlingszwiebeln und den Pak Choi dazugeben. Nur ganz kurz heiß werden lassen, damit alles schön knackig bleibt.

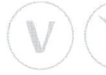

p. P. 565 **KALORIEN** / 30 g **FETT** / 26 g **KOHLENHYDRATE** / 46 g **EIWEISS** / 10 g **BALLASTSTOFFE** / 74 mg **CHOLESTERIN**

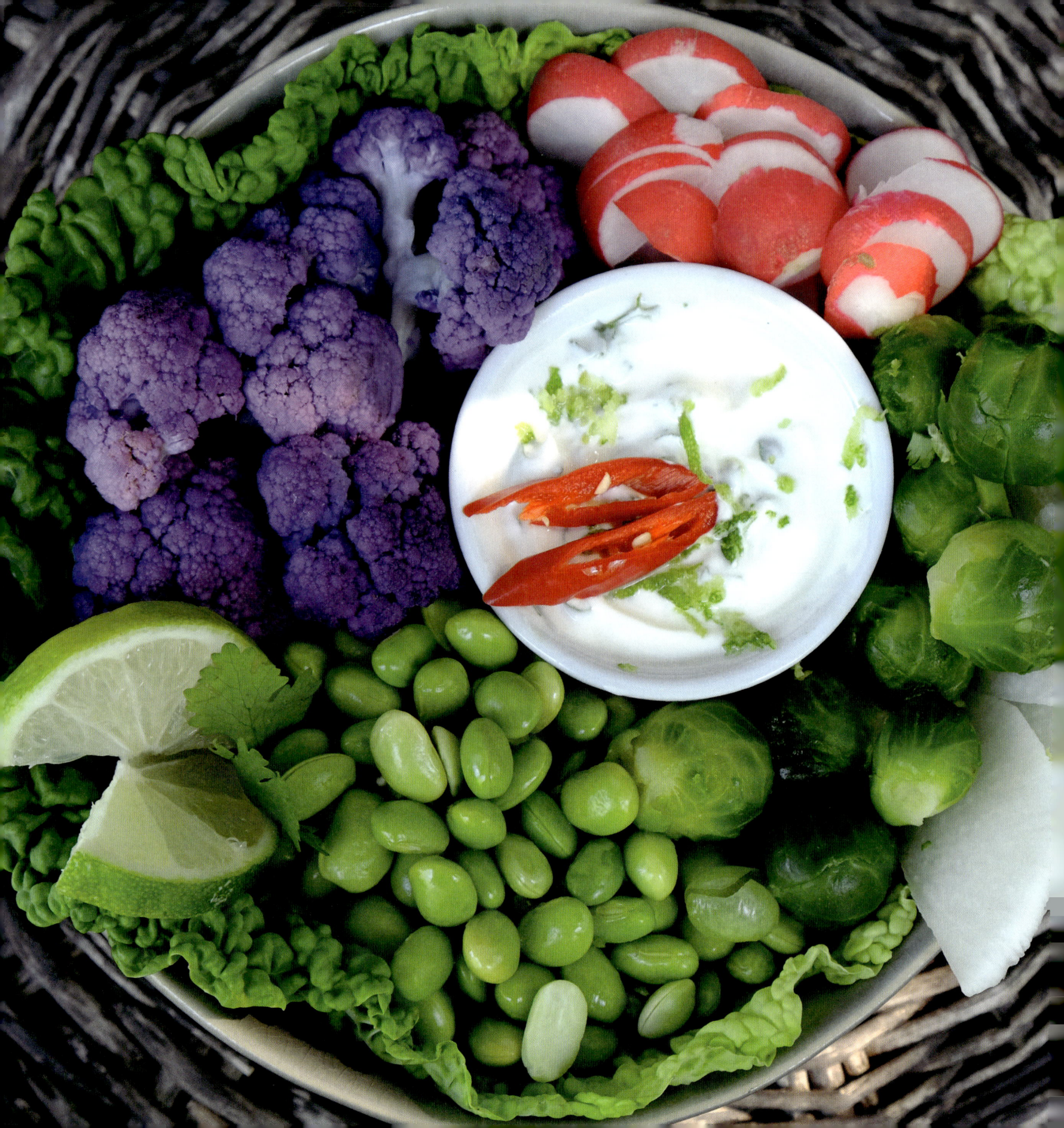

REZEPTE
Bowls

Bowls gehen immer, egal ob Mittagessen oder Abendessen. Sie sind schnell gemacht und setzen sich aus gedämpften Gemüse und Rohkost zusammen. Das Gemüse wird ergänzt durch ein leckeres Dressing, das den nötigen Pfiff gibt, und einer guten Portion Protein. Für den großen Hunger darf auch noch 25% zusätzliche Sättigungsbeilage in die Schüssel.

Die Bowl-Rezepte sind nicht in Stein gemeißelt. Werden Sie selbst kreativ, alles, was Sie an frischem Gemüse oder als Tiefkühlware finden, eignet sich. Verändern Sie die Dressings immer wieder mal, indem Sie andere Kräuter und Gewürze verwenden.

Veggie-Bowl

MIT
KORIANDER-LIMETTEN-DIP

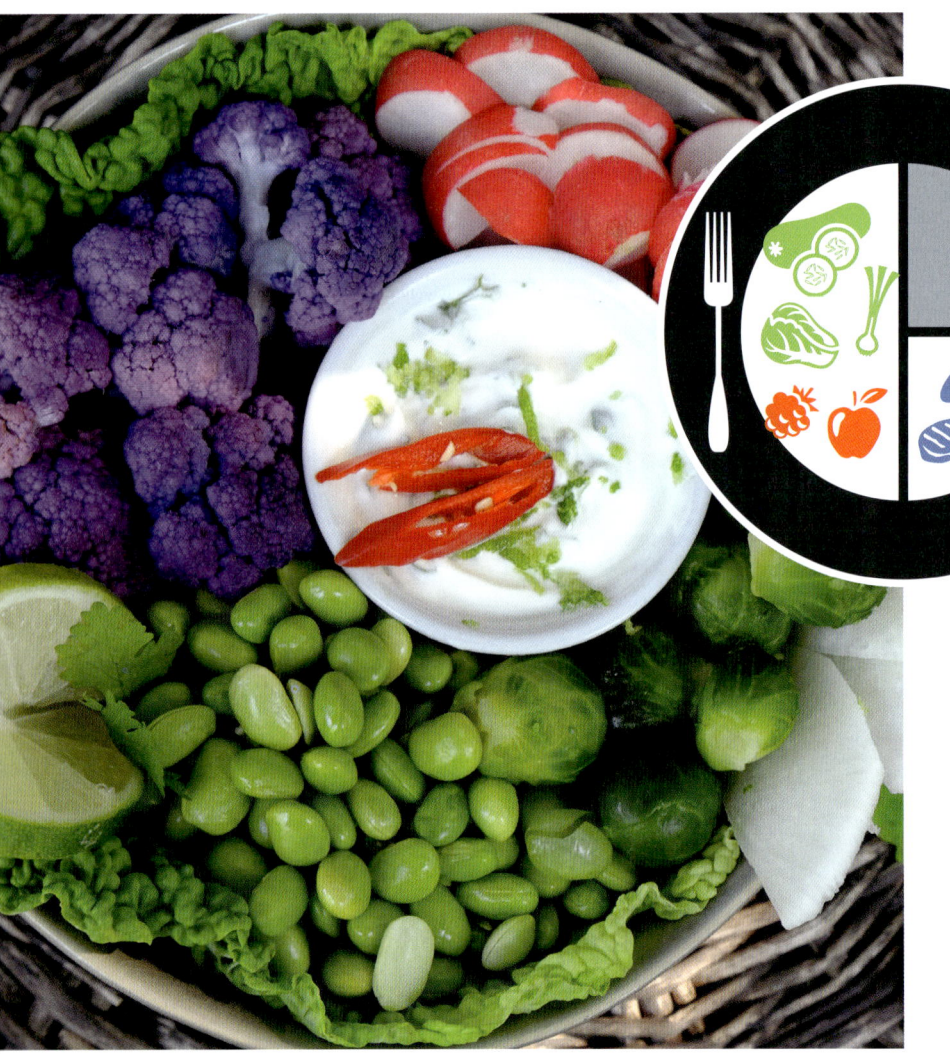

ZUTATEN FÜR 1 PORTION

120 g	geschälte Edamamebohnen
10	Rosenkohlröschen
½	Blumenkohl blau oder weiß
6 Scheiben	Rettich
6	Radieschen
2	Wirsingblätter

Für den Dip:

80 g	Joghurt 3,5% Fett
1	Limette (Schale und Saft)
1 EL	gehackte Korianderblätter
	Salz

ZUBEREITUNG

Rosenkohl, Edamamebohnen und Blumenkohl schön bissfest garen.

Radieschen und Rettich in Scheiben schneiden.

Für den Dip: Die Schale der Limette mit einer feinen Reibe abreiben und den Saft auspressen.

Koriander hacken.

Den Joghurt mit 1-2 Teelöffel Limettensaft abschmecken, je nachdem, wie sauer der Dip werden soll.

Den Abrieb der Limette und den Koriander dazugeben, mit Salz abschmecken.

Mit den Wirsingblättern eine große Bowl auslegen und das restliche Gemüse darin anrichten.

Den Joghurt dazu geben.

p. P. 429 **KALORIEN** / 13 g **FETT** / 36 g **KOHLENHYDRATE** / 35 g **EIWEISS** / 20 g **BALLASTSTOFFE** / 8 mg **CHOLESTERIN**

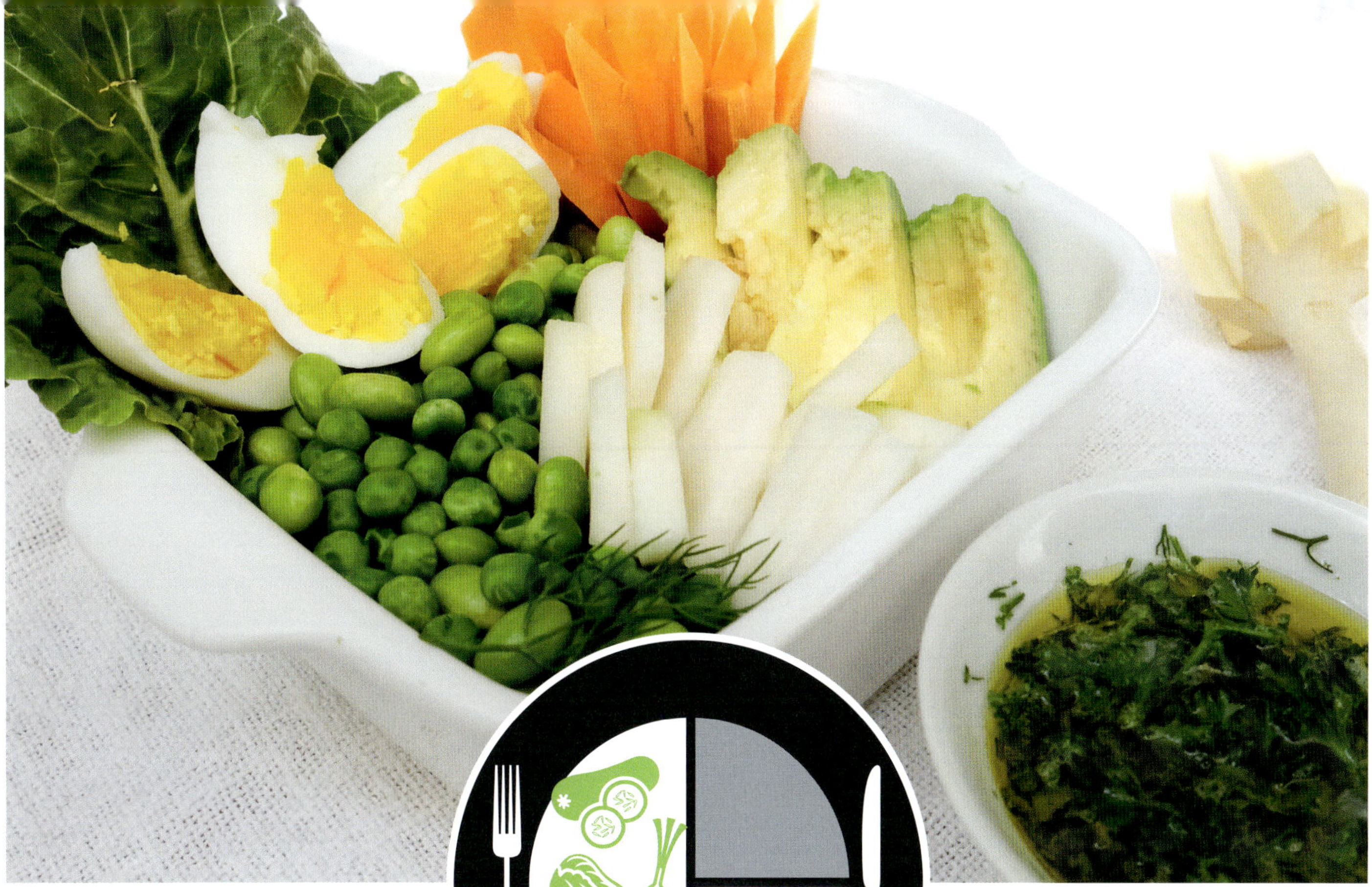

Ei-Bowl

MIT ZITRUS-KRÄUTER-DRESSING

ZUTATEN FÜR 1 PORTION

2	Eier
½	Avocado
½	Kohlrabi
1	dicke Möhre
40 g	Edamamebohnen
120 g	TK Erbsen
1	Romanasalatblatt

Für das Dressing:

1	Zitrone (Saft)
1 EL	Olivenöl
1 TL	frischer Dill
1 TL	frische Petersilie
	Salz

ZUBEREITUNG

Möhre und Kohlrabi schälen und in dickere Stifte schneiden. Avocado halbieren, entkernen, schälen und in Scheiben schneiden.

Die Erbsen und Edamamebohnen bissfest dämpfen. Eier hart kochen und vierteln.

Alles in einer Schale anrichten.

Für das Dressing: Die Zitrone auspressen, Dill und Petersilie kleinhacken, alles mit dem Olivenöl verrühren und mit Salz abschmecken.

Das Dressing über die Bowl geben.

p. P. 638 **KALORIEN** / 37 g **FETT** / 42 g **KOHLENHYDRATE** / 33 g **EIWEISS** / 17 g **BALLASTSTOFFE** / 475 mg **CHOLESTERIN**

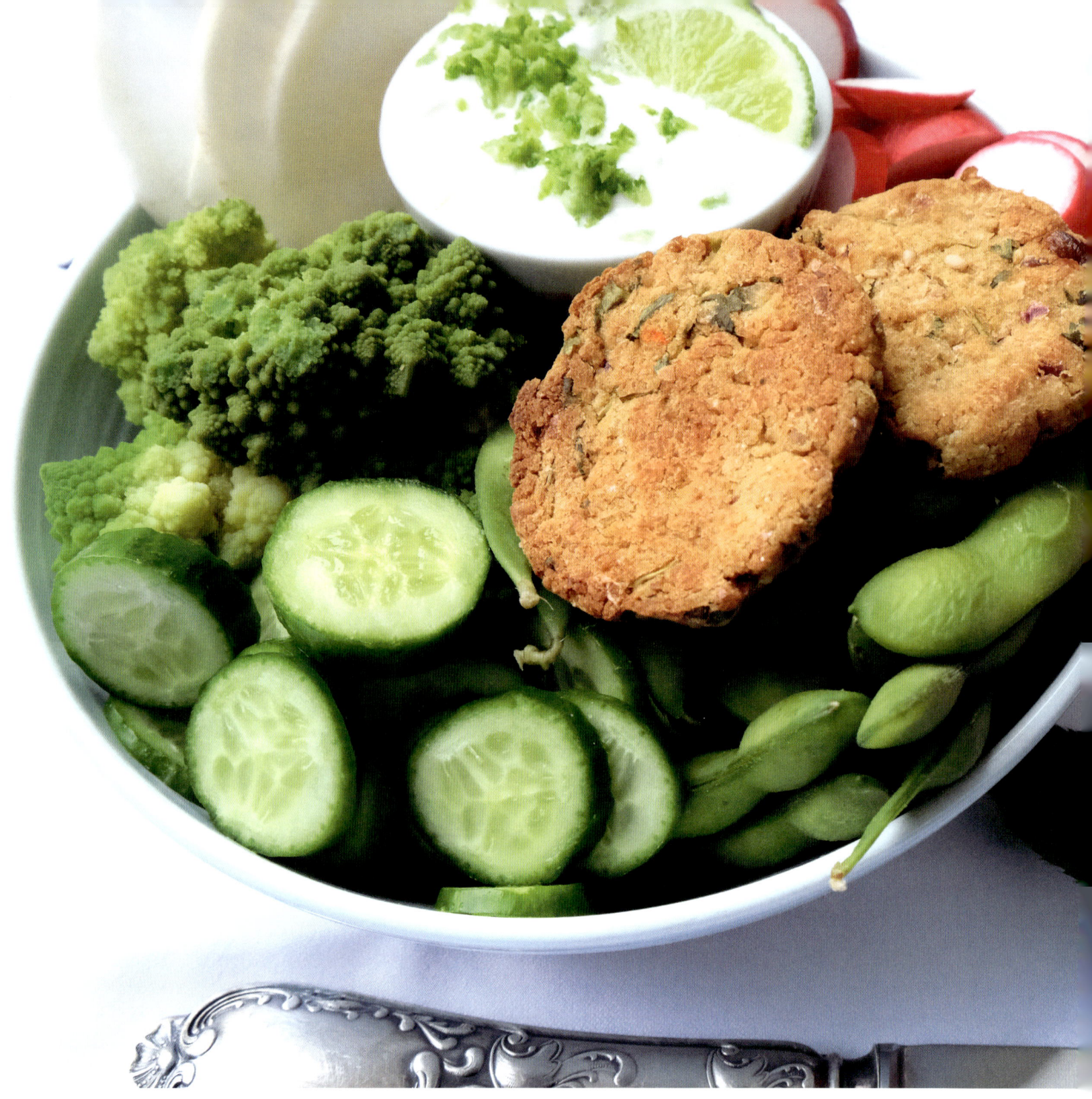

INFO

Das Falafel-Rezept finden Sie unter Skinny Falafeln
auf Seite 157 in der Rubrik Lunchbox.

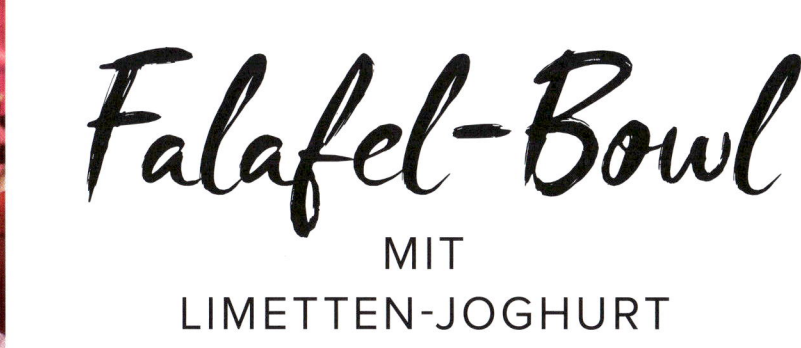

Falafel-Bowl
MIT
LIMETTEN-JOGHURT

ZUTATEN FÜR 1 PORTION

3	große Stücke Romanesco
10 Scheiben	Gurke
4 Scheiben	Rettich
5	Radieschen
120 g	Edamameschoten oder
	50 g Edamamebohnen
2	Skinny Falafeln (Rezept S. 157)

Für den Limettenjoghurt:

150 g	Joghurt 3,5% Fett
1	Limette (Schale und Saft)
	Salz

ZUBEREITUNG

Das Gemüse waschen und zurecht schneiden.

Die Edamameschoten ca. 5 min in Salzwasser kochen und die Bohnen herauspulen. Schalen werden nicht gegessen.

Die Limette waschen und die Schale mit einer sehr feinen Reibe abreiben und zur Seite stellen.

Den Joghurt mit 1 EL Limettensaft und Salz abschmecken, in eine kleine Schale füllen, mit dem Abrieb toppen und später über die Bowl geben.

Das Gemüse in einer Bowl anrichten und 2 Falafeln dazulegen.

p. P. 656 **KALORIEN** / 20 g **FETT** / 77 g **KOHLENHYDRATE** / 37 g **EIWEISS** / 15 g **BALLASTSTOFFE** / 15 mg **CHOLESTERIN**

ZUTATEN FÜR 1 PORTION

40 g	brauner Reis
1 Handvoll	Baby-Spinat
8 halbe	Gurkenscheiben
¼	Avocado
120 g	Edamamebohnen
100 g	Lachssteak
1 TL	Bratöl
	Salz, Pfeffer

Für das Dressing:

2	Limetten (Schale und Saft)
1 EL	geröstetes Sesamöl
½ TL	gehackter, frischer Ingwer
	Salz, Pfeffer
1 EL	schwarzer und heller Sesam gemischt

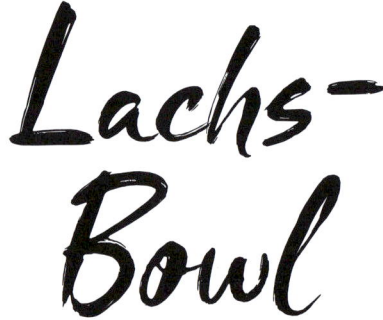

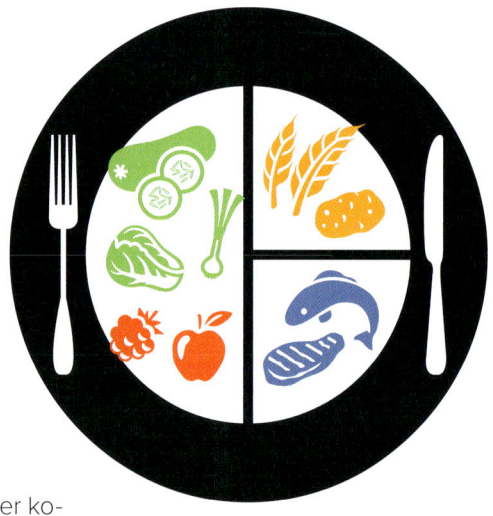

ZUBEREITUNG

Den Reis kochen und Sesam in einer kleinen Pfanne ohne Fett kurz anrösten. Anschließend zur Seite stellen.

Die Edamebohnen ca. 5 min in Salzwasser kochen.

Spinat verlesen und waschen, Avocado entkernen und schälen. Gurke schneiden.

Alles in einer großen Schale anrichten, der Reis dient als Basis unter dem Gemüse.

Für das Dressing: Ingwer fein hacken. Die Schale einer Limette fein abreiben, beide Limetten auspressen, den Saft mit dem Abrieb, Sesamöl und gehacktem Ingwer mischen und mit Salz und Pfeffer abschmecken.

Die Hälfte des gerösteten Sesams dazugeben.

Das Dressing über das Gemüse geben, den Lachs in der Pfanne anbraten und auf das Gemüse legen. Den Rest des Sesams über die Bowl streuen.

p. P. 711 **KALORIEN** / 40 g **FETT** / 46 g **KOHLENHYDRATE** / 42 g **EIWEISS** / 6 g **BALLASTSTOFFE** / 67 mg **CHOLESTERIN**

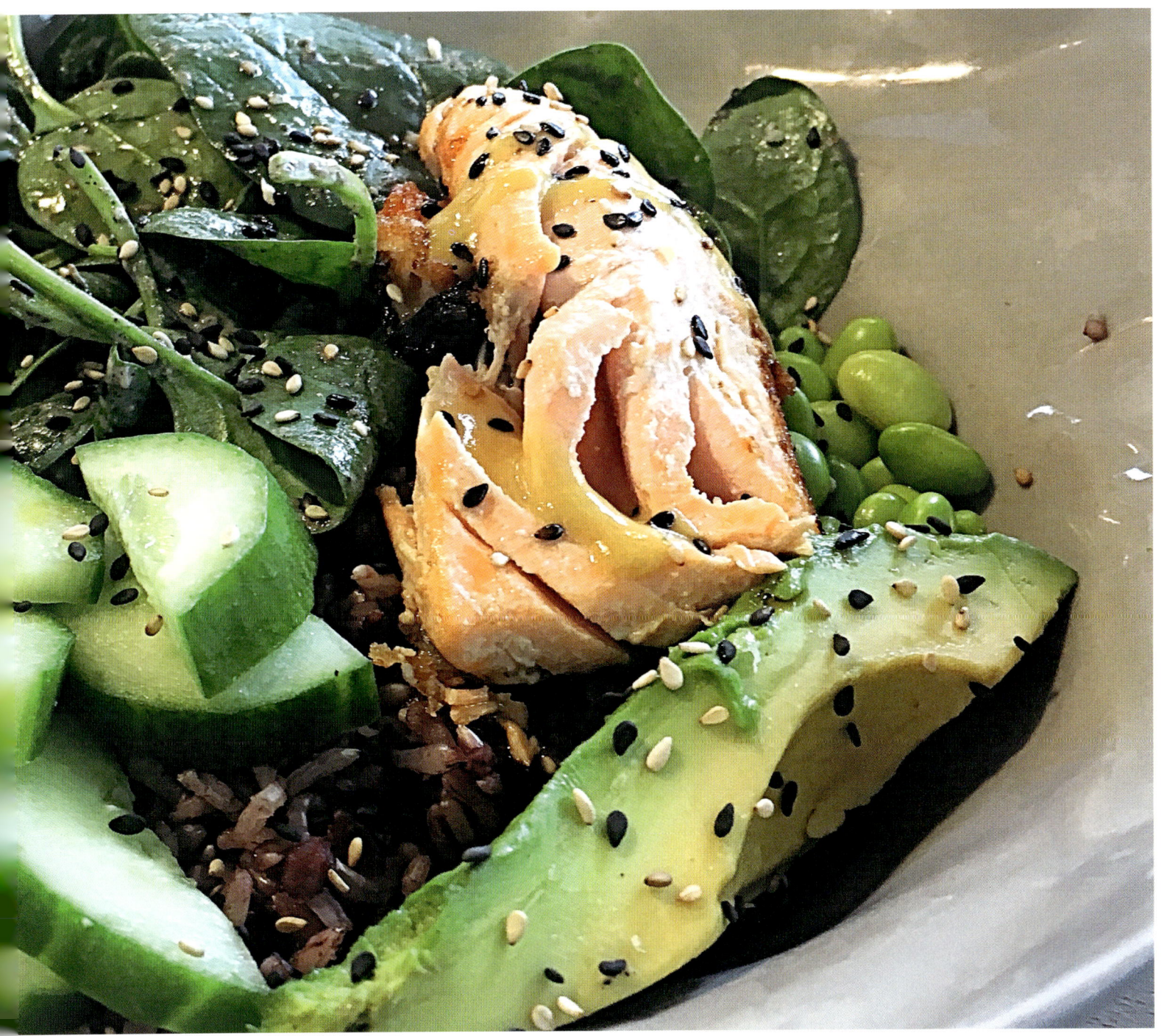

Express-Bowl

ZUTATEN FÜR 1 PORTION

80 g	Falafel-Fertigmischung (im Bioladen erhältlich) Wasser nach Packungsanweisung
1	kleine Zwiebel
½ Bund	Petersilie
20 g	Sesam
1 EL	Kokosöl
150 ml	türkischer Joghurt
1 Pack.	frische Korianderblätter
1	Zitrone (Schale und Saft)
	Salz
3-4	Radieschen
1	Staudenselleriestange
1-2 EL	frische Kresse
1	großer Champignon
1	kleine rote Paprika
2-3 EL	frischer Rotkohl
ca. 5 cm	Schlangengurke
1 paar	Blätter eines frischen Salatherzens

TIPP

Man kann die Falafeln mit wenig Aufwand schon am Vorabend zubereiten und morgens nur noch das Gemüse frisch zubereiten.

ZUBEREITUNG

Die Packung Falafelmischung nach Anweisung mit Wasser mischen.

Eine kleine Zwiebel sehr fein hacken und ½ Bund Petersilie feinhacken. Beides unter die Falafelmischung geben.

Kleine löffelgroße Bällchen formen, wer mag, wendet diese anschließend noch in Sesam, dann leicht plattdrücken.

In einer Pfanne mit etwas Kokosöl goldbraun braten.

Den Joghurt schon abends mit dem Koriander mischen und mit Zitronensaft und Salz abschmecken.

Wer mag, reibt noch etwas Zitronenschale in den Joghurt, dadurch erhält der Joghurt eine etwas herbere Note.

Das Gemüse in mundgerechte Stücke schneiden, den Rosenkohl kurz blanchieren, bzw. kurz in die Mikrowelle geben.

Koriander hacken. Etwas Kresse abschneiden.

Alles in einer Bowl anrichten und sofort essen oder Gemüse, Joghurt und Falafeln einzeln verpackt mit zur Arbeit nehmen.

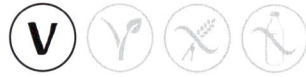

p. P. 800 **KALORIEN** / 44 g **FETT** / 68 g **KOHLENHYDRATE** / 27 g **EIWEISS** / 23 g **BALLASTSTOFFE** / 56 mg **CHOLESTERIN**

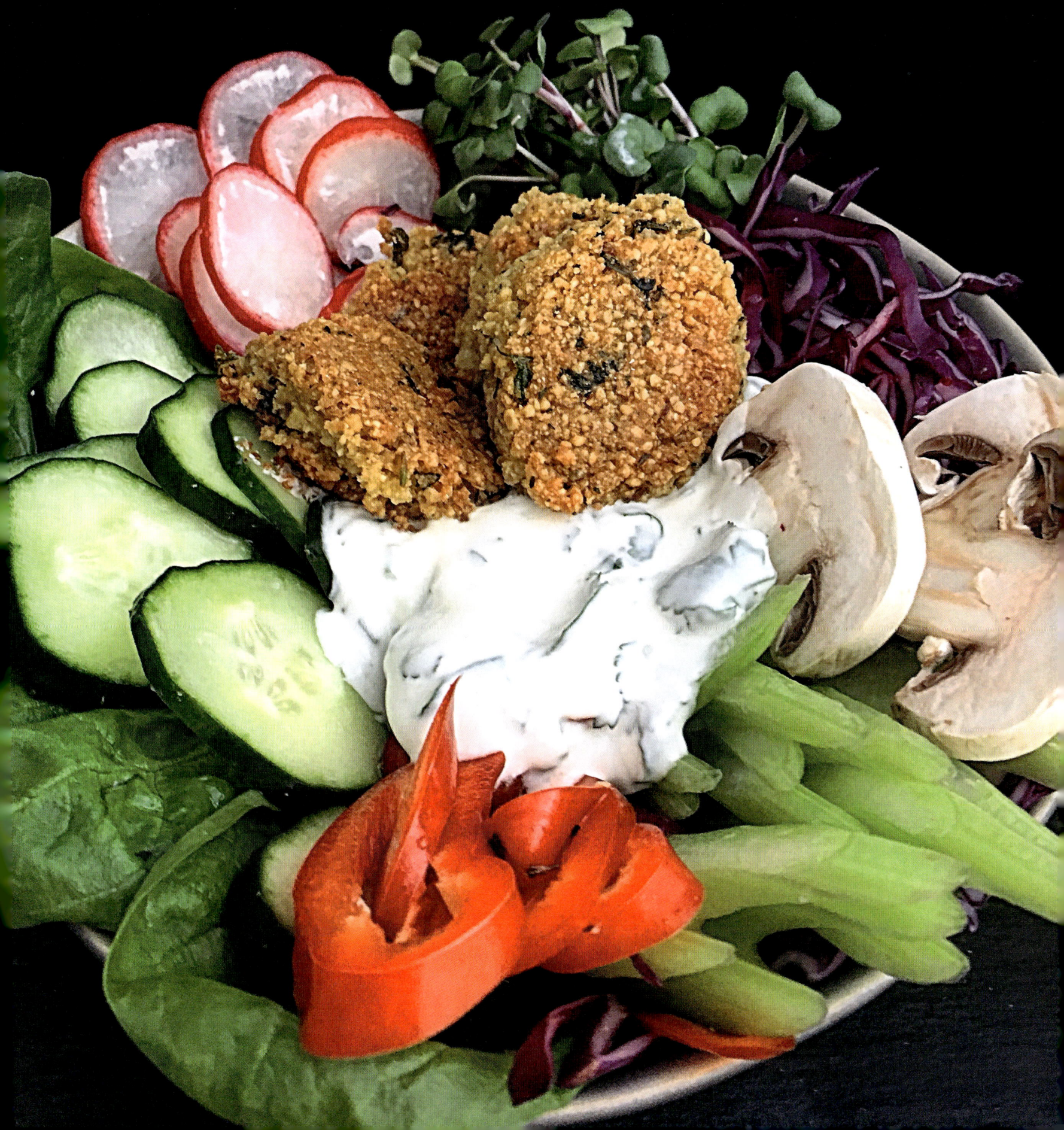

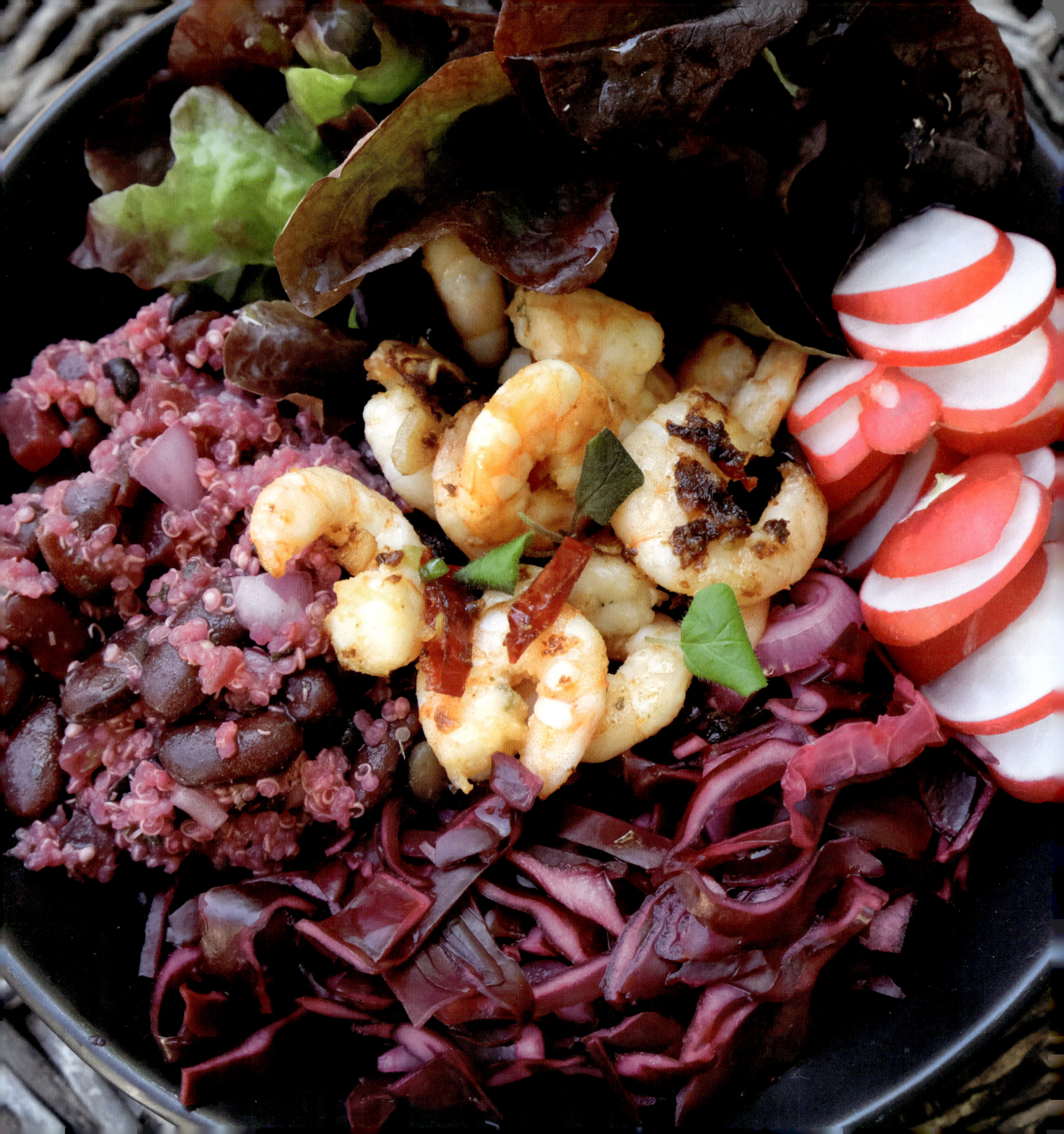

Lila Bowl

MIT QUINOA

ZUTATEN FÜR 1 PORTION

50 g	Quinoa
1 Knolle	vorgekochte Rote Bete
3 EL	Kidneybohnen aus der Dose, abgewaschen
1 Handvoll	Eichblattsalat
6	Radieschen
1 Handvoll	gehackter frischer Rotkohl
2	Zitronen (Schale und Saft)
2 TL	Olivenöl
etwas	Salz
1	Knoblauchzehe
1 TL	Olivenöl für die Pfanne
100 g	Garnelen
1	Peperoni
1	rote Zwiebel

ZUBEREITUNG

Die Zitronen auspressen und die Schale einer Zitrone abreiben und beiseite stellen.

Quinoa nach Packungsangabe kochen. Die Kidneybohnen dazugeben, die Rote Bete in kleine Stückchen schneiden, den Saft aus der Vakuumpackung auffangen und ebenfalls in den gekochten Quinoa geben.

Alles noch einmal kurz aufkochen, so dass alles schön rot wird.

Mit etwas Salz und Zitronensaft abschmecken und die Zwiebel in ganz feine Streifen oder Würfel schneiden, die Hälfte davon zu der Quinoamischung geben.

Den Quinoasalat in eine Bowl füllen.

Eichblattsalat putzen und dazugeben. Beides kaltstellen.

Den Rotkohl feinschneiden und mit etwas Zitronensaft und Salz schön durchkneten, bis er einheitlich lila ist. Ebenfalls in die Bowl geben.

Ein Dressing aus dem Olivenöl, dem restlichen Zitronensaft und dem Abrieb der Zitrone herstellen. Mit Pfeffer und Salz abschmecken. Über den Eichblattsalat geben.

Die Knoblauchzehe und etwas Peperoni in feine Scheibchen schneiden und mit der restlichen Zwiebel in 1 TL Olivenöl in der Pfanne anbraten.

Die Garnelen dazugeben und so lange braten, bis sie schön rosa sind. Noch heiß auf die Bowl legen und servieren.

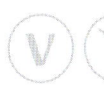

p. P. 624 **KALORIEN** / 24 g **FETT** / 62 g **KOHLENHYDRATE** / 34 g **EIWEISS** / 16 g **BALLASTSTOFFE** / 135 mg **CHOLESTERIN**

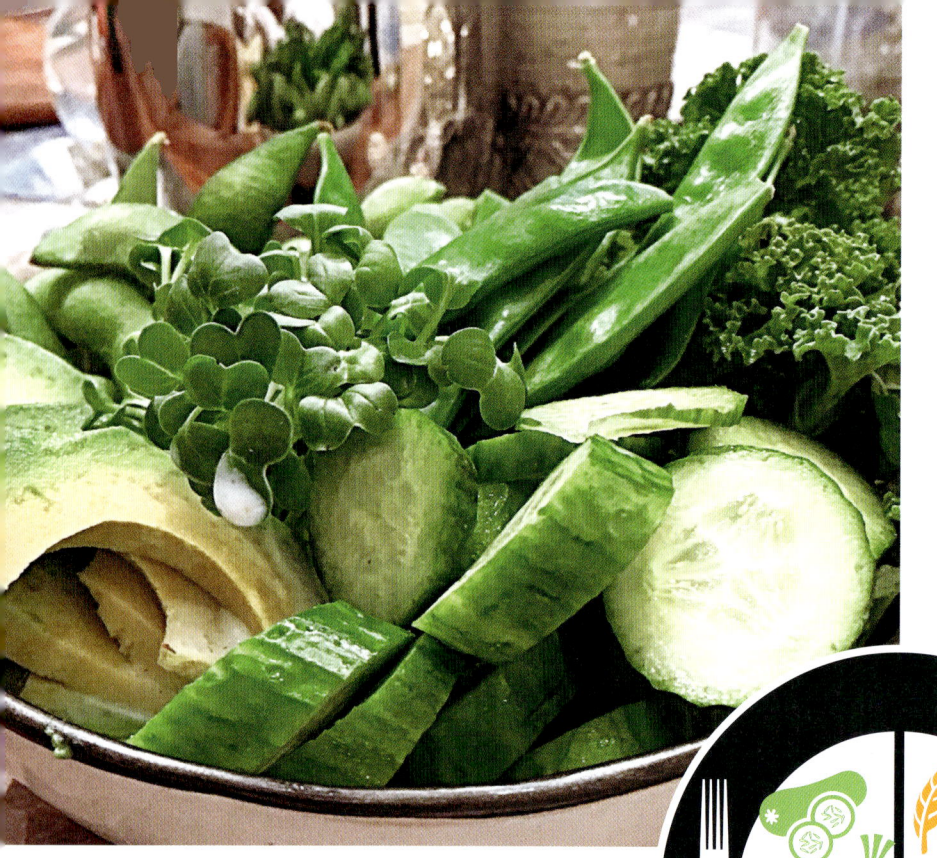

Green Bowl

ZUTATEN FÜR 1 PORTION

3 Blätter	frischer Grünkohl
50 g	Zuckerschoten
100 g	Edamameschoten
10	dicke Stücke Gurke
½	Avocado
½ Beet	Kresse
40 g	brauner Reis

Für das Dressing:

1	Zitrone (Schale und Saft)
1 EL	Olivenöl
	Salz, Pfeffer
1	kleine Knoblauchzehe
1 Msp.	grober Dijon-Senf

ZUBEREITUNG

Reis kochen, Zuckerschoten und Edamame-schoten dämpfen, am besten alles im Reiskocher zubereiten, das Gemüse dann einfach in den Dämpfaufsatz legen.

Gurke schneiden, Grünkohl in kleine Stückchen zupfen, Avocado hal-bieren, entkernen und in Scheiben schneiden. Kresse abschneiden.

Alles in einer großen Bowl anrichten, der Reis kommt unten auf den Boden der Schale als Basis.

Für das Dressing: Eine Zitrone auspressen und die Schale mit einer sehr feinen Reibe abreiben und zu dem Saft geben.

Olivenöl und Dijon-Senf dazugeben und mit Salz und Pfeffer abschmecken. Wer möchte, hackt noch eine kleine Knob-lauchzehe und gibt sie zu dem Dressing.

Das Dressing über die Bowl gießen.

WICHTIG

Edamameschoten vor dem Verzehr pulen und nur die Bohnenkerne essen

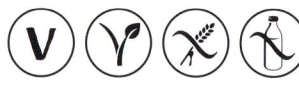

p. P. 545 **KALORIEN** / 27 g **FETT** / 52 g **KOHLENHYDRATE** / 20 g **EIWEISS** / 14 g **BALLASTSTOFFE** / 0 mg **CHOLESTERIN**

Seelachs-Bowl

MIT SALZMANDELSPLITTER

TIPP

Wunderbar nach dem Sport mit hohem Eiweiß- und Omega-3-Fettsäurengehalt

ZUTATEN FÜR 1 PORTION

125 g	Seelachsfilet
30 g	Mandelsplitter
200 g	Edamameschoten
½	Avocado
1	Zitrone (Saft)
2 TL	Olivenöl
	Salz, Pfeffer
½ Beet	Kresse
1 Handvoll	Rucola
2	Radieschen

ZUBEREITUNG

Edamameschoten 5 min in Salzwasser kochen, vor dem Verzehr pulen.

Etwas Rucola, Avocado, Radieschenscheiben und Kresse in einer Bowl anrichten.

Das Seelachsfilet salzen und pfeffern und in der Pfanne in 1 TL Öl zusammen mit den Mandelsplittern goldbraun braten. Alles auf das Gemüse legen und als Dressing 1 TL Olivenöl mit frischem Zitronensaft mischen.

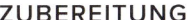

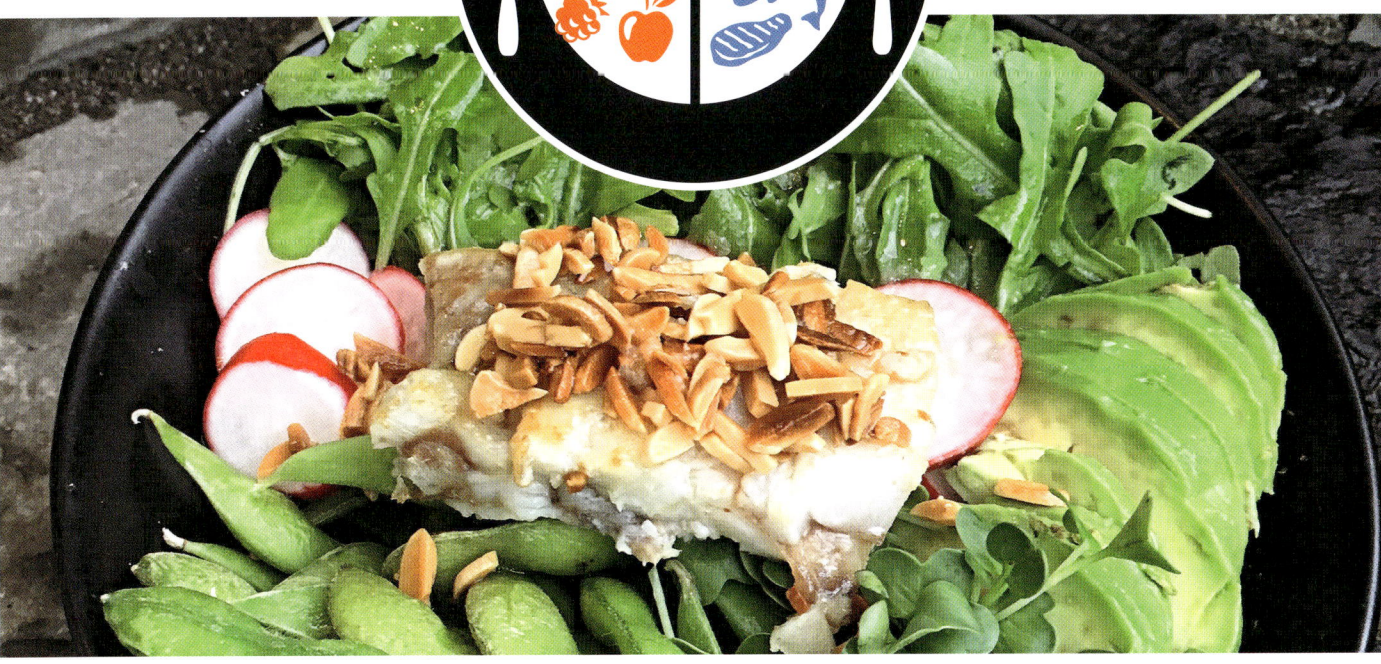

p. P. 784 **KALORIEN** / 49 g **FETT** / 28 g **KOHLENHYDRATE** / 56 g **EIWEISS** / 8 g **BALLASTSTOFFE** / 75 mg **CHOLESTERIN**

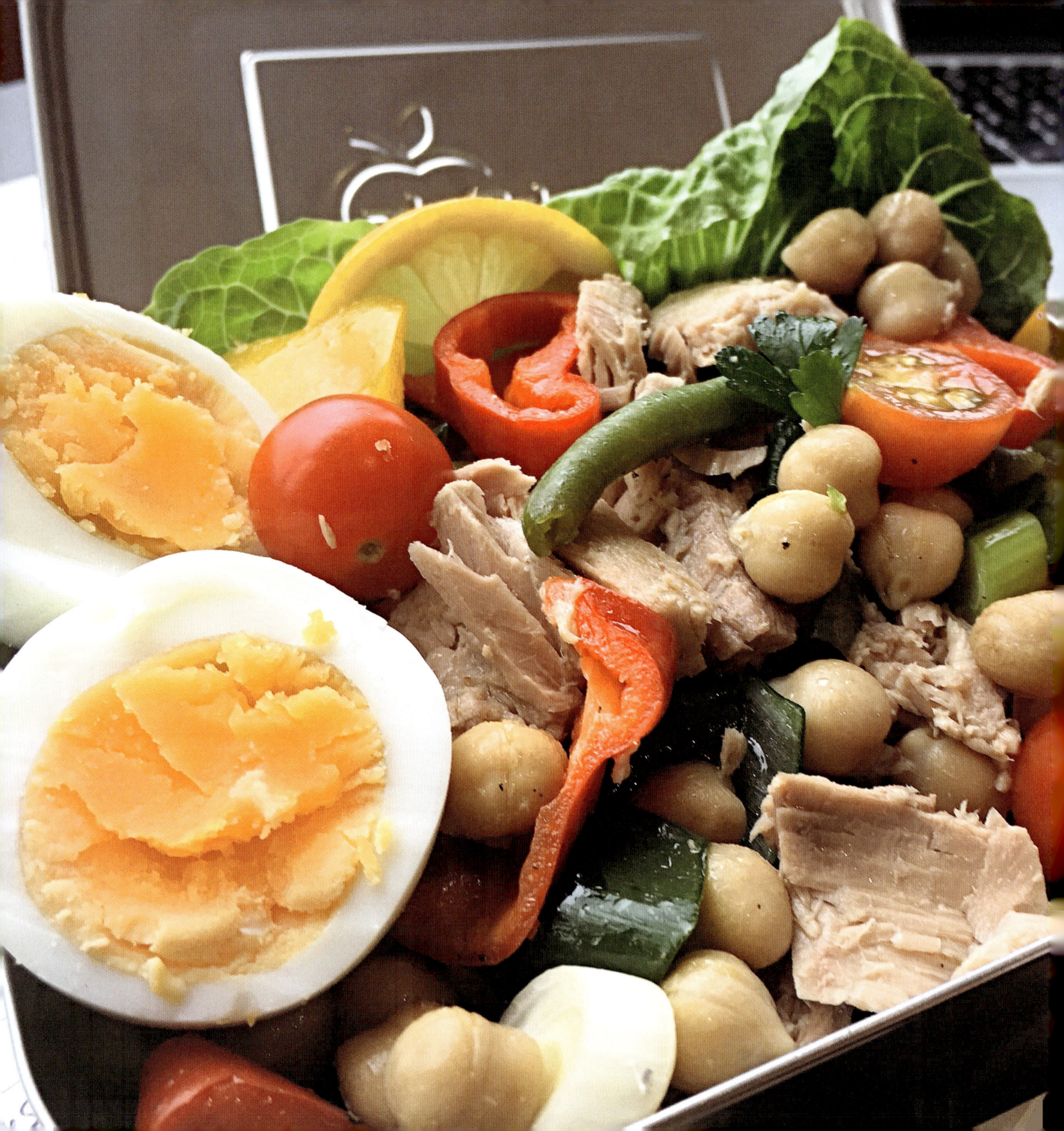

Lunchbox und Meal-Prepping

Wenn Sie mittags wirklich keine Zeit haben oder unterwegs sind, sind diese Lunchboxideen Ihre Rettung. Abends vorbereitet, über Nacht kaltgestellt und für den Transport auslaufsicher verpackt, sind Sie zum Mittagessen gut versorgt. Verpacken Sie Dressings, Gemüse, Obst und Brot einzeln, so bleibt alles knackig und appetitlich.

Kichererbsen-Salat MIT EI

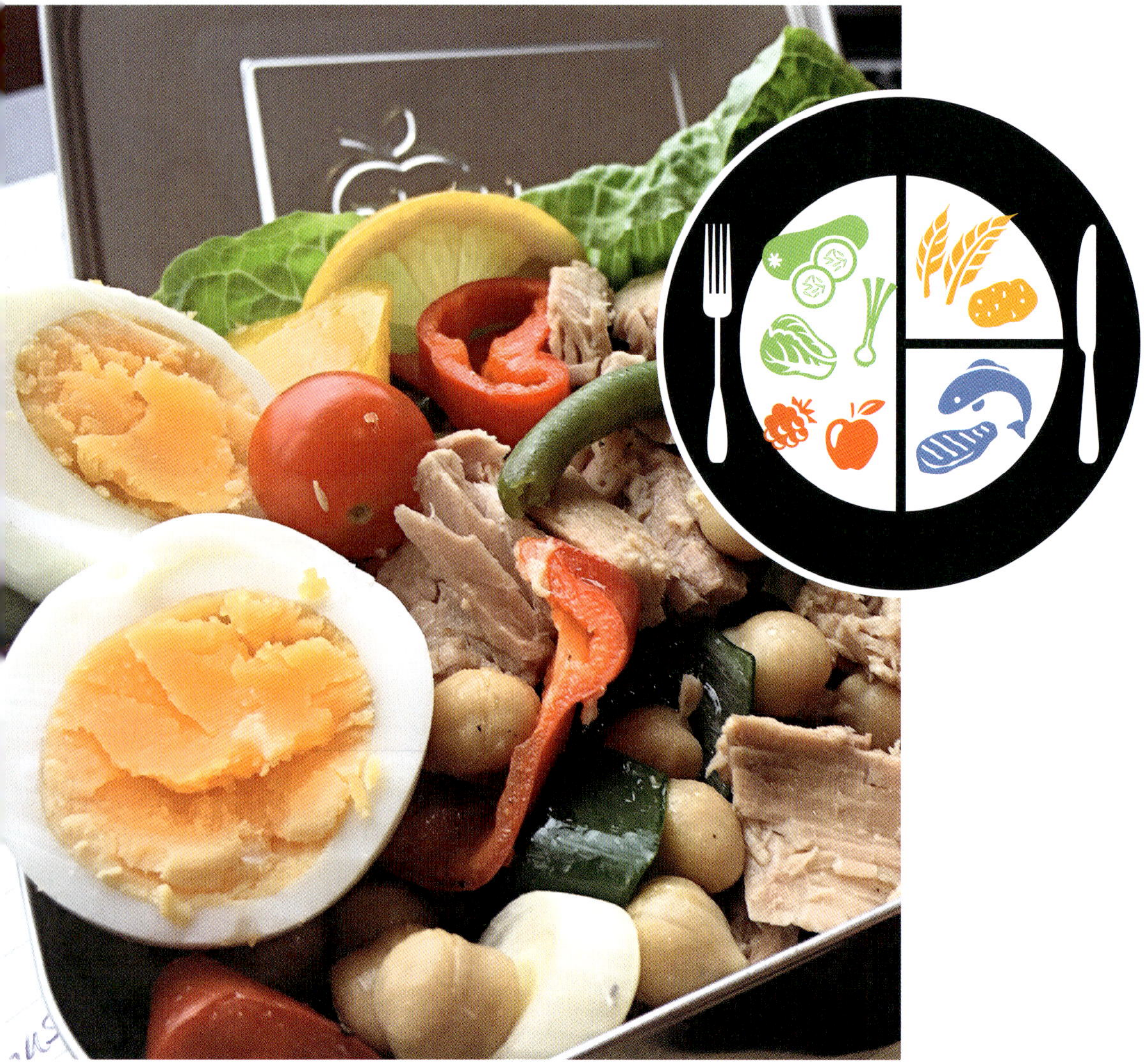

ZUTATEN FÜR 1 PORTION

1	hartgekochtes Ei
100 g	Kichererbsen (gegart)
50 g	Brechbohnen
100 g	Cocktailtomaten
1	Frühlingszwiebel
½	gelbe Paprika
½	rote Paprika
½ Bund	glatte Petersilie
1 Dose	Thunfisch im eigenen Saft (150 g Abtropfgewicht)

Für das Dressing:

1	Zitrone (Saft)
	Salz, Pfeffer
2 TL	Olivenöl

ZUBEREITUNG

Die Brechbohnen kurz blanchieren und mit Eiswasser ablöschen.

Kichererbsen und Brechbohnen mischen. Cocktailtomaten halbieren.

Frühlingszwiebel, gelbe und rote Paprika in kleine Stücke schneiden und mit dem abgetropften Thunfisch dazugeben.

Für das Dressing: Den Saft der Zitrone, Pfeffer, Salz und Olivenöl mischen. Das Dressing über den Salat geben und gut umrühren.

Über Nacht kaltstellen und morgens mit zur Arbeit nehmen. Das hartgekochte Ei dazu anrichten.

p. P. 564 **KALORIEN** / 19 g **FETT** / 39 g **KOHLENHYDRATE** / 56 g **EIWEISS** / 20 g **BALLASTSTOFFE** / 316 mg **CHOLESTERIN**

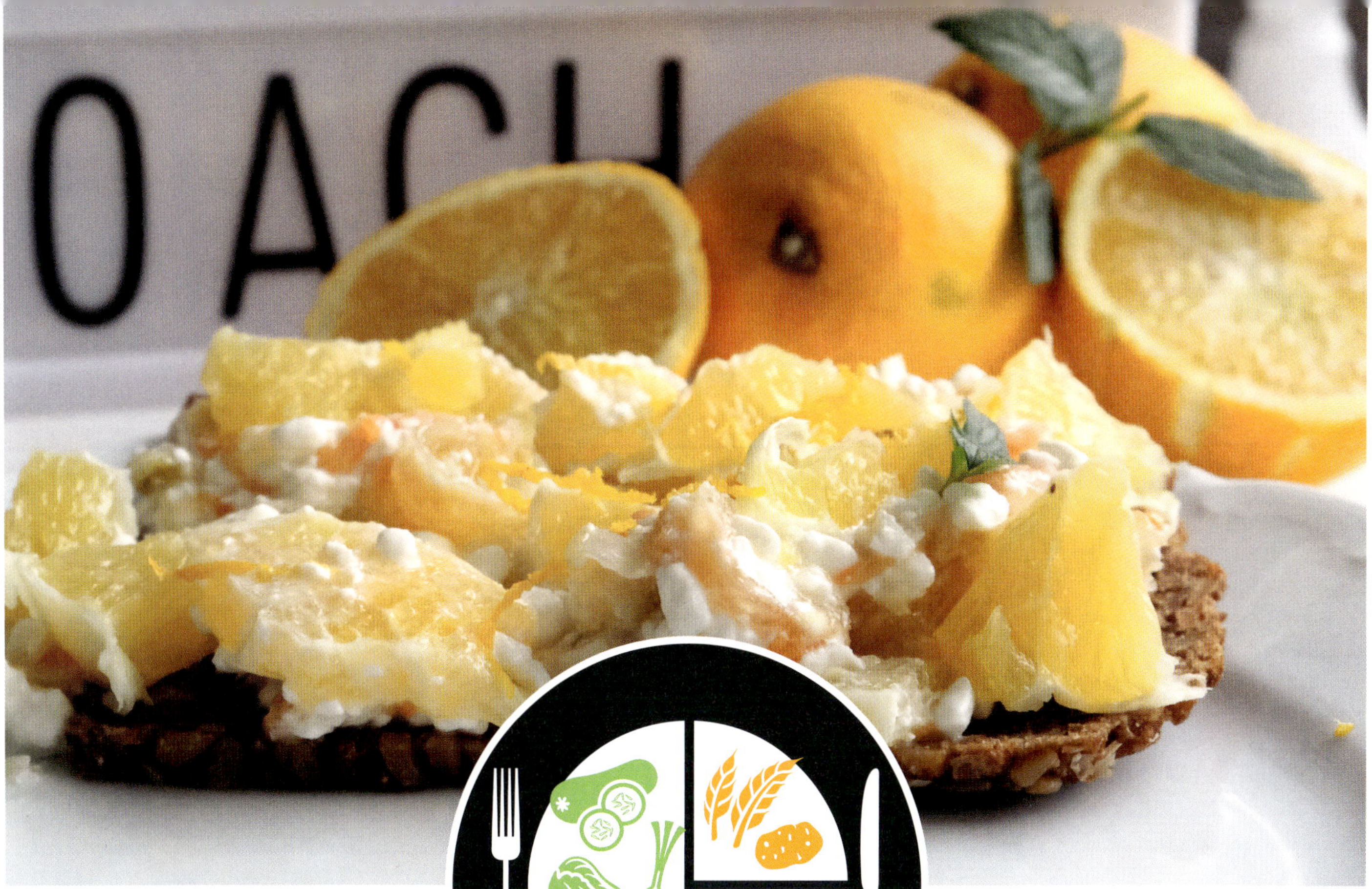

Orangen-Frischkäse
AUF VOLLKORNBROT

ZUTATEN FÜR 1 PORTION

1	Orange, unbehandelt
100 g	körniger Frischkäse
1 Scheibe	Vollkornbrot (ca. 60 g)
etwas	Stevia oder LLiD Süßer

ZUBEREITUNG

Die Orange heiß waschen und mit dem Zestenmesser schöne Zesten von der obersten Schalenschicht abschneiden und zu dem körnigen Frischkäse geben.

Dann die Orange schälen und in kleine Stückchen schneiden.

Anschließend alles miteinander vermischen und ca. 1 Stunde kaltstellen. Geht auch über Nacht.

Wer es etwas süßer mag, gibt 1 Tropfen Stevia oder etwas LLiD Süßer dazu.

Den fertigen Orangenfrischkäse auf dem Vollkornbrot anrichten.

p. P. 273 **KALORIEN** / 2 g **FETT** / 41 g **KOHLENHYDRATE** / 19 g **EIWEISS** / 8 g **BALLASTSTOFFE** / 5 mg **CHOLESTERIN**

Energie-bällchen

MIT CRANBERRIES

ZUTATEN FÜR 2 PORTIONEN

125 g	Tsampa
30 g	Kokosöl
2 EL	Mandelsplitter
90 g	Cranberries, getrocknet
4	Datteln, entkernt
140 ml	Wasser oder Mandeldrink, ungesüßt
1 TL	Honig
150 g	Obst nach Wahl

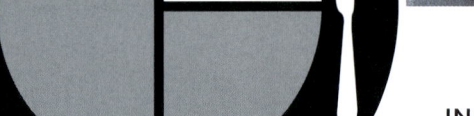

ZUBEREITUNG

Kokosöl in einem kleinen Topf warm machen bis es flüssig ist. Wasser oder Mandeldrink mit dem Honig vermischen.

Datteln in sehr kleine Stücke schneiden.

Alle festen Zutaten dazugeben und die Masse mit den Händen gut durchkneten. Zu Bällchen formen.

Dazu passt frisches Obst.

INFO

Das ursprünglich aus Tibet stammende Tsampa ist geröstete Gerste und enthält einen hohen Anteil an Beta-Glucan. Dieser lösliche Ballaststoff kann die Verdauung fördern, das Cholesterin senken und den Blutzuckerspiegel stabilisieren.

Gerste enthält zwar wie Weizen Gluten, doch deutlich geringere Mengen als dieser. Schon allein aus diesem Grunde ist die Gerste bekömmlicher.

Sie erhalten Tsampa in Bioläden und Reformhäusern.

p. P. 515 **KALORIEN** / 25 g **FETT** / 56 g **KOHLENHYDRATE** / 16 g **EIWEISS** / 12 g **BALLASTSTOFFE** / 0 mg **CHOLESTERIN**

Chia-Müsli

MIT MANDELDRINK

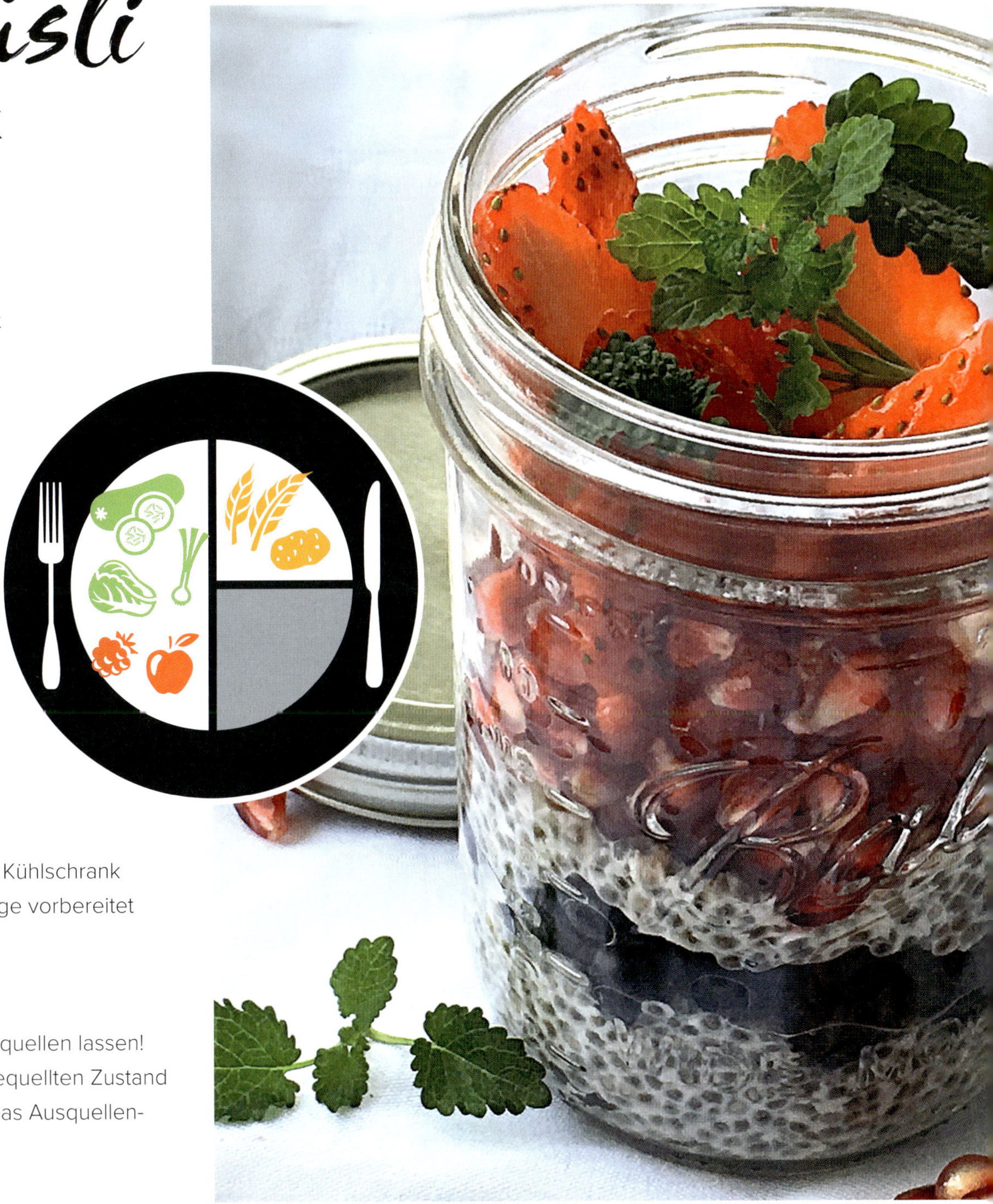

ZUTATEN FÜR 1 PORTION

2 EL	Chiasamen
12 EL	Mandeldrink (180 ml), ungesüßt
½	Granatapfel
2-3 EL	Blaubeeren
3	dicke Erdbeeren

ZUBEREITUNG

2 EL Chiasamen mit 12 EL Mandeldrink vermischen und über Nacht bzw. mindestens 6 Stunden quellen lassen.

Mit einer Handvoll Beerenobst und Granatapfelkernen genießen!

TIPP

Chiamuesli hält sich locker für 2 Tage im Kühlschrank und kann deshalb auch in größerer Menge vorbereitet werden.

WICHTIG

Immer im Verhältnis 1:6 mischen und ausquellen lassen! Vorsicht! Chiasamen kann im nicht ausgequellten Zustand zu Darmproblemen führen! Deshalb ist das Ausquellenlassen so wichtig.

p. P. 204 **KALORIEN** / 8 g **FETT** / 27 g **KOHLENHYDRATE** / 5 g **EIWEISS** / 7 g **BALLASTSTOFFE** / 0 mg **CHOLESTERIN**

TIPP

Wer das Crunchy-Müsli richtig knusprig halten möchte und
es erst Stunden später essen möchte, verpackt es separat.

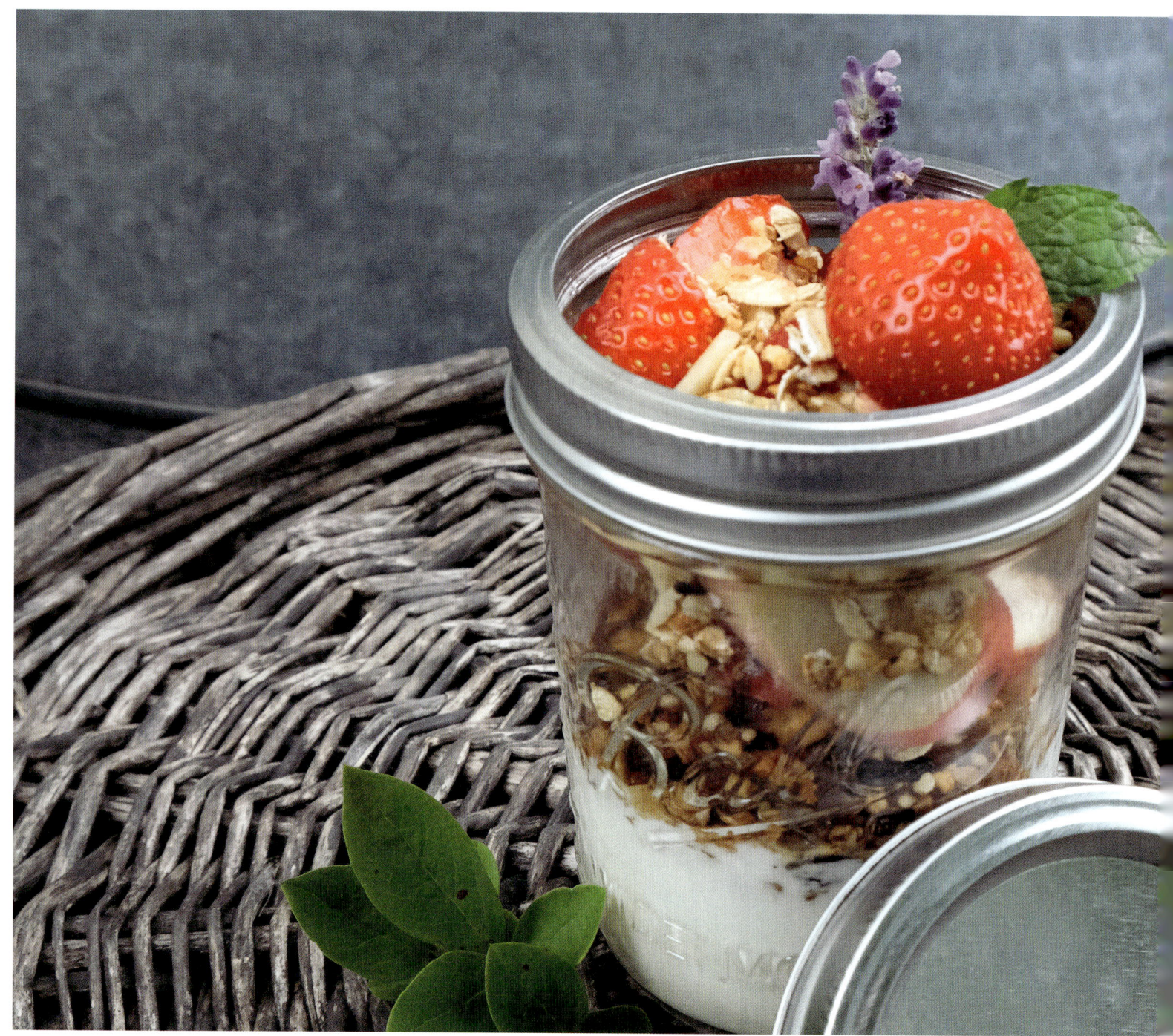

INFO

Das Crunchy-Müsli-Rezept finden Sie auf Seite 185 in der Rubrik Brot und Backwaren.

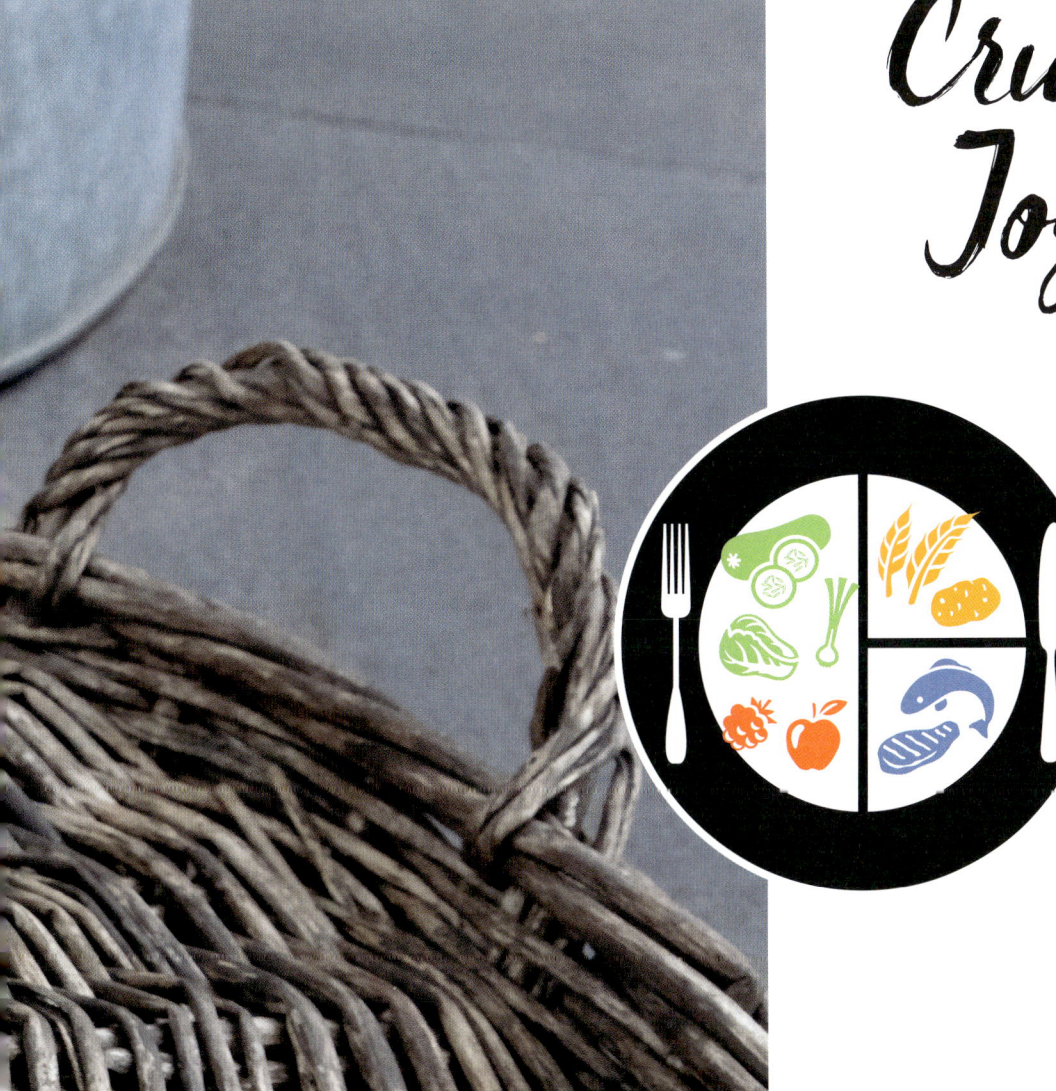

Crunchy-Joghurt

MIT ERDBEEREN UND APFEL

ZUTATEN FÜR 1 PORTION

150 g	Naturjoghurt 3,5% Fettt
½	Apfel
150 g	Erdbeeren
3 EL	Crunchy-Müsli
	(Rezept S. 185)

ZUBEREITUNG

Apfel und Erdbeeren waschen und in kleine mundgerechte Stückchen schneiden.

Joghurt in ein Glas füllen und 3 Esslöffel Crunchy-Müsli und das Obst dazugeben.

INFO

Das Rezept für die Crunchy-Müsli-Mischung finden Sie unter der Rubrik Brote und Backwaren auf Seite 185.

p. P. 306 **KALORIEN** / 11 g **FETT** / 38 g **KOHLENHYDRATE** / 11 g **EIWEISS** / 5 g **BALLASTSTOFFE** / 15 mg **CHOLESTERIN**

Vollkornbrot

MIT SELBSTGEMACHTEM KRÄUTERQUARK

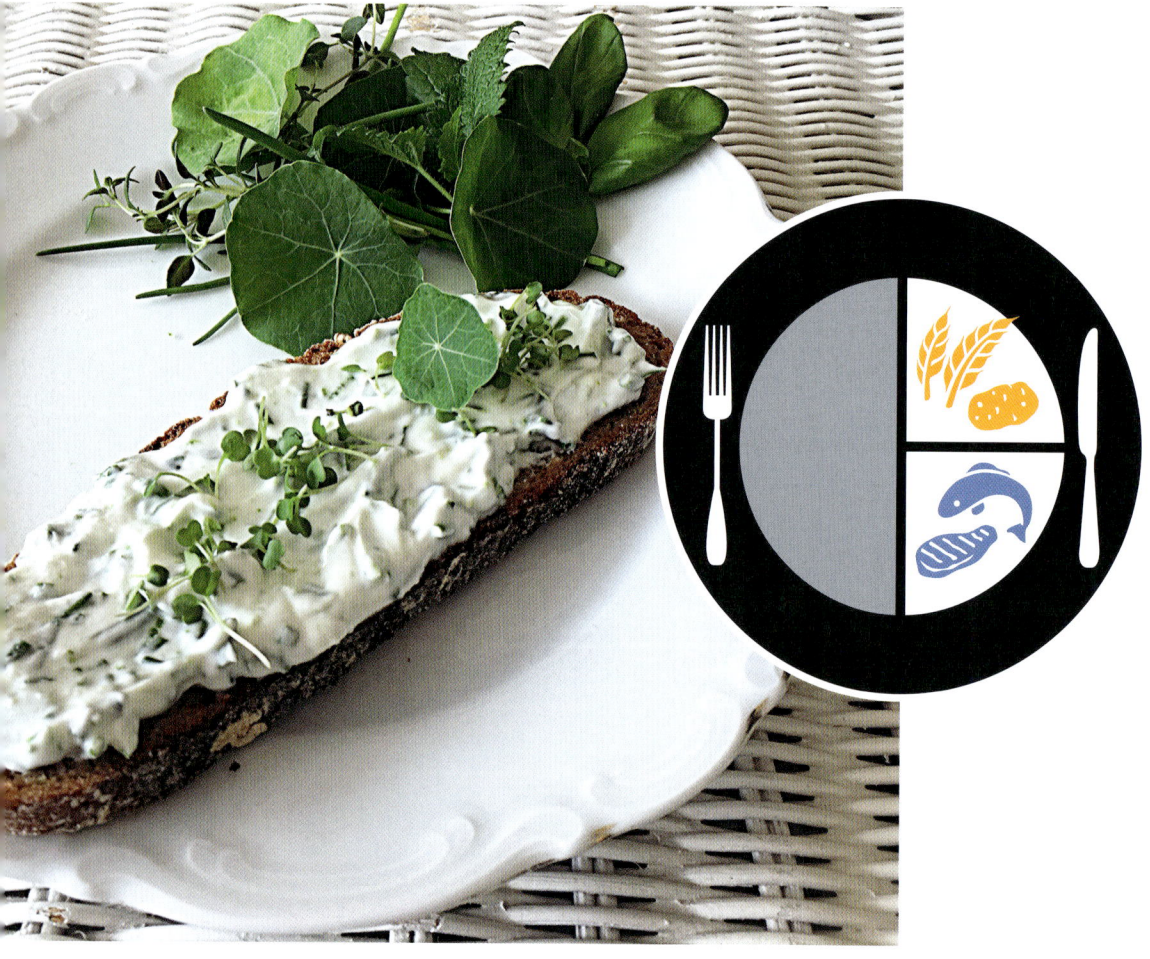

ZUTATEN FÜR 1 PORTION

3 EL	Magerquark
5 Blätter	Kapuzinerkresse
1 EL	normale Kresse
1 TL	gehackter Schnittlauch
2-3	Zweige Thymian
3-4	Blätter Basilikum
2-3	Blätter Zitronenmelisse
	Salz nach Geschmack
100 g	Vollkornbrot

ZUBEREITUNG

Die Kräuter hacken und zum Quark geben. Leicht salzen.

Die Kräutermischung ist nicht in Stein gemeißelt und kann immer wieder verändert werden, abhängig davon welche Kräuter gerade vorrätig sind.

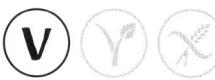

p. P. 254 **KALORIEN** / 2 g **FETT** / 42 g **KOHLENHYDRATE** / 17 g **EIWEISS** / 9 g **BALLASTSTOFFE** / 1 mg **CHOLESTERIN**

Quinoa-Feigensalat
MIT MANDELN

ZUTATEN FÜR 1 PORTION

40 g	Quinoa
120 ml	Wasser
1	mittelgroße Möhre
1 EL	ganze Mandeln
2	große Feigen
50 g	Erbsen
etwas	frische Minze

Für das Dressing:

2-3 EL	frisch gepresster Zitronensaft
1 EL	Olivenöl
1 TL	Honig
	Salz, Pfeffer

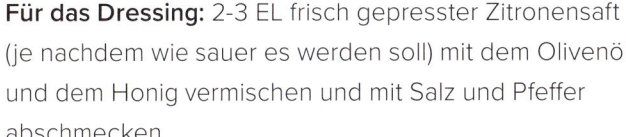

ZUBEREITUNG

Quinoa mit der dreifachen Menge Wasser ca. 20 min zugedeckt kochen und nachquellen lassen.

Die Erbsen kurz dämpfen. Die Möhre in Stifte schneiden. Feigen in mundgerechte Stücke schneiden.

Alle Zutaten in einer Schale mischen und die Mandeln dazugeben.

Für das Dressing: 2-3 EL frisch gepresster Zitronensaft (je nachdem wie sauer es werden soll) mit dem Olivenöl und dem Honig vermischen und mit Salz und Pfeffer abschmecken.

Dressing über die Quinoamischung geben, umrühren und mit ein paar Minzblättern dekorieren.

Entweder sofort essen oder in eine auslaufsichere Dose füllen und mitnehmen.

p. P. 540 **KALORIEN** / 26 g **FETT** / 60 g **KOHLENHYDRATE** / 15 g **EIWEISS** / 14 g **BALLASTSTOFFE** / 0 mg **CHOLESTERIN**

Mandel-Waffeln
GLUTENFREI

ZUTATEN FÜR 2 WAFFELN

beziehungsweise 1 teilbare im
rechteckigen Waffeleisen

3	Eier
2 gehäufte EL	Mandelmehl
1 EL	Kokosmilch
1 TL	Backpulver
1 Prise	Salz
2 EL	Honig oder 1 EL
	LLiD Süßer
1 EL	gehackte Mandeln
etwas	Kokosöl fürs Waffeleisen
80 g	Magerquark
3	kleine Pfirsiche

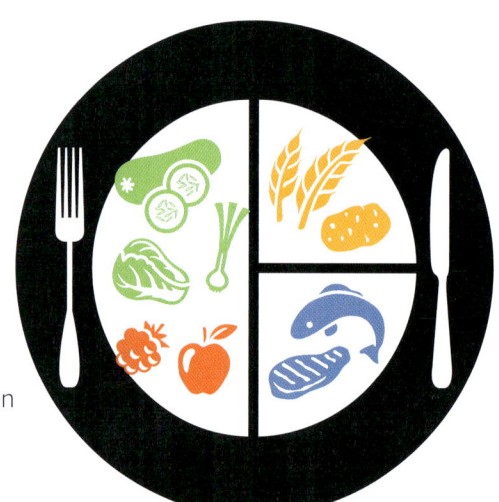

ZUBEREITUNG

Die Eier schön schaumig schlagen, Kokosmilch zugeben, die trockenen
Bestandteile mischen, dazugeben und alles gut durchrühren.

Waffeleisen mit etwas Kokosöl auspinseln und Teig ins Waffeleisen geben.
Waffeln goldbraun ausbacken und anschließend zusammen mit dem Magerquark auf einem Teller anrichten.

Zum Schluss die Pfirsiche waschen. Eine Pfirsichhälfte pürieren und als Topping
auf den Quark geben. Die restlichen Pfirsiche in Stücke schneiden und auf die
Waffeln und den Quark legen.

gesamt 772 **KALORIEN** / 46 g **FETT** / 42 g **KOHLENHYDRATE** / 45 g **EIWEISS** / 7 g **BALLASTSTOFFE** / 714 mg **CHOLESTERIN**

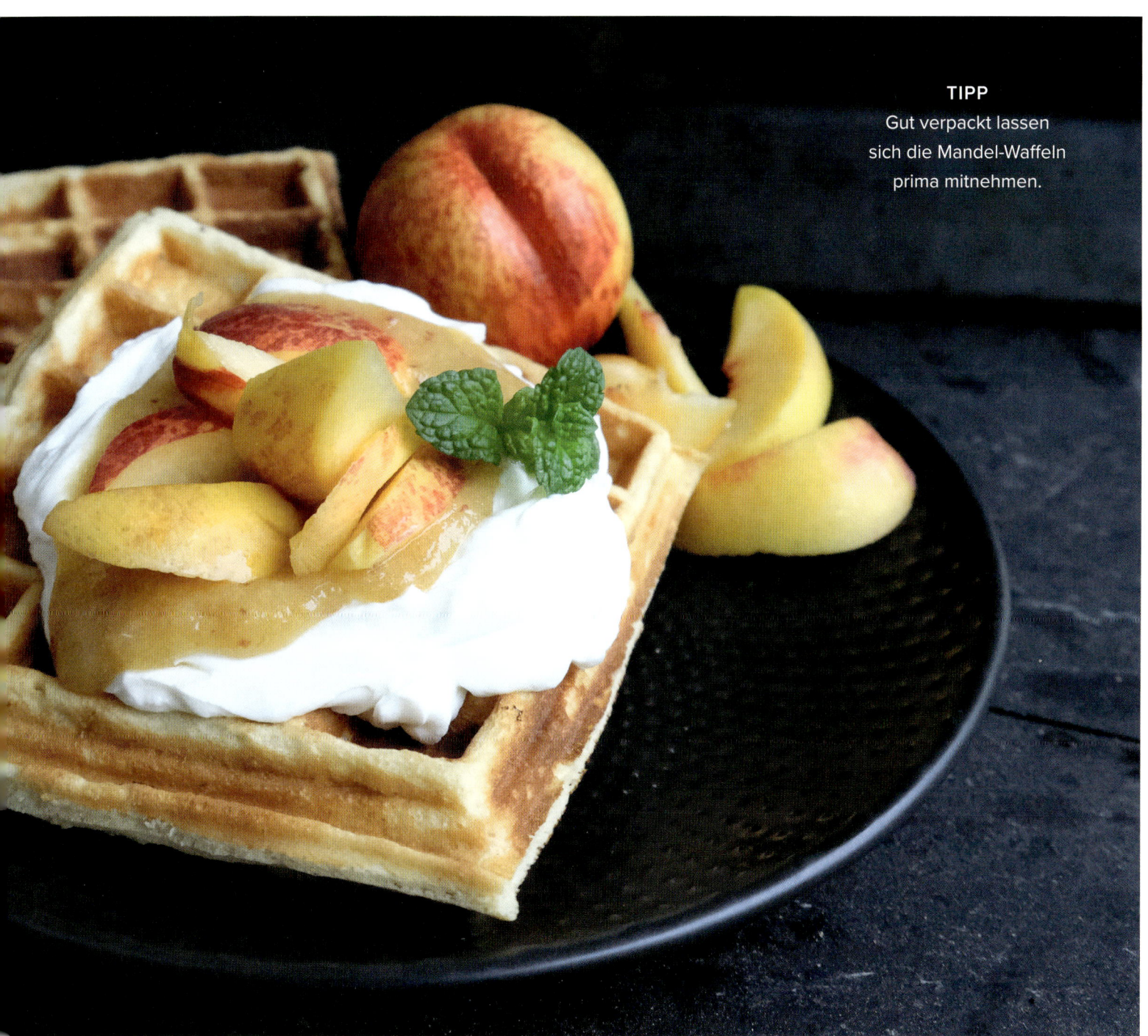

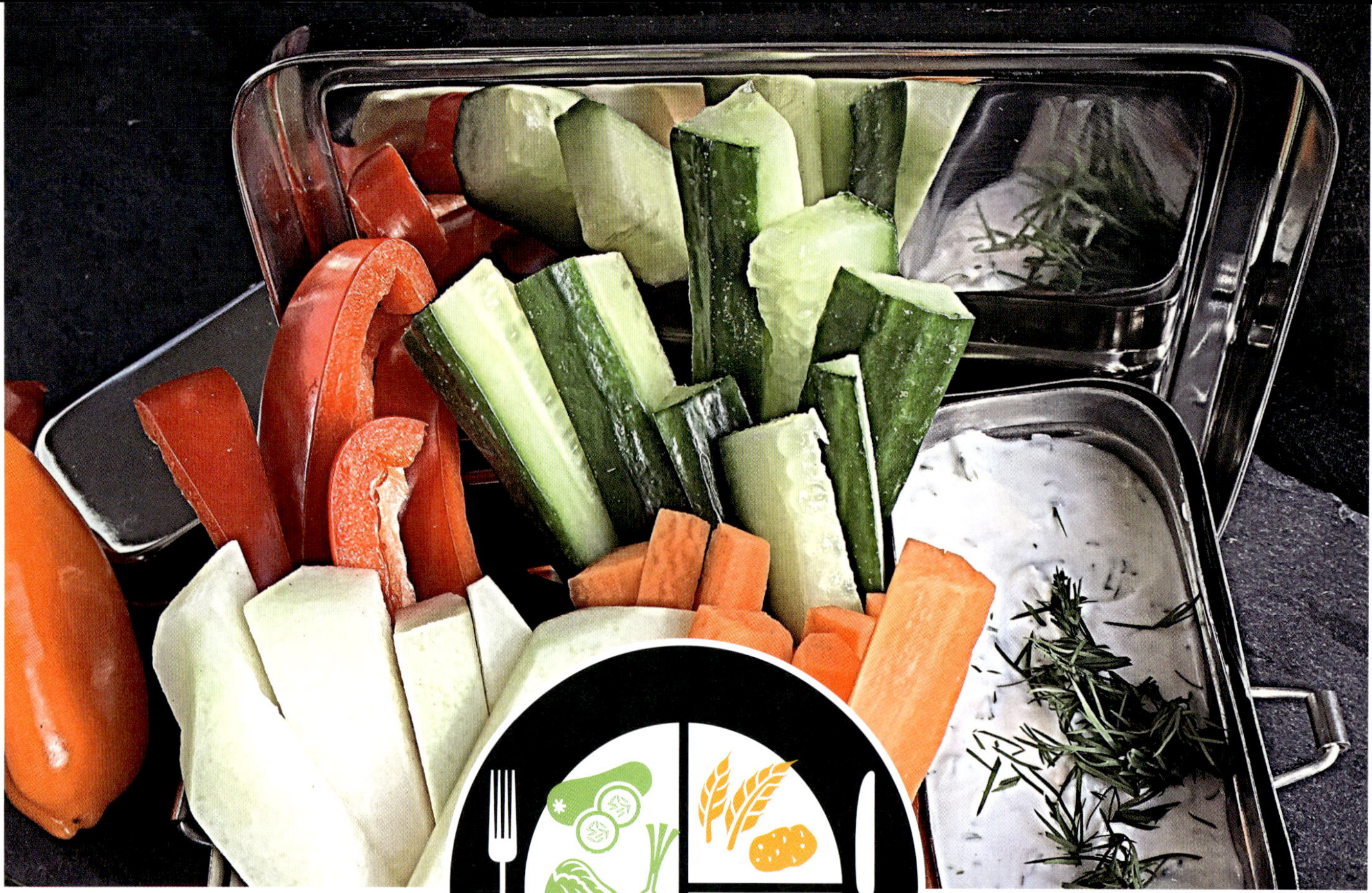

Gemüse-sticks

MIT DILL-JOGHURT

ZUTATEN FÜR 1 PORTION

1	rote Paprika	100 g	Naturjoghurt 3,5% Fett
½	Kohlrabi	2 TL	frischer Dill
100 g	Schlangengurke		Salz nach Geschmack
1	mittelgroße Möhre	100 g	Vollkornbrot

ZUBEREITUNG

Das Gemüse waschen und in Stifte schneiden. Gemüse luftdicht verpacken und in den Kühlschrank stellen.

Dill kleinhacken, mit dem Joghurt vermischen und mit Salz abschmecken. Joghurt in ein auslaufsicheres Gefäß füllen und ebenfalls kaltstellen.

Am nächsten Morgen mit zur Arbeit nehmen und um das Vollkornbrot ergänzen.

   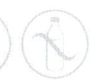

p. P. 414 **KALORIEN** / 6 g **FETT** / 69 g **KOHLENHYDRATE** / 17 g **EIWEISS** / 21 g **BALLASTSTOFFE** / 10 mg **CHOLESTERIN**

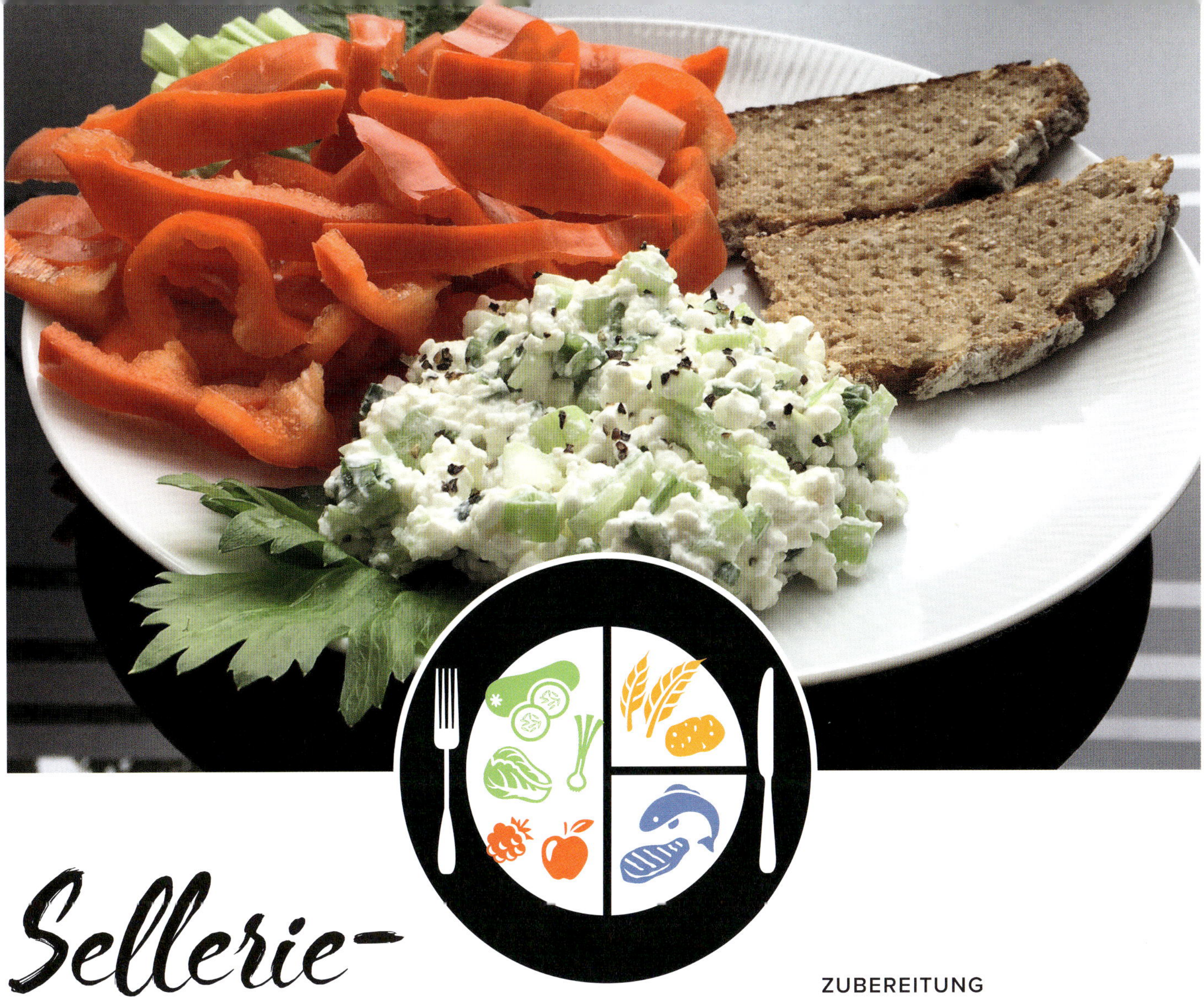

Sellerie- Frischkäse

ZUTATEN FÜR 1 PORTION

100 g	körniger Frischkäse		Salz, Pfeffer
1	Selleriestange	1	Flaschenpaprika
1	Frühlingszwiebel	100 g	frisches Vollkornbrot

ZUBEREITUNG

Den körnigen Frischkäse mit je einer kleingewürfelten Selleriestange und Frühlingszwiebel mischen. Pfeffern und salzen.

Dazu eine große Flaschenpaprika in mundgerechten Stücken und eine Scheibe frisches Vollkornbrot reichen.

    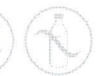

p. P. 330 **KALORIEN** / 5 g **FETT** / 47 g **KOHLENHYDRATE** / 23 g **EIWEISS** / 12 g **BALLASTSTOFFE** / 10 mg **CHOLESTERIN**

Avocado-Kartoffelsalat

MIT FETA UND GURKE

ZUTATEN FÜR 1 PORTION

200 g	Kartoffeln
1	Avocado
1	gekochtes Ei
¼	Schlangengurke
100 g	fettarmer Feta
3	Frühlingszwiebeln
etwas	Petersilie
2 EL	Naturjoghurt, 3,5%
½	Zitrone (Saft)
	Salz
	bunter Pfeffer
1 TL	Olivenöl

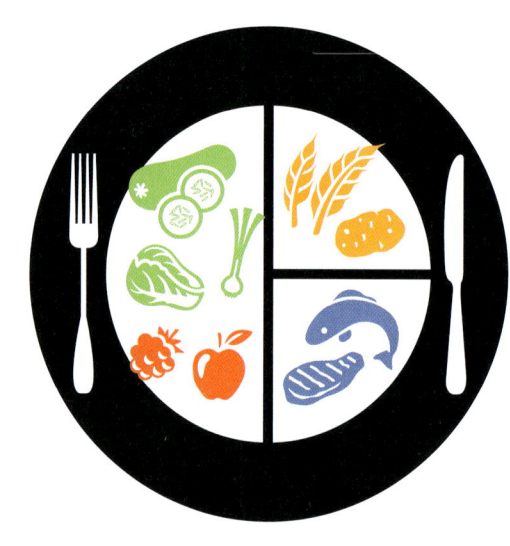

ZUBEREITUNG

Die Kartoffeln mit Schale kochen, pellen und in kleine Scheiben schneiden.

Die Frühlingszwiebeln, den Fetakäse und das Ei ebenfalls kleinschneiden. Petersilie grob hacken.

Die Gurke in sehr kleine Würfelchen schneiden, die Avocado halbieren, entkernen und in Scheiben schneiden.

Alles in eine Schüssel füllen.

Für das Dressing: Den Naturjoghurt, den Zitronensaft und das Olivenöl mischen und mit Salz und frischem Pfeffer abschmecken.

Vorsichtig unter den Salat heben und ca. 2 Stunden ziehen lassen.

p. P. 733 **KALORIEN** / 42 g **FETT** / 50 g **KOHLENHYDRATE** / 35 g **EIWEISS** / 13 g **BALLASTSTOFFE** / 310 mg **CHOLESTERIN**

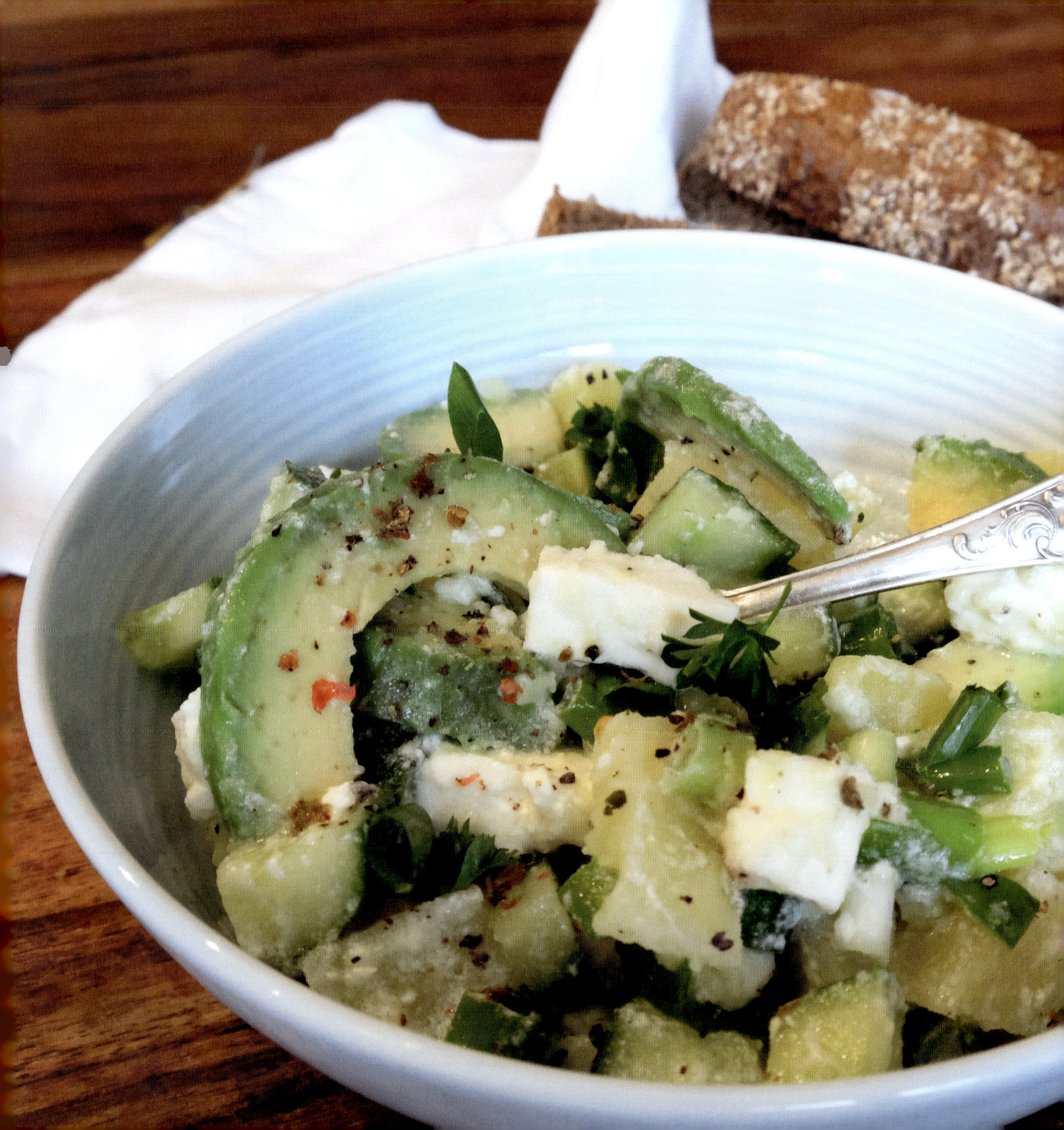

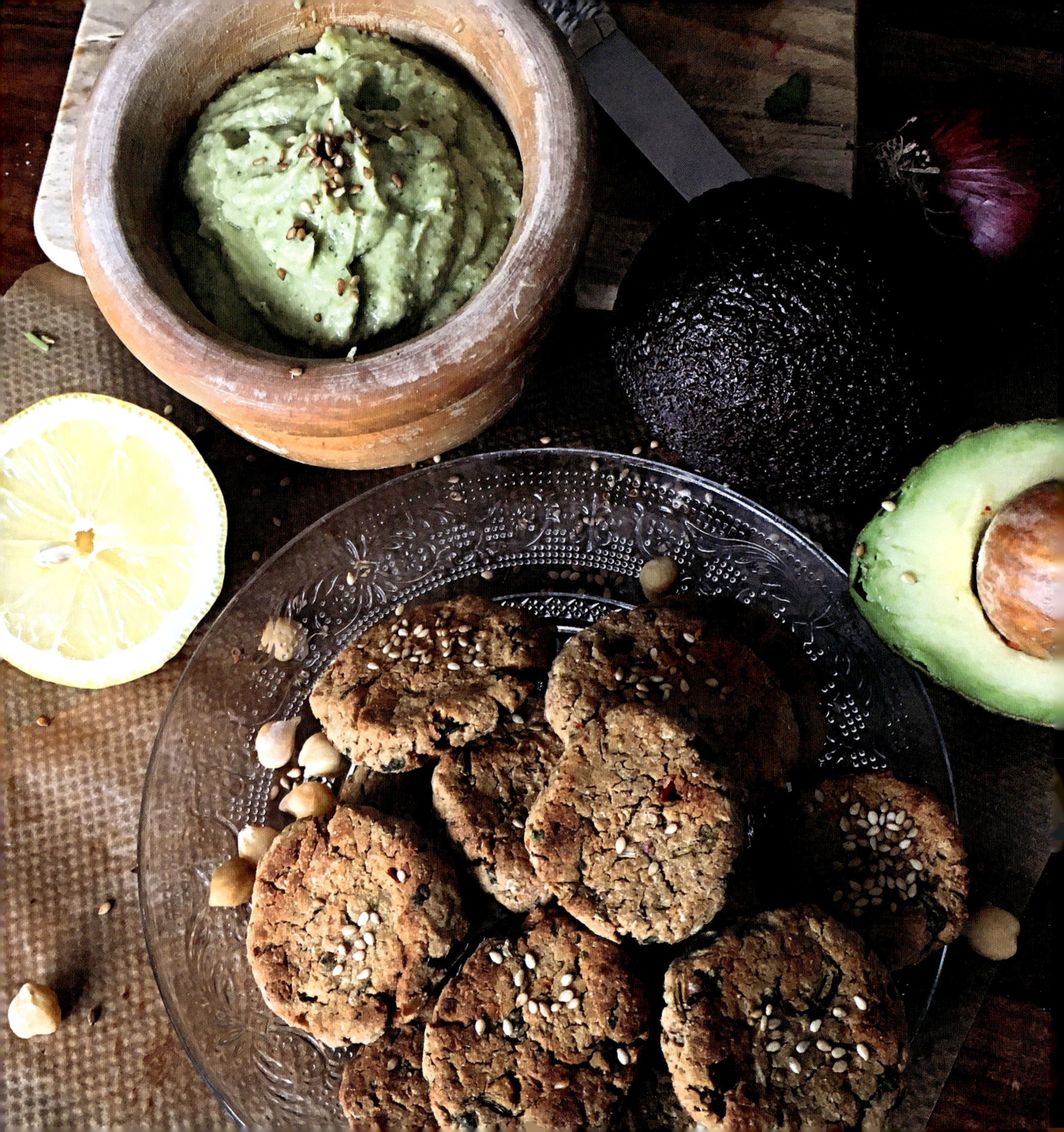

Skinny Falafeln

ZUTATEN

250 g	getrocknete Kichererbsen
½	Zwiebel
2	Knoblauchzehen
½ Bund	Petersilie (oder 1 kl. Bund Koriander oder ½ Bund Petersilie und ½ Bund Koriander)
½ EL	getrockneter Koriander
1 EL	Kreuzkümmel
1-2	Schoten Chili (nach Geschmack) Salz
1-2	Zitronen (Saft)
8 EL	Dinkelmehl
1 TL	Backpulver
1 EL	Semmelbrösel
2 EL	Sesamöl
1 EL	Sesam
1 Blatt	Backpapier

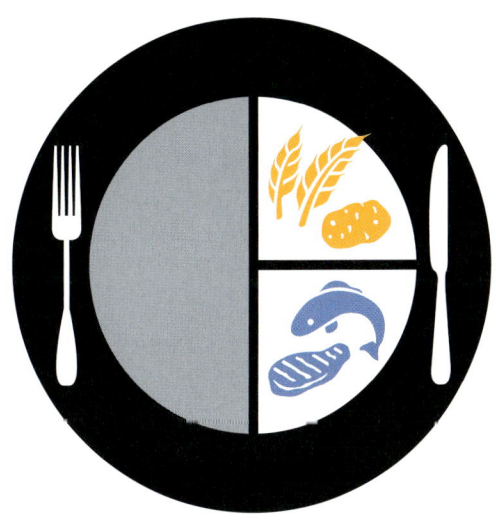

ZUBEREITUNG

Die Kichererbsen zumindest 12 besser 24 Stunden in ausreichend Wasser einweichen.

Danach das Wasser abschütten und die Kichererbsen etwa eine Stunde lang in frischem Wasser bissfest kochen.

Die abgetropften Kichererbsen pürieren.

Zwiebel, Knoblauch, Petersilie, Koriander und Chili sehr klein hacken. Den Zitronensaft hinzufügen.

Mehl mit Backpulver mischen und ebenfalls hinzufügen. Semmelbrösel dazugeben.

Sehr großzügig würzen und alles gut zusammenkneten.

Der Falafelteig sollte jetzt gut formbar sein. Falls nicht, noch ein klein bisschen mehr Mehl/Semmelbrösel oder ein klein bisschen mehr Zitronensaft dazugeben.

Aus dem Teig kleine Bällchen (etwa 3 bis 4 cm ø) rollen, diese mit Öl bepinseln, auf ein mit Backpapier belegtes Backblech setzen, etwas plattdrücken und mit dem Sesam bestreuen.

Im Herd bei 200 Grad ca. 20 min backen, bis die Falafel leicht gebräunt und kross sind.

gesamt 1850 **KALORIEN** / 44 g **FETT** / 279 g **KOHLENHYDRATE** / 80 g **EIWEISS** / 53 g **BALLASTSTOFFE** / 0 mg **CHOLESTERIN**

Lupinen-Joghurt-Alternative

MIT HIMBEEREN UND HAFERFLOCKEN

ZUTATEN FÜR 1 PORTION

200 g	Natur-Lupinen-Joghurt-Alternative (ersatzweise Soja-Joghurt-Alternative)
100 g	TK-Himbeeren
1 TL	Akazienhonig
2 EL	feine Haferflocken
100 g	frische Himbeeren
etwas	frische Minze

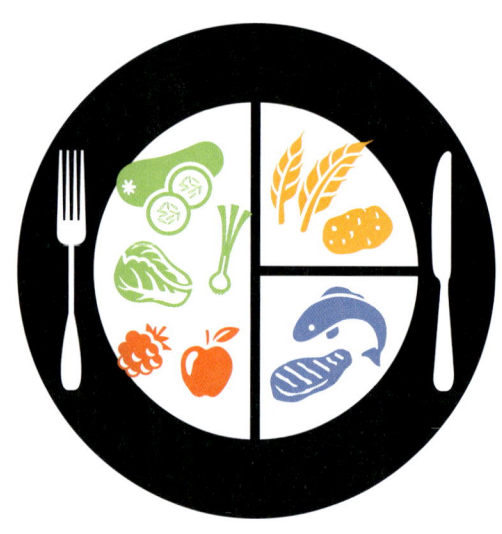

ZUBEREITUNG

Die gefrorenen Himbeeren mit dem Honig und der Lupinen-Joghurt-Alternative in einen Mixer geben und pürieren.

In ein Glas erst das Joghurt-Alternative-Gemisch, dann die 2 EL Haferflocken und dann die frischen Himbeeren schichten.

Mit etwas frischer Minze dekorieren.

TIPP

Mit Schraubverschluss kann man diese Mahlzeit gut mit zur Arbeit nehmen, ansonsten auch sofort genießen.

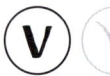

p. P. 348 **KALORIEN** / 14 g **FETT** / 45 g **KOHLENHYDRATE** / 8 g **EIWEISS** / 12 g **BALLASTSTOFFE** / 0 mg **CHOLESTERIN**

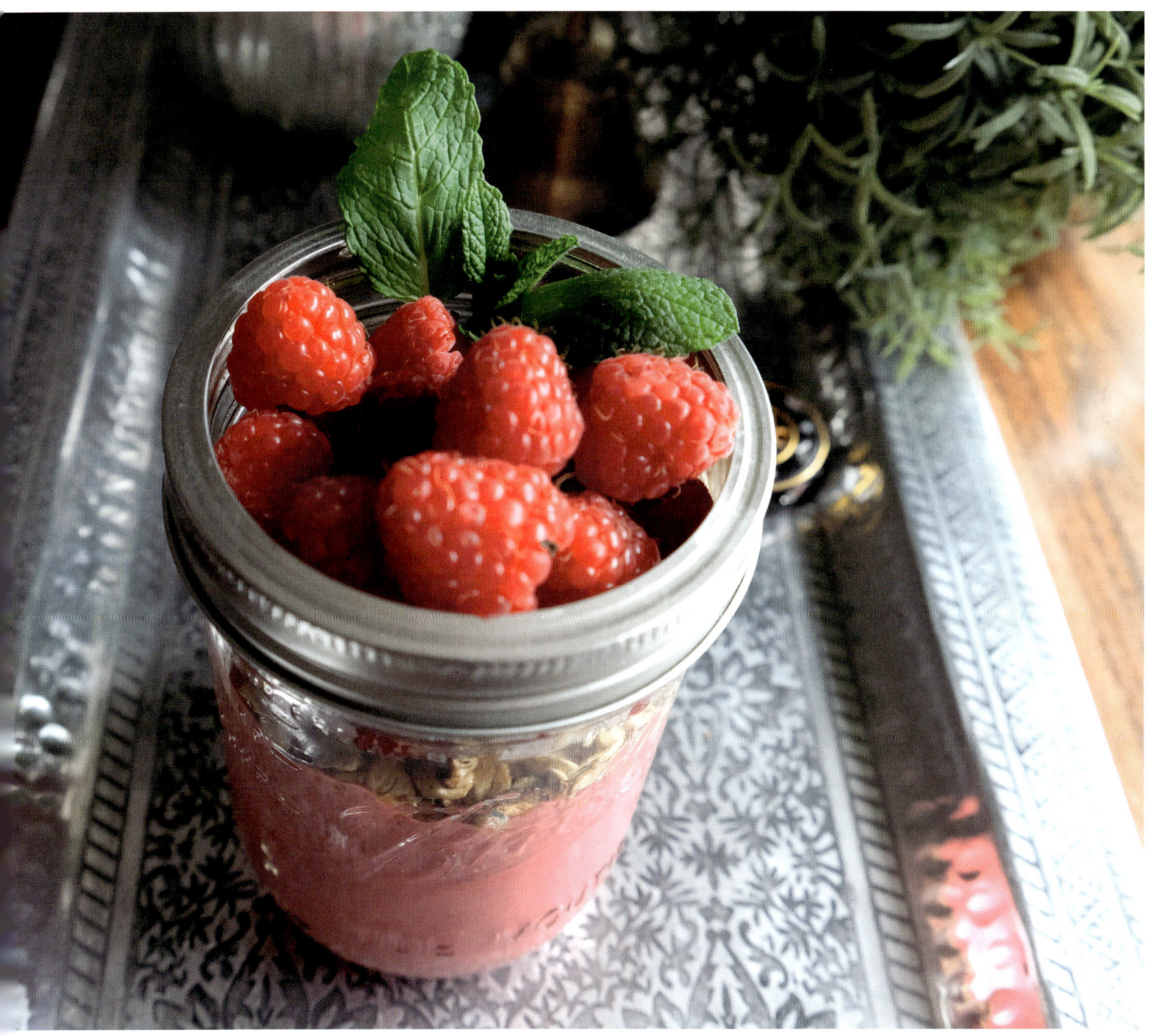

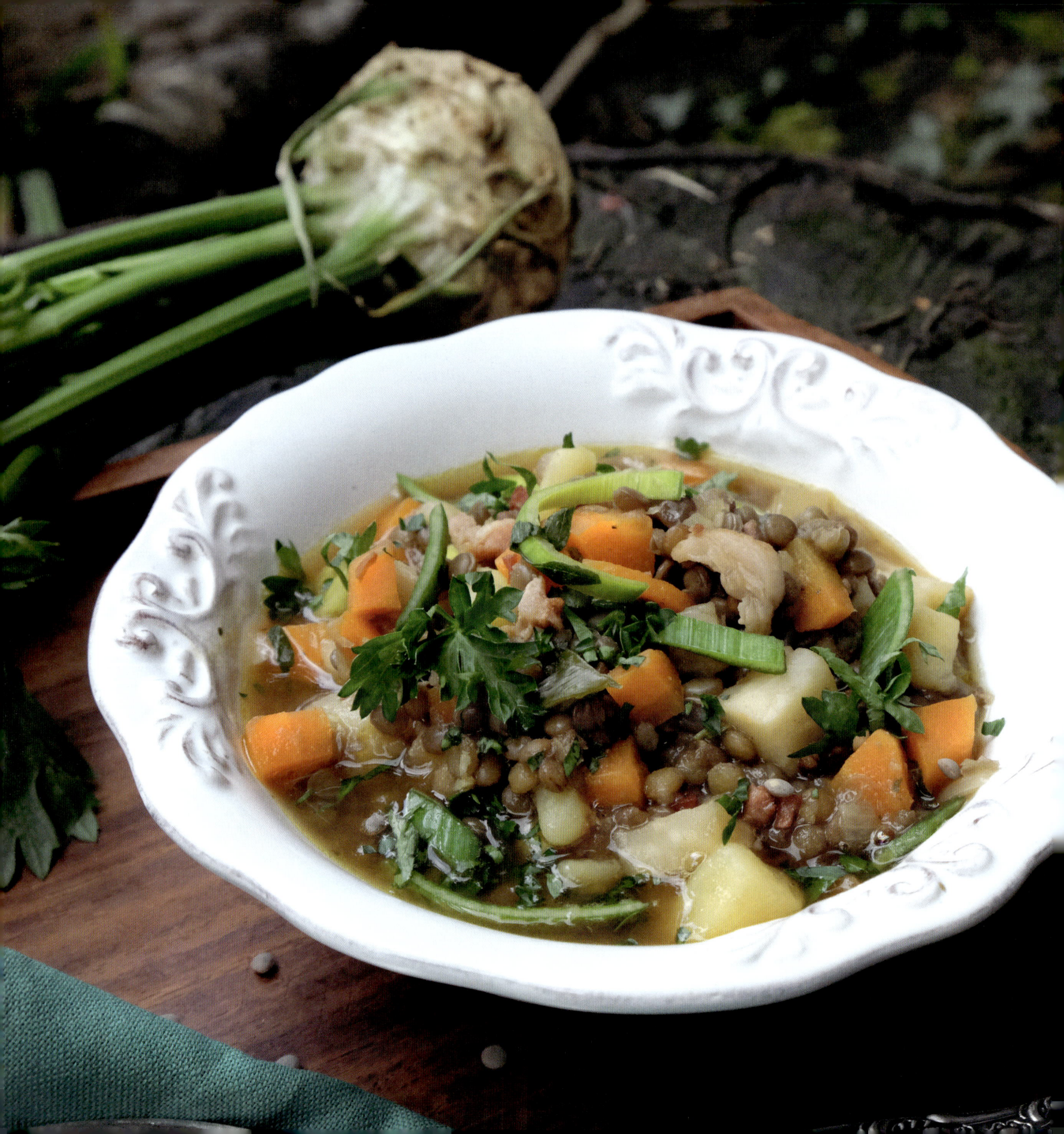

REZEPTE
Suppen

Etwas Warmes braucht der Mensch und gerade in der kalten Jahreszeit sind Suppen der Renner.

Außerdem kann man die Suppen wunderbar am Wochenende vorkochen und portionsweise einfrieren. Bei Bedarf einfach auftauen, aufwärmen und genießen.

Ein Stück Vollkornbrot dazu und fertig ist Ihr „leichter Teller".

OMAS FETTARME
Linsen-suppe

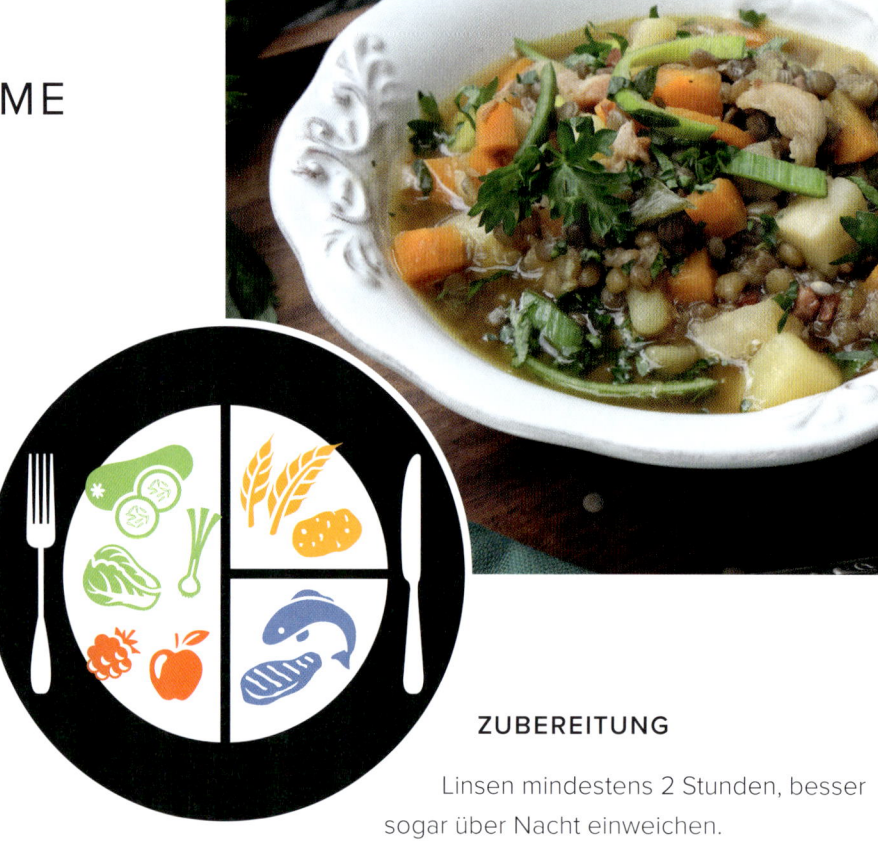

ZUTATEN FÜR 4 PORTIONEN

200 g	grüne Linsen
250 ml	Wasser zum Einweichen der Linsen
60 g	durchwachsener Speck
1	große Zwiebel
150 g	Sellerie
100 g	Möhren
200 g	Kartoffeln
1 Stange	Lauch
750 ml	Gemüsebrühe oder LLiD Würzer Brühe
	Salz, Pfeffer
1 EL	Weinessig
1 TL	Zucker
	Petersilie

ZUBEREITUNG

Linsen mindestens 2 Stunden, besser sogar über Nacht einweichen.

Den durchwachsenen Speck würfeln und in einer beschichteten Pfanne ohne Öl anbraten, Zwiebel würfeln und anbraten.

Sellerie, Möhren, Kartoffeln und Lauch kleinschneiden und mit den Linsen, dem Speck und den Zwiebeln in der Brühe so lange kochen, bis alles weich ist.

Mit Salz, Weinessig, Zucker und etwas Pfeffer abschmecken.

Vor dem Servieren jede Portion mit 1 TL frischer gehackter Petersilie bestreuen.

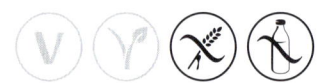

p. P. 330 **KALORIEN** / 11 g **FETT** / 40 g **KOHLENHYDRATE** / 16 g **EIWEISS** / 9 g **BALLASTSTOFFE** / 7 mg **CHOLESTERIN**

Rote Bete-Suppe

MIT MEERRETTICH

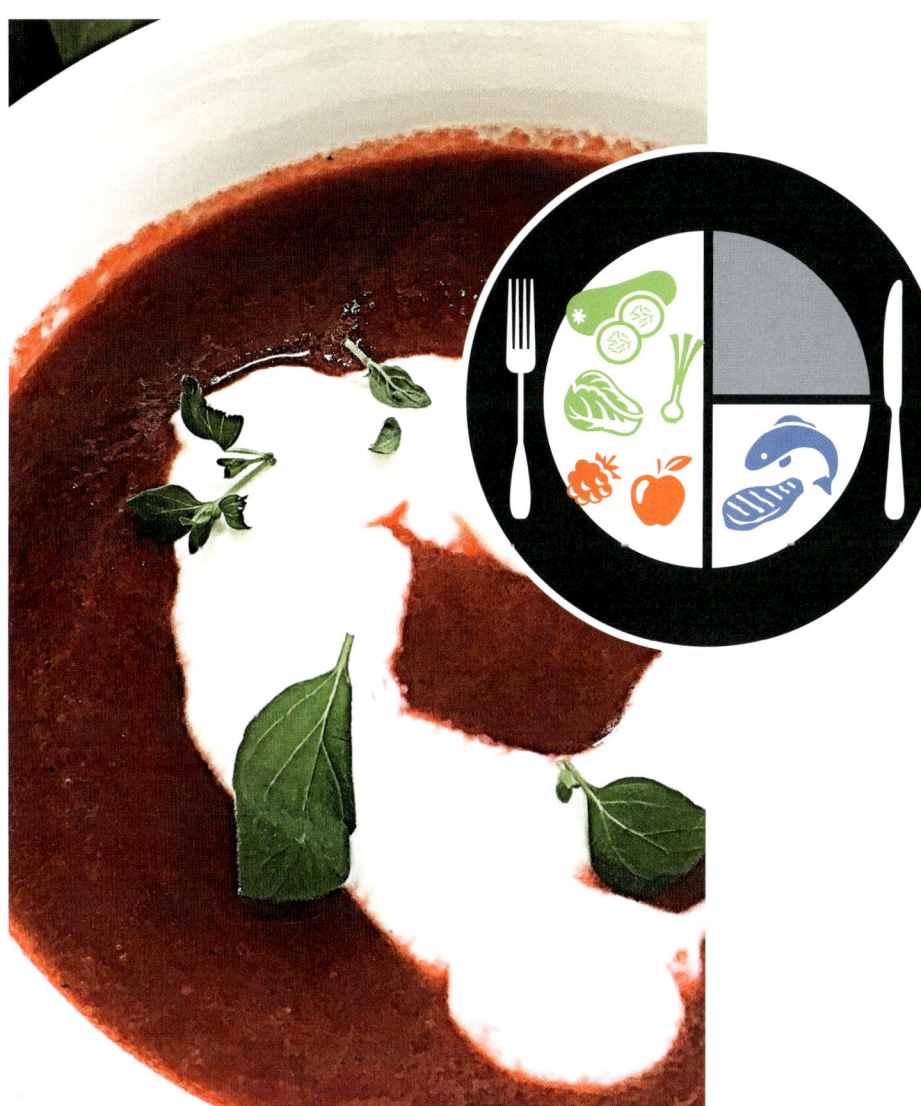

ZUTATEN FÜR 4 PORTIONEN

500 g	Rote Bete weichgekocht
1	Zwiebel
1 EL	Öl
2 EL	Zitronensaft
500 ml	Gemüsebrühe oder
	LLiD Würzer Brühe
	Salz, Pfeffer
150 g	Naturjoghurt 3,5% Fett
3 TL	Meerrettich
1 EL	Thymianblätter

ZUBEREITUNG

Die Rote Bete weichkochen, in einem separaten Topf die gehackte Zwiebel glasig anbraten und die Rote Bete dazugeben. Alles pürieren.

2 EL Zitronensaft dazugeben und mit 500 ml heißer Brühe mischen. Mit Salz und Pfeffer abschmecken.

150 g Joghurt mit 3 TL Meerretich mischen und beim Servieren in die Suppe geben.

Mit ein paar Thymianblätter garnieren.

p. P. 114 **KALORIEN** / 5 g **FETT** / 13 g **KOHLENHYDRATE** / 4 g **EIWEISS** / 3 g **BALLASTSTOFFE** / 4 mg **CHOLESTERIN**

Minestrone

ZUTATEN FÜR 8 PORTIONEN

250 g	Leiterstück vom Rind mit Knochen
3 Liter	Wasser
1 TL	Salz
3	mittelgroße Möhren
80 g	Sellerie
120 g	Erbsen
100 g	Blumenkohl
100 g	Brokkoli
200 g	Kartoffeln
½ Stange	Lauch
1 EL	frischer Liebstöckel
1 EL	frischer Petersilie

ZUBEREITUNG

Leiterstück vom Rind mit 3 Liter Wasser und einem TL Salz aufsetzen und 45 min auf mittlerer Temperatur kochen lassen.

Gemüse und Kartoffeln kleinschnibbeln und darin bissfest garen.

Mit frischem Liebstöckel und frischer Petersilie verfeinern.

TIPP

Ergibt mindestens 8 Portionen. Einfach portionsweise einfrieren, so hat man bei Bedarf etwas Wärmendes im Haus.

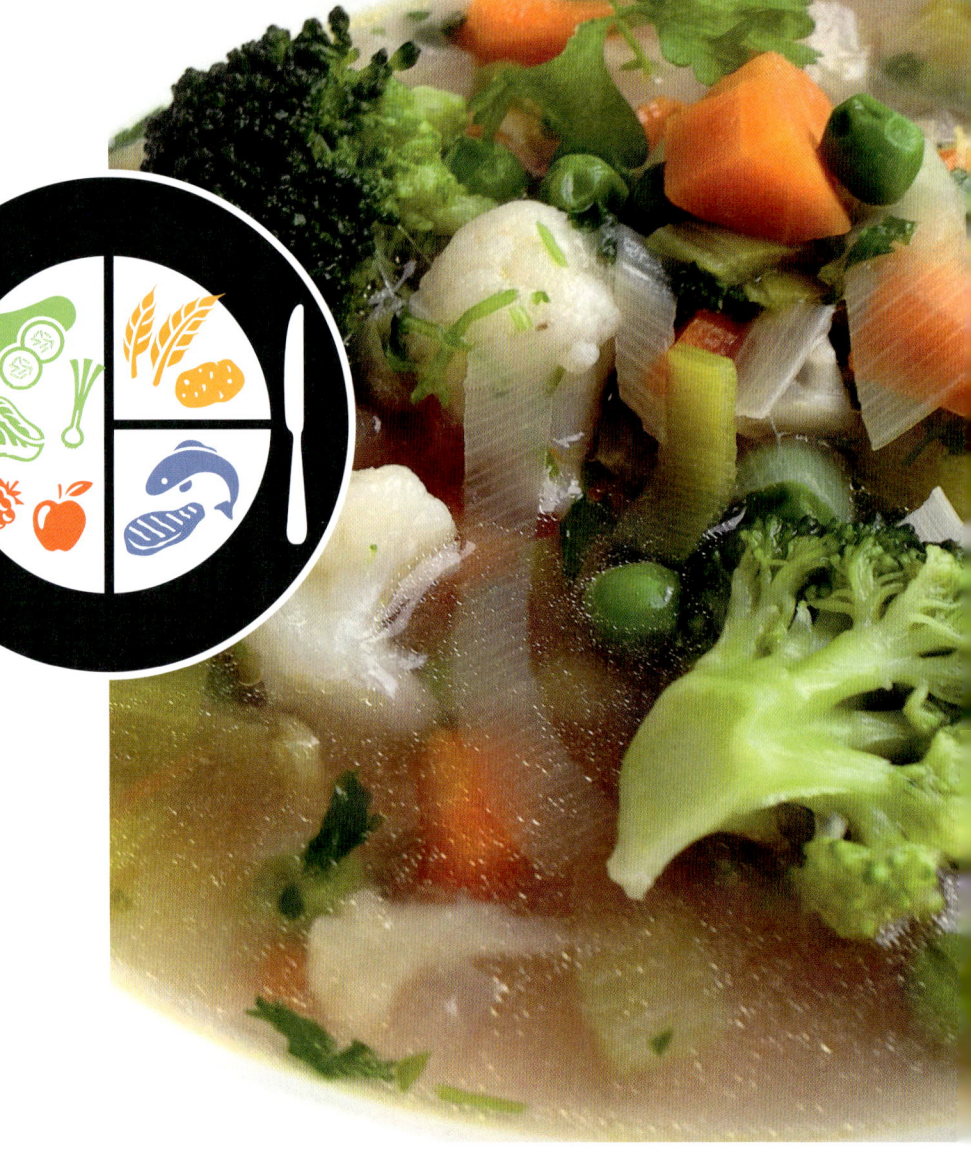

p. P. 123 **KALORIEN** / 7 g **FETT** / 7 g **KOHLENHYDRATE** / 8 g **EIWEISS** / 2 g **BALLASTSTOFFE** / 19 mg **CHOLESTERIN**

OMA MILLIS
Tomaten-suppe

ZUTATEN FÜR 4 PORTIONEN

400 g	stückige Tomaten
400 g	passierte Tomaten
1 EL	Olivenöl
400 ml	Gemüsefond oder LLiD Würzer Brühe
etwas	Salz
1 Prise	Zucker

Für die Mehlklößchen:

1	Ei
3 EL	Mehl
1 TL	Butter
1 Prise	Salz
etwas	geriebene Muskatnuss

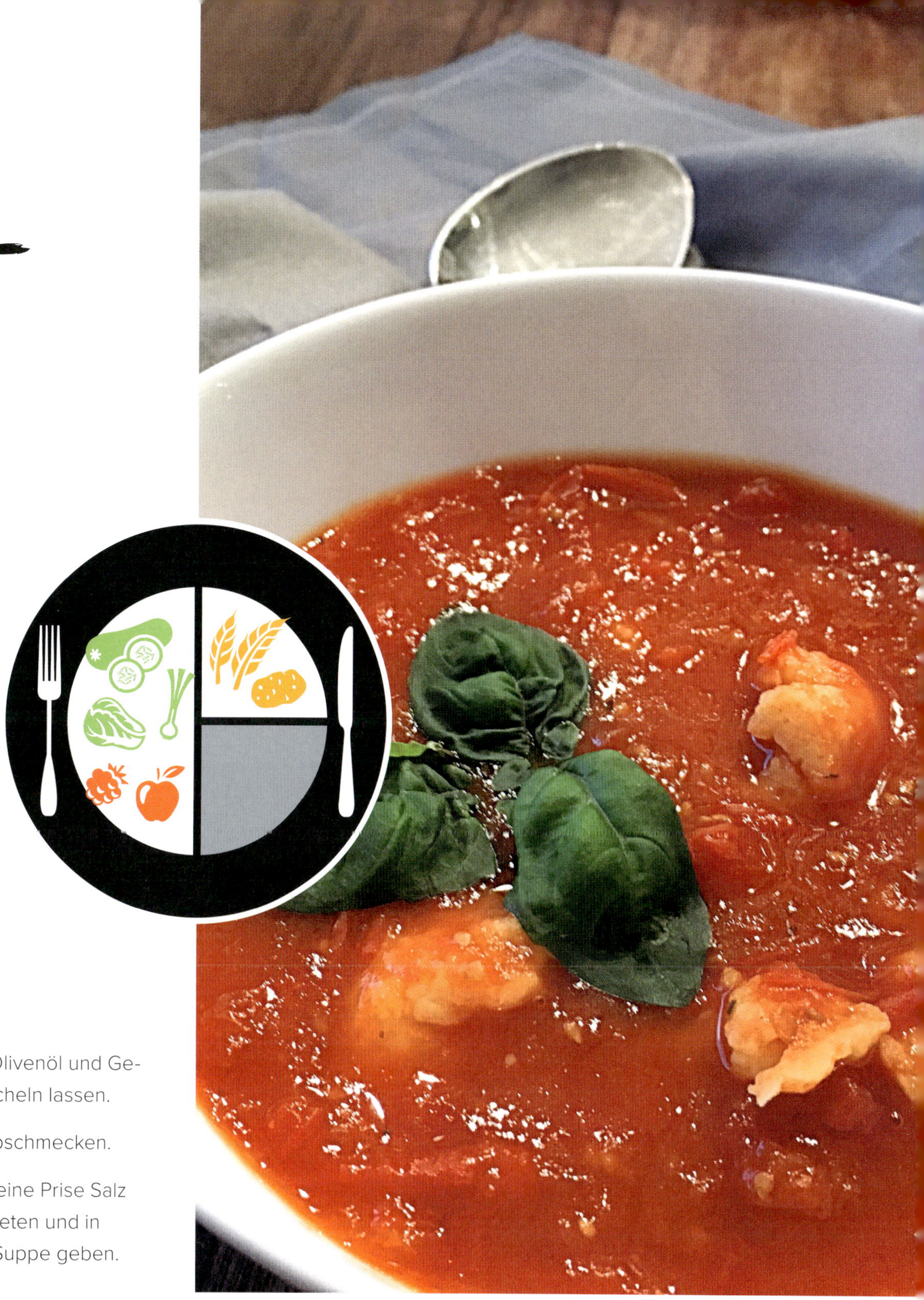

ZUBEREITUNG

Stückige Tomaten, passierte Tomaten, Olivenöl und Gemüsefond aufkochen und dann leise köcheln lassen.

Mit etwas Salz und einer Prise Zucker abschmecken.

Für die Mehlklößchen: Ei, Mehl, Butter, eine Prise Salz und etwas geriebene Muskatnuss verkneten und in kleinen Teelöffelportionen in die heiße Suppe geben. Ca. 15 min weiterköcheln lassen.

p. P. 133 **KALORIEN** / 6 g **FETT** / 14 g **KOHLENHYDRATE** / 6 g **EIWEISS** / 2 g **BALLASTSTOFFE** / 62 mg **CHOLESTERIN**

Tom Kha Gai Suppe

ZUTATEN FÜR 4 PORTIONEN

350 g	Hähnchenschnitzel
200 ml	Gemüsebrühe oder
	LLiD Würzer Brühe
3	Kaffir-Limettenblätter
3 Stangen Zitronengras	
400 g	Champignons
1	rote Paprika
2	Frühlingszwiebeln
1	Limette (Schale und Saft)
600 ml	Kokosmilch, fettreduziert
1 EL	Fischsauce
2 EL	grob gehackte
	Korianderblätter

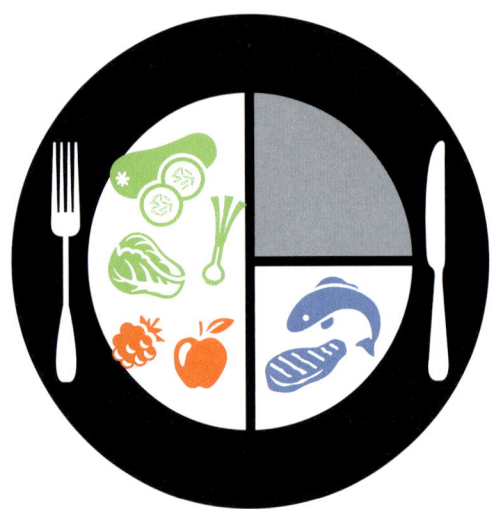

ZUBEREITUNG

Hähnchenschnitzel gegen die Faser in kleine Stücke schneiden und zusammen mit der Brühe, den Kaffir-Limettenblättern und dem in Stücke geschnittenen Zitronengras in einen großen Topf geben und ca. 30 min köcheln lassen.

Champignons, Paprika und Frühlingszwiebeln in kleine Stücke schneiden.

Die Schale der Limette abreiben und den Saft auspressen.

Die Kokosmilch, die Fischsauce und die Champignons in den Topf geben und weitere 5 min köcheln lassen.

Ganz zuletzt die Paprikastücke, die Frühlingszwiebeln, den Limettenabrieb, den Limettensaft und das Koriandergrün dazugeben.

Noch einmal ca. 1-2 min köcheln lassen.

p. P. 350 **KALORIEN** / 21 g **FETT** / 12 g **KOHLENHYDRATE** / 28 g **EIWEISS** / 4 g **BALLASTSTOFFE** / 0 mg **CHOLESTERIN**

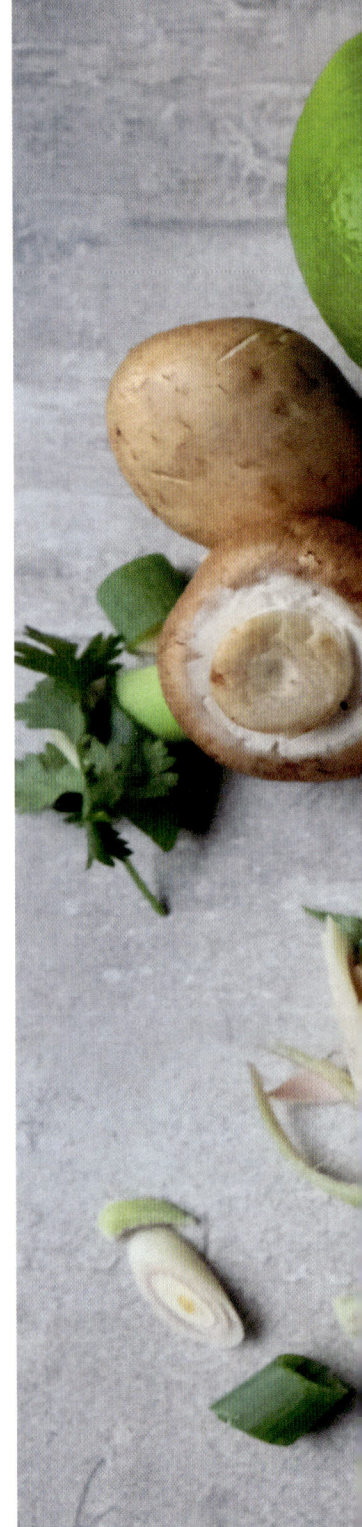

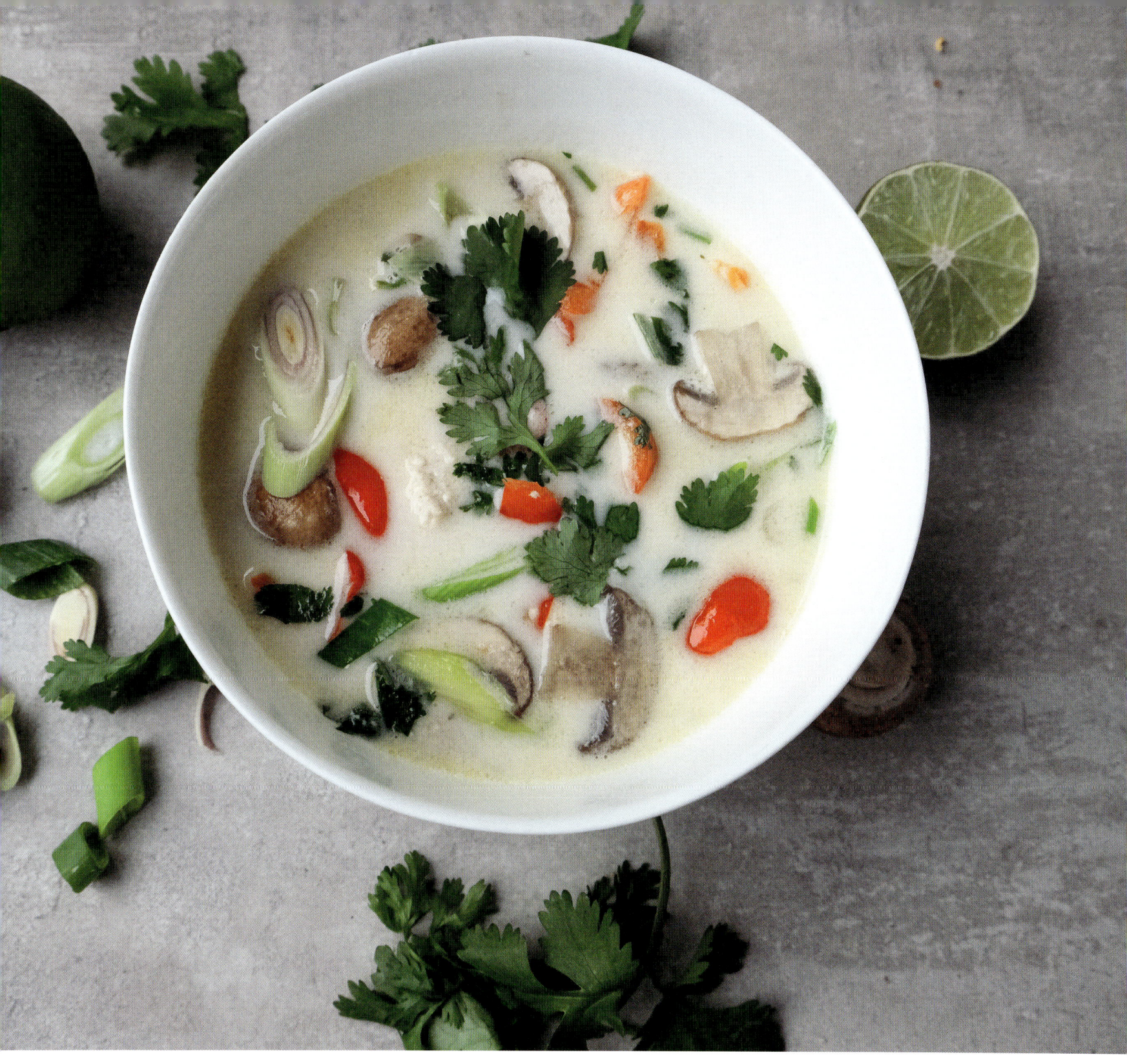

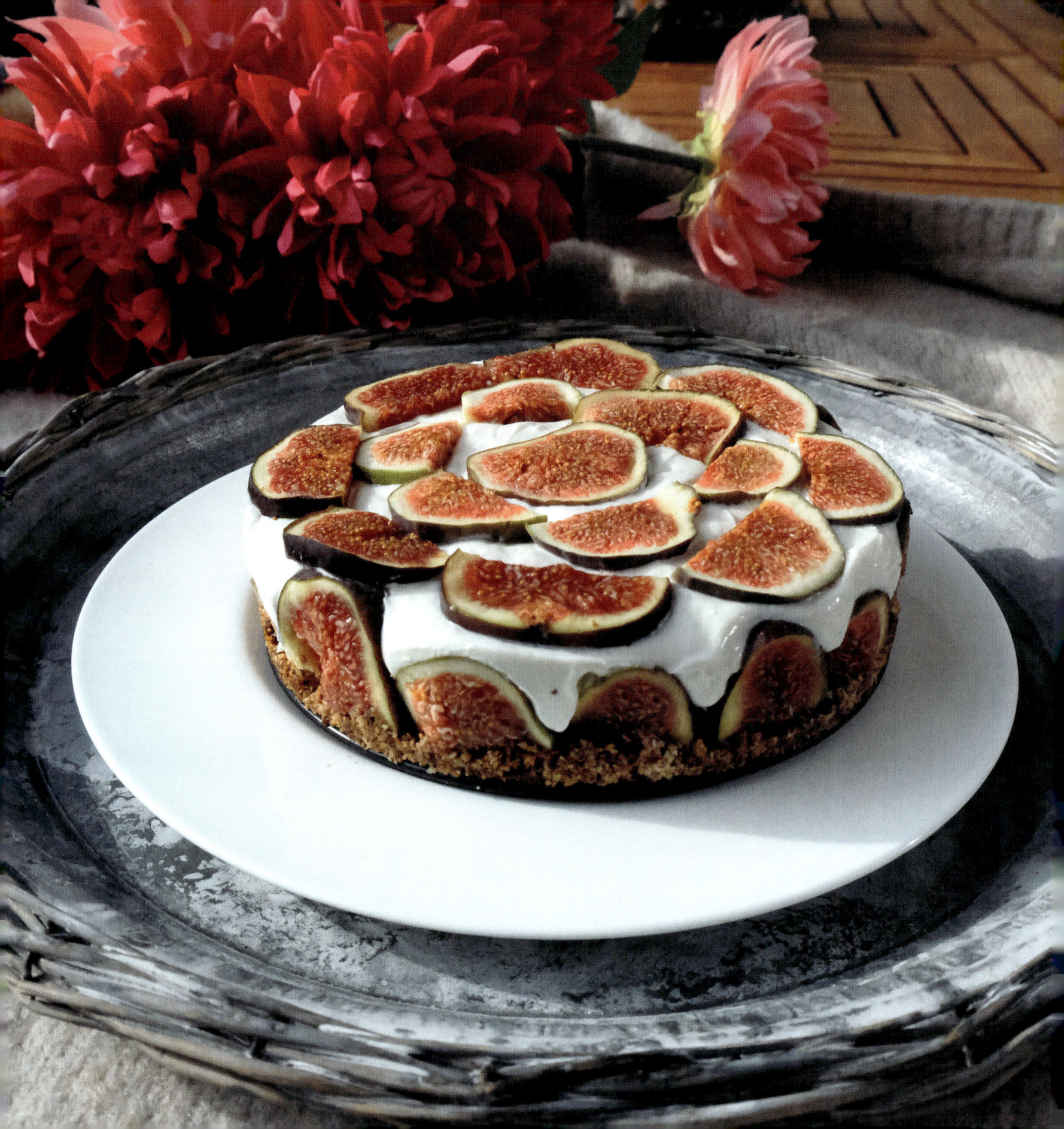

REZEPTE
Manchmal süß

Ab und zu was Süßes, das muss sein.
Wäre doch schrecklich, für immer verzichten
zu müssen.

Wenn Sie Ihr Wunschgewicht erreicht haben,
können Sie wieder gelegentlich naschen.
Wie Sie das auf eine gesündere Art machen,
erfahren Sie hier.

Feigen-Joghurt-Torte

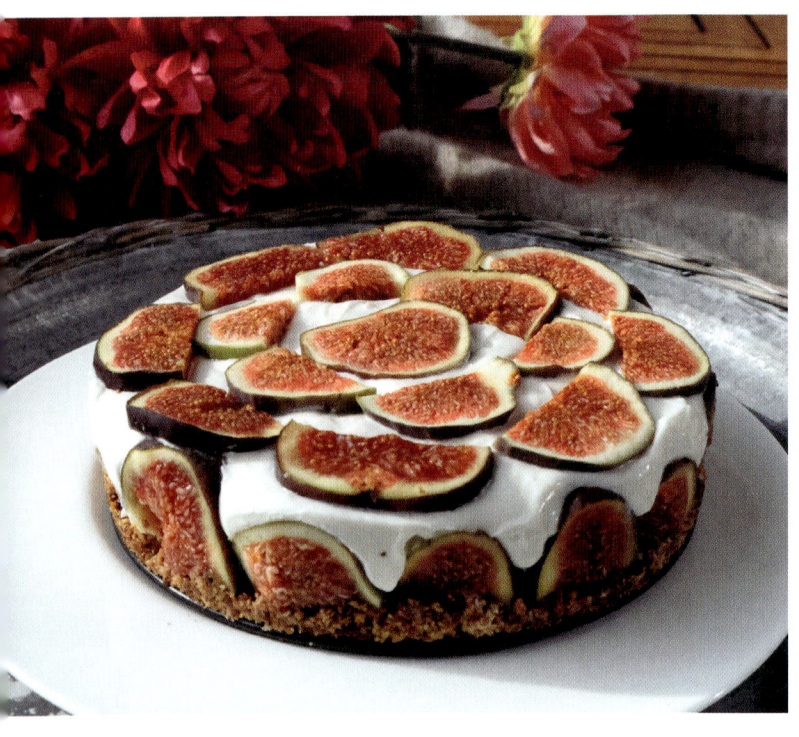

ZUTATEN FÜR 8 STÜCKE

1 kg	Naturjoghurt 3,5% Fett
1	Vanilleschote
1	Zitrone (Schale)
5 EL	Honig
2 Pack.	gemahlene Gelatine (je 9 g)
5	Feigen

Für den Boden:

200 g	gehackte Mandeln
4 EL	Kokosöl
3 EL	Honig

ZUBEREITUNG

Die gehackten Mandeln mit dem Kokosöl und dem Honig vermischen.

Die Mandelmischung in eine kleine Springform füllen und gleichmäßig festdrücken. Für ca. 20 min bei 180 Grad Ober- und Unterhitze goldbraun werden lassen. Abkühlen lassen.

Zitrone waschen und die Schale abreiben, Vanilleschote auskratzen und beides zusammen mit 5 Esslöffeln Honig in den Joghurt rühren.

Gemahlene Gelatine in einem Topf mit 6 Esslöffel kaltem Wasser anrühren. 5 min quellen lassen. Unter ständigem Rühren erwärmen bis sich die Gelantine vollständig aufgelöst hat.

5 Esslöffel der fertigen Joghurtmischung mit einem Schnee- besen in die Gelantine einrühren, damit die beiden Massen eine ähnliche Temperatur bekommen.

Erst dann gibt man nach und nach langsam die restliche Joghurtmischung unter Rühren dazu. Ohne diese langsame Temperaturanpassung können Klümpchen entstehen.

Die Feigen halbieren und dann in Scheiben schneiden. Den Rand der Springform mit den Feigenscheiben verkleiden.

Die Joghurtmischung vorsichtig auf den abgekühlten Man- delboden gießen.

Die Torte für ca. 4 Stunden in den Kühlschrank stellen und festwerden lassen. Nach ca. 1 Stunde aber noch einmal kurz herausnehmen und die restlichen Feigenscheiben oben auf die Torte legen. Dann sofort wieder in den Kühlschrank.

p. Stück 358 **KALORIEN** / 23 g **FETT** / 23 g **KOHLENHYDRATE** / 13 g **EIWEISS** / 4 g **BALLASTSTOFFE** / 13 mg **CHOLESTERIN**

Aroniabeeren-Pralinen

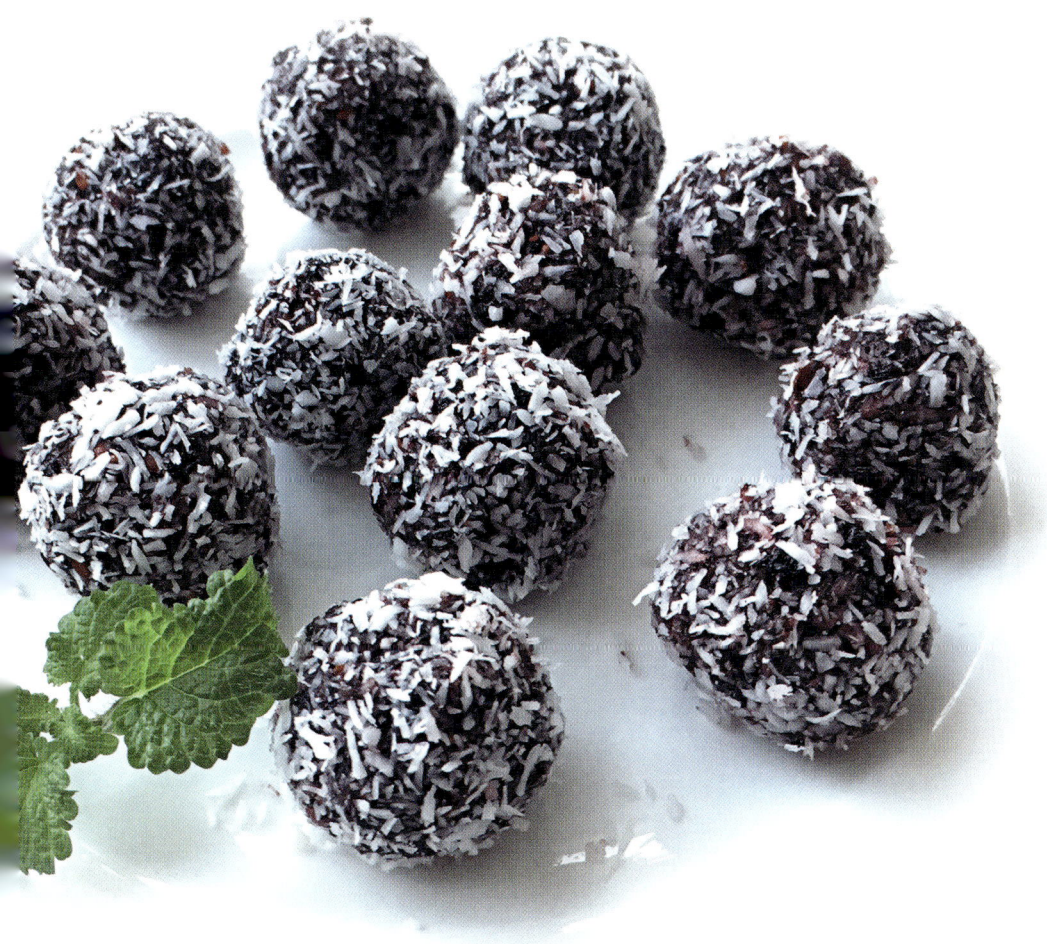

ZUTATEN

3 EL	getrocknete Aroniabeeren
3 EL	getrocknete Cranberries
2 EL	Kokosöl
1 EL	Kokosflocken
1 EL	Apfelsaft
2 EL	Kokosflocken zum Wenden

ZUBEREITUNG

Getrocknete Aroniabeeren, Cran-
berries, Kokosöl, Kokosflocken
und den Apfelsaft in den Mixer
geben und zu einer gleichmäßigen
Masse pürieren.

Kleine Kugeln formen und in
einem Schälchen mit Kokosflocken
wenden, damit sie an allen Seiten
benetzt sind.

gesamt 631 **KALORIEN** / 50 g **FETT** / 44 g **KOHLENHYDRATE** / 3 g **EIWEISS** / 6 g **BALLASTSTOFFE** / 0 mg **CHOLESTERIN**

Mango-Joghurt-Eis

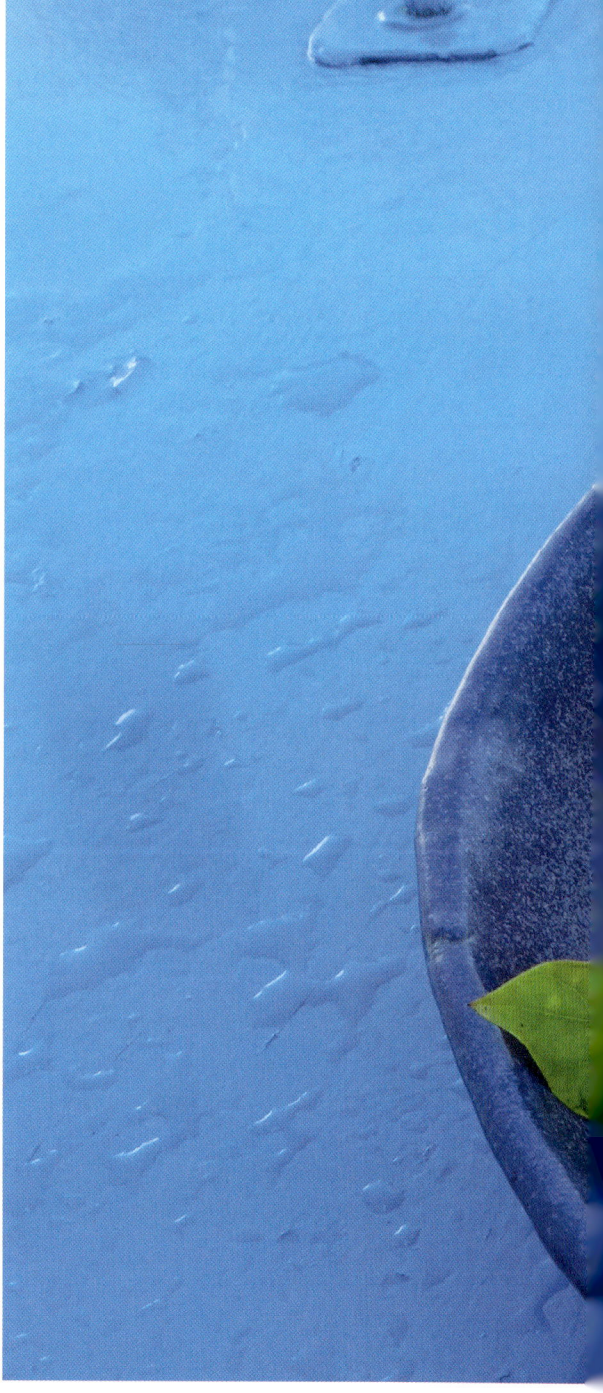

ZUTATEN FÜR 6 EIS AM STIEL

2-3	Mangos
200 g	Naturjoghurt 3,5%
1 TL	Apfeldicksaft
6	Eisförmchen mit Stiel

ZUBEREITUNG

Die Mangos schälen, das Fruchtfleisch vom Kern trennen und pürieren.

Naturjoghurt mit Apfeldicksaft süßen.

Das Mangomus auf die Eisförmchen verteilen bis sie ca. zur Hälfte gefüllt sind.

Dann die Förmchen bis oben mit der Joghurtmasse auffüllen.

Holzstäbchen einsetzen, einfrieren, fertig.

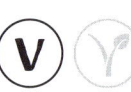

p. P. 98 **KALORIEN** / 2 g **FETT** / 17 g **KOHLENHYDRATE** / 2 g **EIWEISS** / 2 g **BALLASTSTOFFE** / 3 mg **CHOLESTERIN**

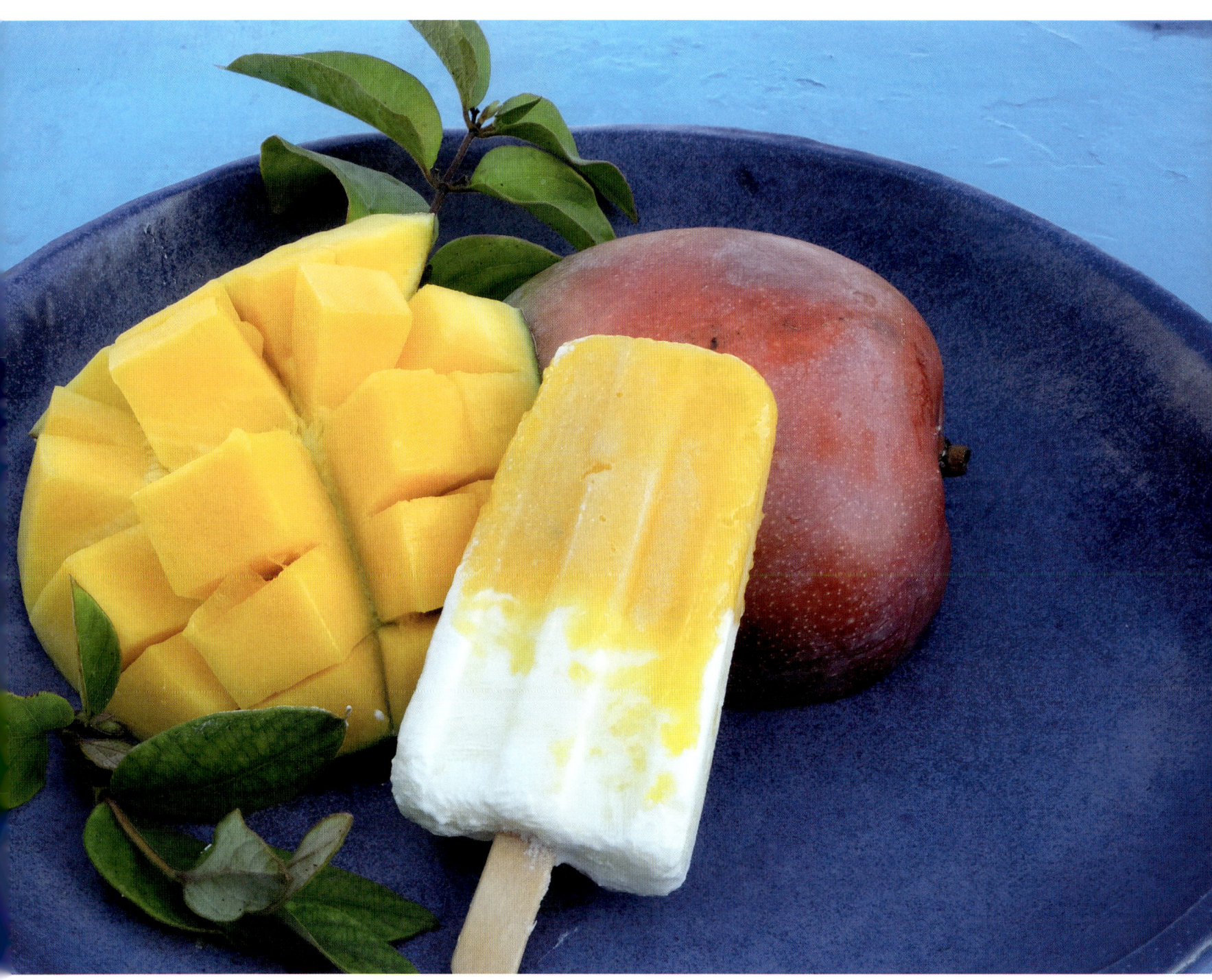

Melonen-Limonade

ZUTATEN

200 g	Wassermelone
	sprudeliges Mineralwasser
	Eis
etwas	Minze

Alkoholische Variante:

1 Schnapsglas Aperol

ZUBEREITUNG

Eine dicke Scheibe Wassermelone entkernen und pürieren, mit sprudeligem Mineralwasser mischen bis die Konsistenz passt.

Mit viel Eis servieren und mit etwas Minze garnieren.

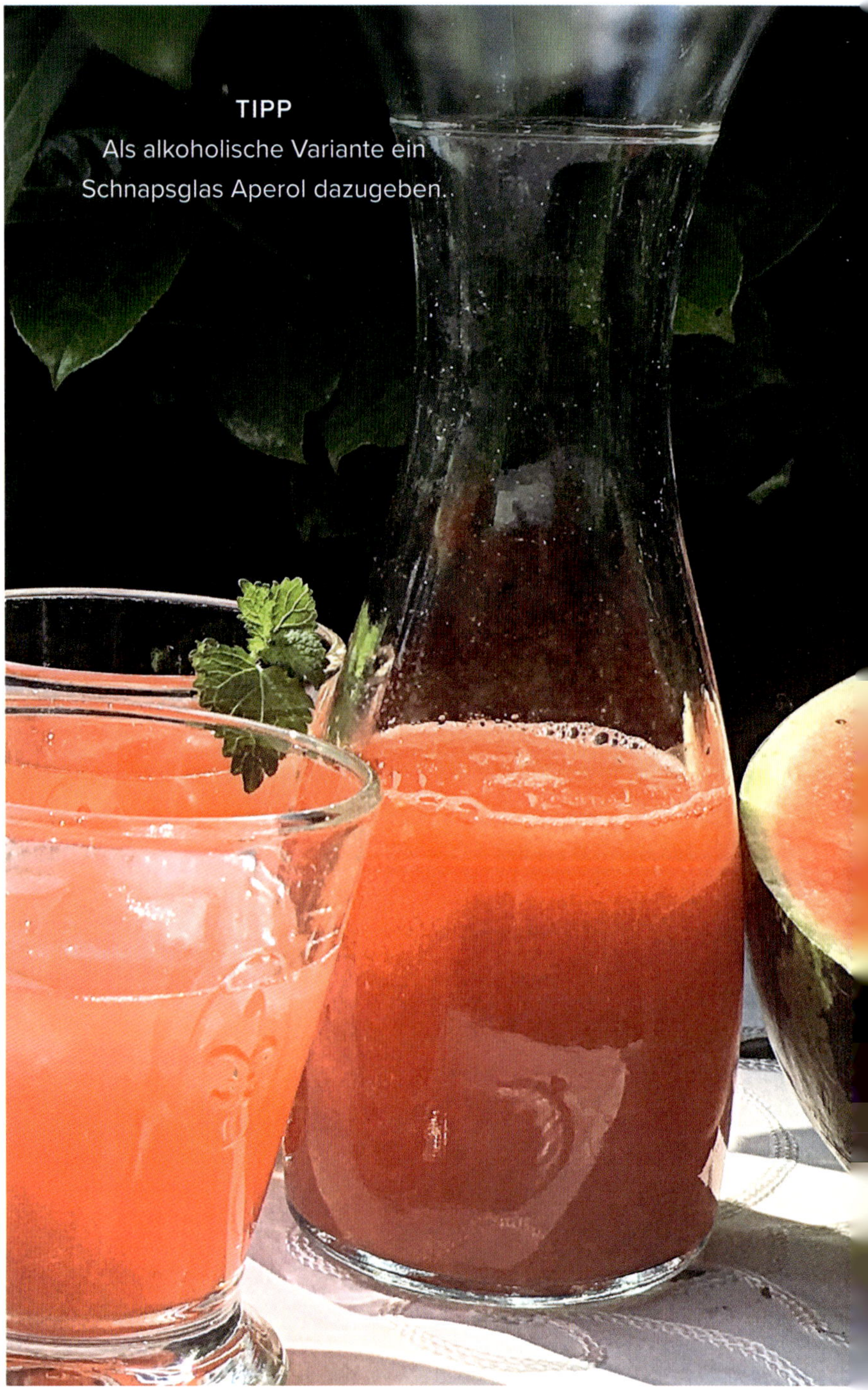

TIPP
Als alkoholische Variante ein Schnapsglas Aperol dazugeben.

gesamt ohne Aperol 74 **KALORIEN** / 0 g **FETT** / 17 g **KOHLENHYDRATE** / 1 g **EIWEISS** / 0 g **BALLASTSTOFFE** / 0 mg **CHOLESTERIN**

Kokosnuss-Pralinen

SNOW FLAKES

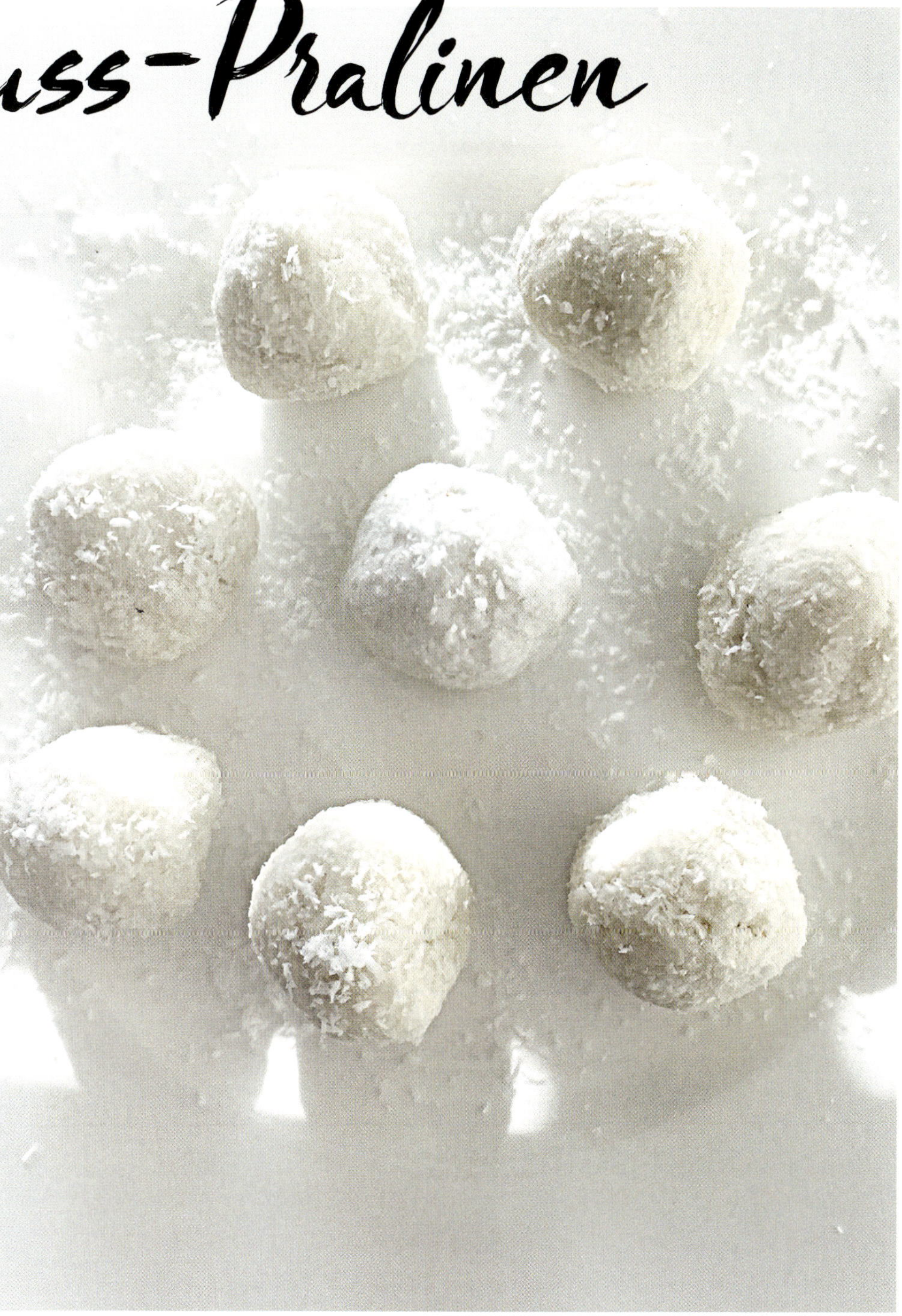

ZUTATEN

200 g	Kokosraspeln
100 ml	Kokosmilch, fettreduziert
2 EL	Kokosöl
	LLiD Süßer oder
	flüssiger Süßstoff

ZUBEREITUNG

Kokosöl in der Mikrowelle für 2 min bei 360 Grad erhitzen.

Kokosraspeln mit Kokosmilch und dem Kokosöl vermengen, vorsichtig mit LLiD Süßer oder mit ein paar Tropfen flüssigem Süßstoff abschmecken und zu Bällchen formen.

Kühl stellen.

gesamt 1580 **KALORIEN** / 162 g **FETT** / 21 g **KOHLENHYDRATE** / 16 g **EIWEISS** / 30 g **BALLASTSTOFFE** / 0 mg **CHOLESTERIN**

GANESHAS

Bliss Balls

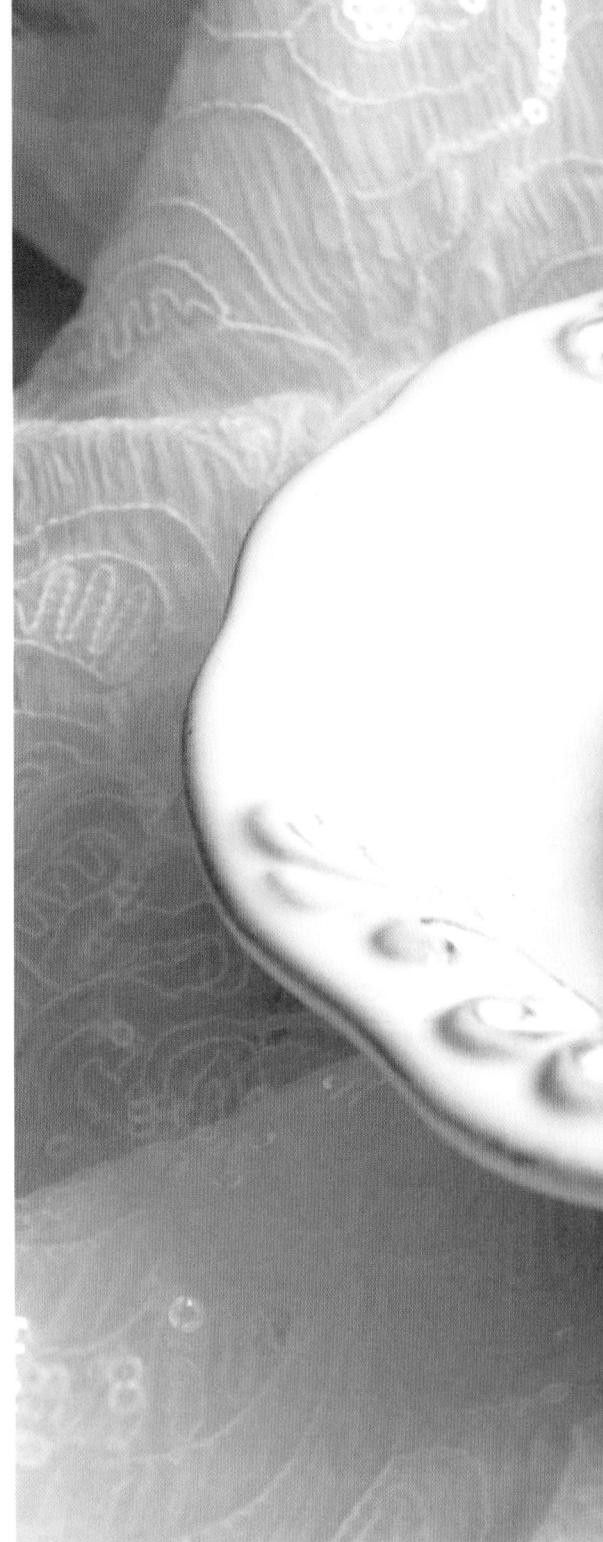

ZUTATEN

50 g	ungesüßtes Roh-Kakaopulver
1 TL	Zimt
1 Msp.	Salz
100 g	Rosinen
120 g	Datteln, entkernt
100 g	Mandelmus
1 EL	Honig
1 TL	Bourbonvanilleextrakt
2 EL	Kokosflocken

Wahlweise 1 Tasse Nussmischung oder Kerne (zum Beispiel Mandeln, Walnüsse, Cashews, Sonnenblumenkerne, Sesam)

ZUBEREITUNG

Die Datteln und Rosinen für mindestens 20 min in Wasser einweichen, dann abtropfen lassen.

Zusammen mit den anderen Zutaten in einen starken Mixer geben und zu einer gleichmäßigen Masse pürieren.

Zu kleinen Bällchen formen und in einer Schale mit Kokosflocken wälzen.

gesamt ohne Nüsse 1740 **KALORIEN** / 83 g **FETT** / 212 g **KOHLENHYDRATE** / 32 g **EIWEISS** / 22 g **BALLASTSTOFFE** / 0 mg **CHOLESTERIN**

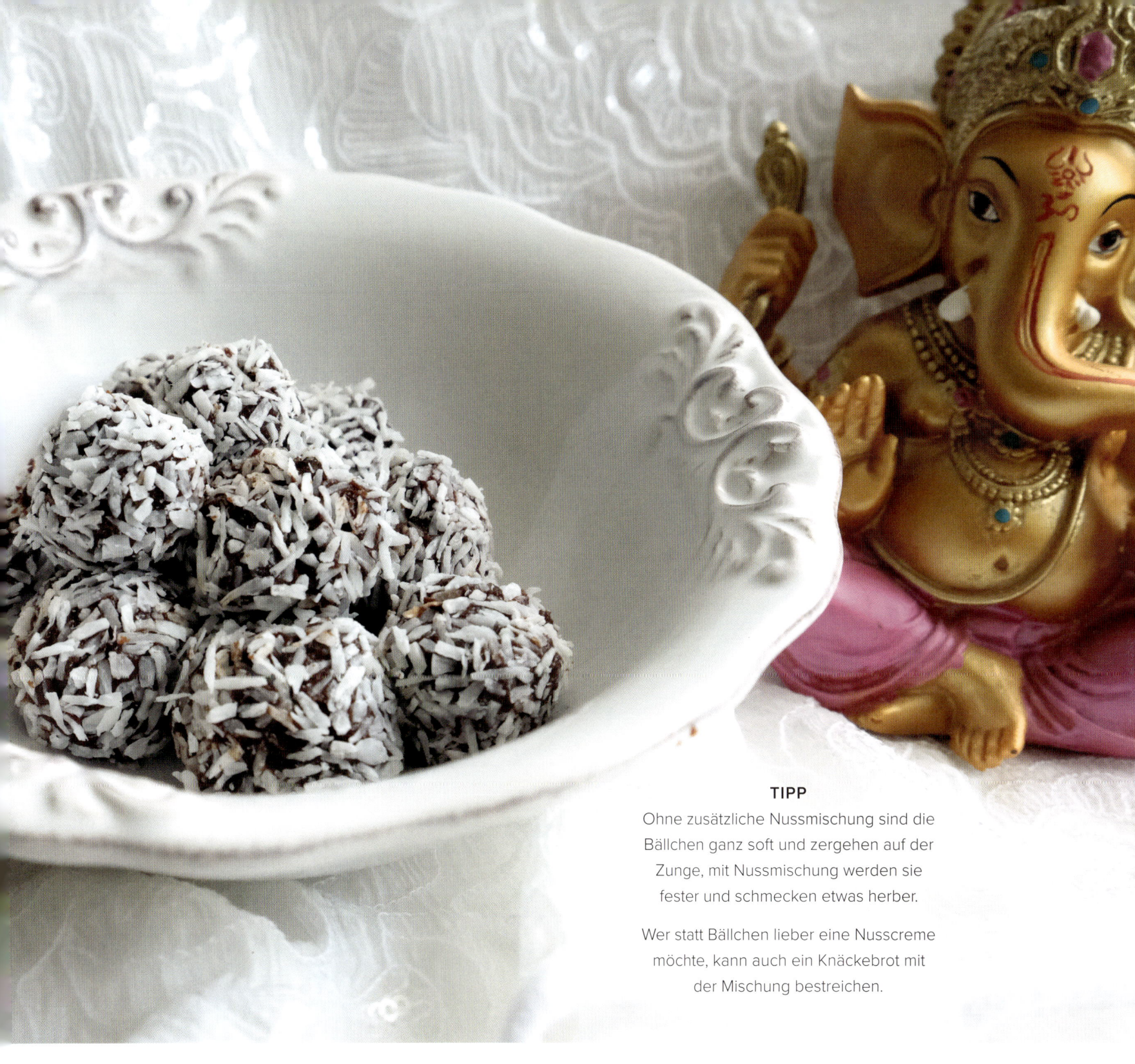

TIPP

Ohne zusätzliche Nussmischung sind die Bällchen ganz soft und zergehen auf der Zunge, mit Nussmischung werden sie fester und schmecken etwas herber.

Wer statt Bällchen lieber eine Nusscreme möchte, kann auch ein Knäckebrot mit der Mischung bestreichen.

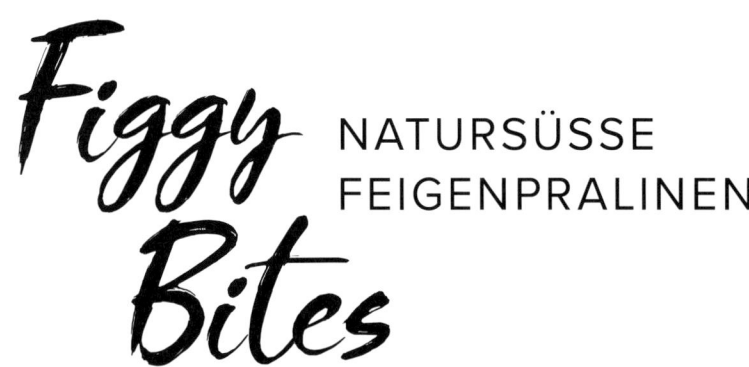

Figgy Bites

NATURSÜSSE FEIGENPRALINEN

ZUTATEN

10-12	getrocknete Feigen
1 TL	Apfelsaft
2 EL	Mandelmehl

ZUBEREITUNG

Die getrockneten Feigen aufschneiden und das Innere nach außen drehen.

Das Fruchtfleisch mit einem scharfen Küchenmesser von der Schale kratzen, mit dem Apfelsaft und dem Mandelmehl mischen.

Zu Kügelchen rollen und über Nacht in den Kühlschrank stellen.

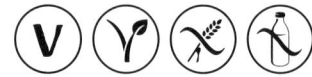

gesamt 747 **KALORIEN** / 19 g **FETT** / 124 g **KOHLENHYDRATE** / 15 g **EIWEISS** / 24 g **BALLASTSTOFFE** / 0 mg **CHOLESTERIN**

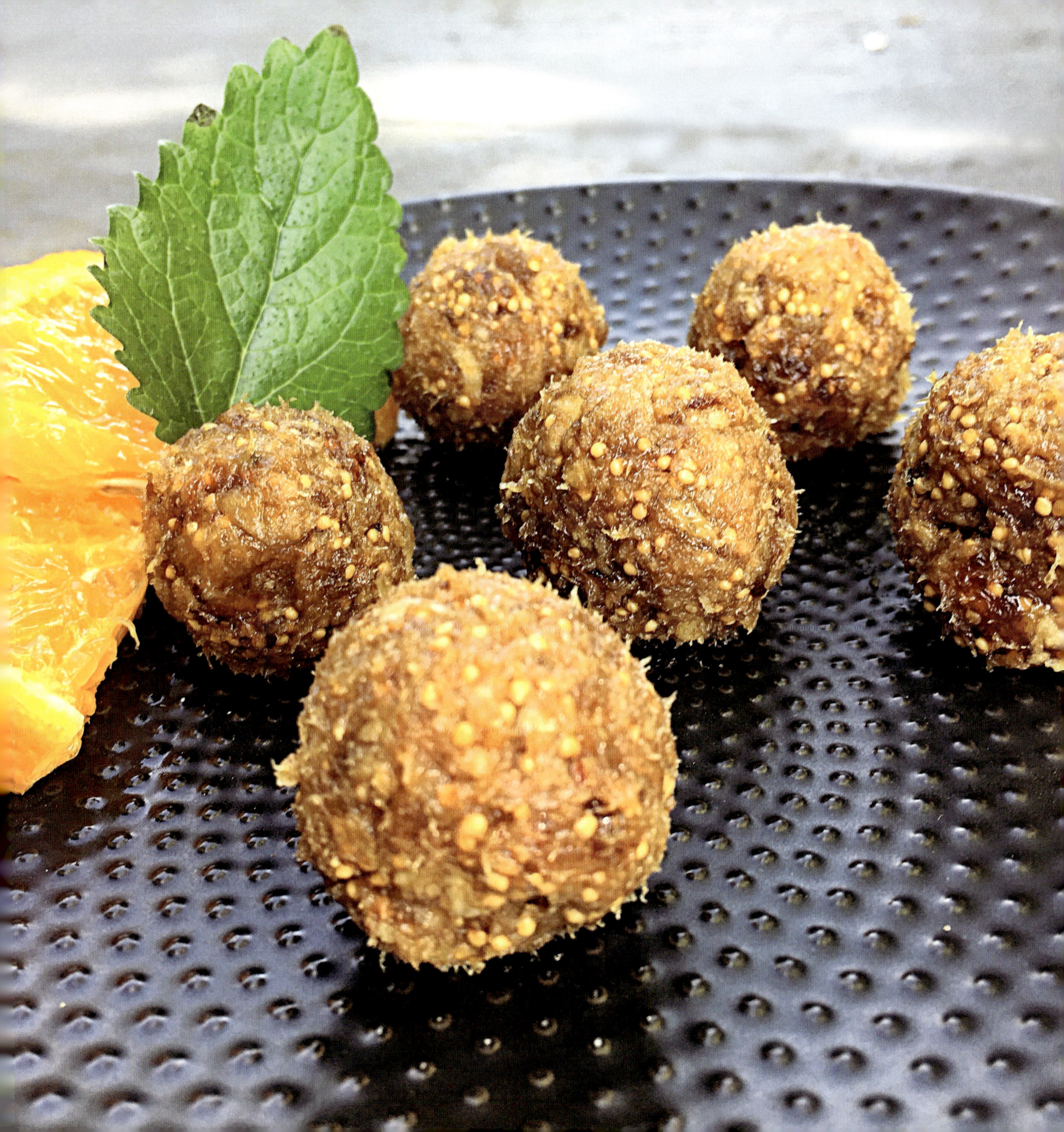

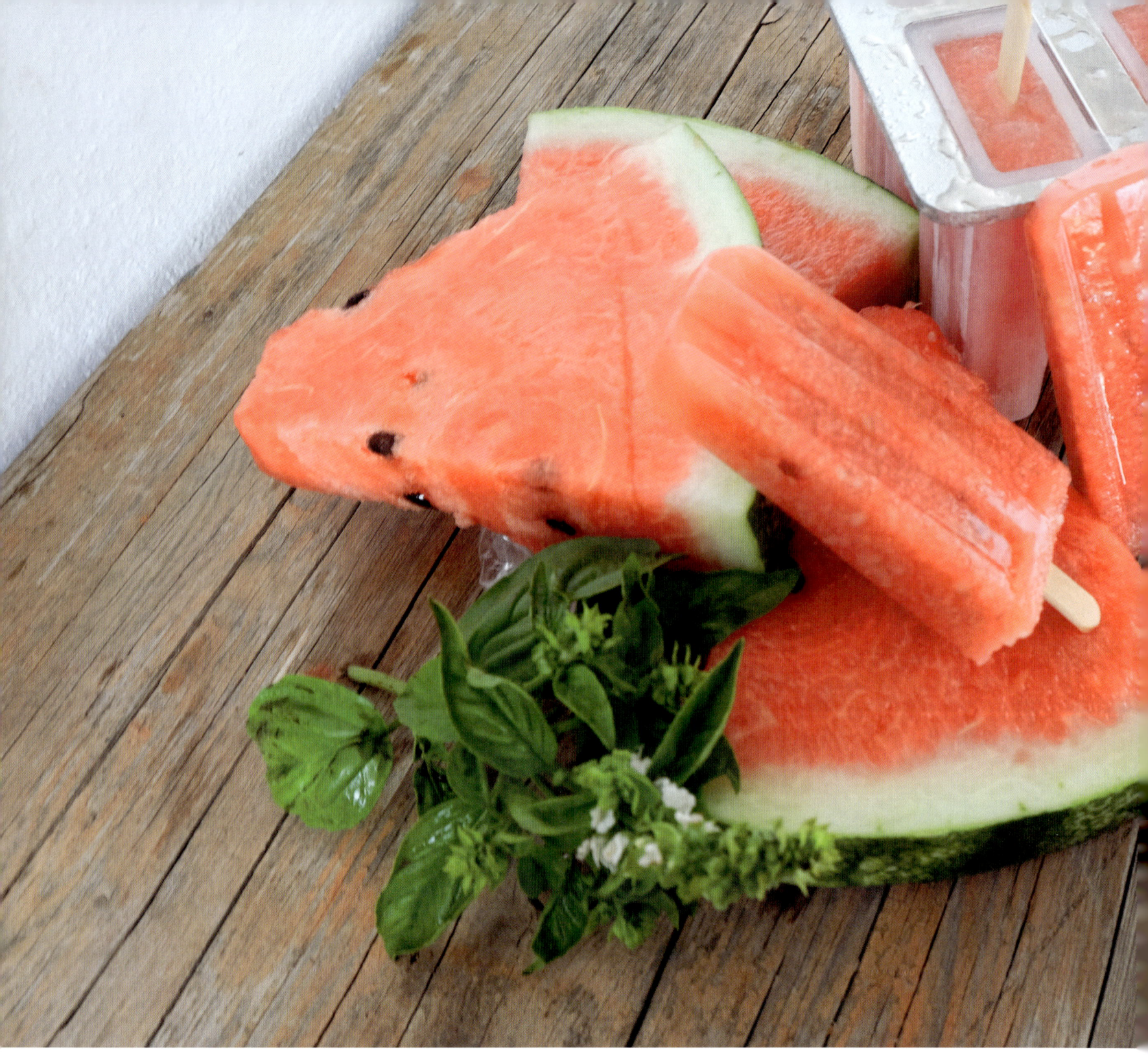

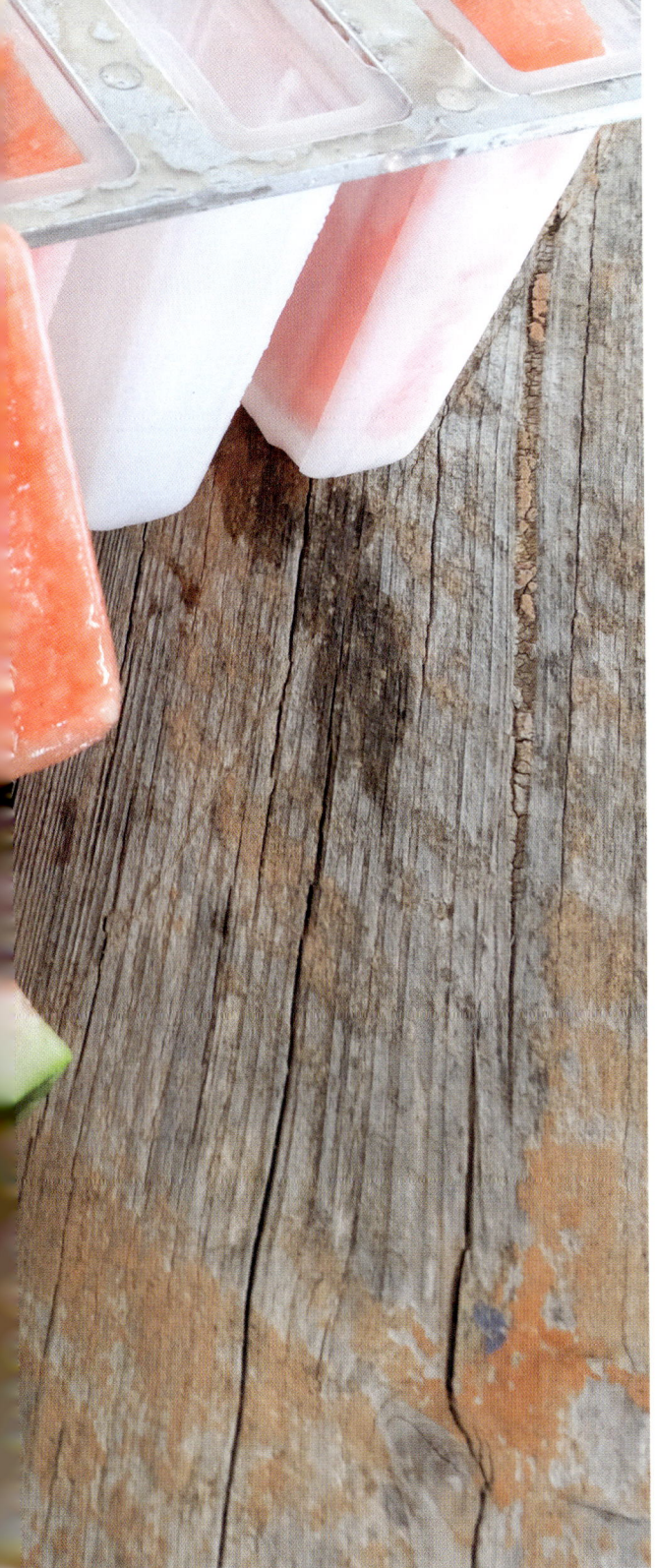

Wassermelonen-Eis

ZUTATEN FÜR 8 EIS

600 g   Wassermelone,
          entkernt und geschält

ZUBEREITUNG

Die Wassermelone sorgfältig entkernen und pürieren.

Die Masse in Förmchen füllen und einfrieren.

Die Menge richtet sich je nachdem wie viele Förmchen Sie füllen möchten, für 8 Stück brauchen Sie ca. 600 g Wassermelone.

INFO

Wassermelonen enthalten viele Carotine und viel Vitamin B6, welches vor allem wichtig für die Eiweißsynthese ist. Auch Vitamin B3, Folsäure, Eisen und Mangan sind enthalten und Vitamin C sorgt zusätzlich für eine gute Verwertbarkeit von Eisen.

p. P. 29 **KALORIEN** / 0 g **FETT** / 6 g **KOHLENHYDRATE** / 1 g **EIWEISS** / 1 g **BALLASTSTOFFE** / 0 mg **CHOLESTERIN**

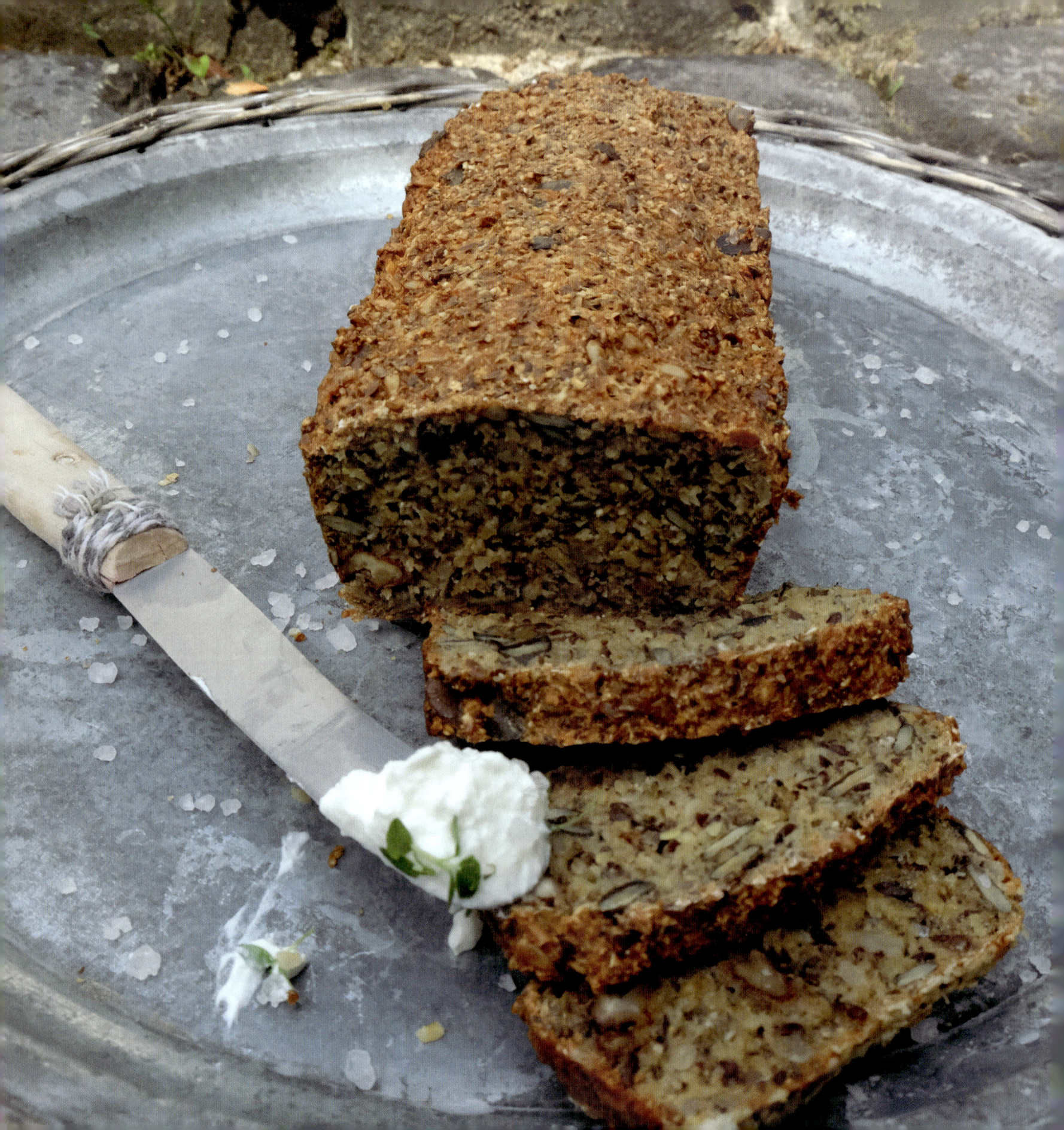

REZEPTE
Brot und Backwaren

Am Wochenende ein gutes Vollkornbrot selbst zu backen, das ist der pure Luxus. Nichts schmeckt besser.

Außerdem haben Sie schon für einen Teil der Woche vorgesorgt. Vollkornwaffeln, Granola und Crunchy-Müsli lassen sich ebenfalls einfach auf Vorrat herstellen und sind fester Bestandteil des Meal-Prepping, dem Kochen und Vorbereiten von Mahlzeitenanteilen für die kommende Woche.

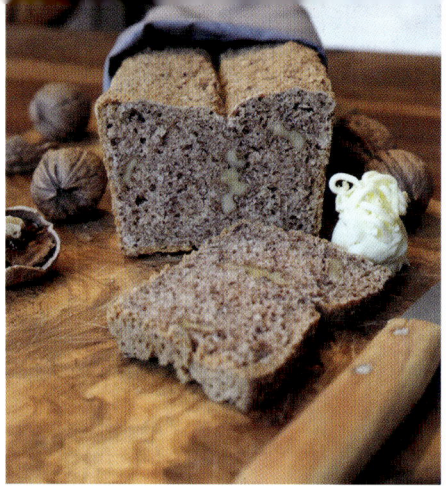

Walnuss-Dinkelbrot

ZUTATEN FÜR 12 SCHEIBEN

450 g	Dinkelvollkornmehl
5 g	Trockenhefe
50 g	Walnüsse, grob gehackt
1 ½ TL	feines Meersalz
300 ml	lauwarmes Wasser
30 g	feine Haferflocken
30 g	grobe Haferflocken
60 g	Leinsamen
50 ml	Olivenöl
½ TL	weiches Kokosöl für die Form
1	große Kastenform

INFO

Das Brot hält sich in Leinen
verpackt bis zu 5 Tage.

ZUBEREITUNG

Mehl und Hefe gut durchmischen, Salz, Leinsamen und Haferflocken dazugeben, Olivenöl und Wasser dazugeben und so lange kneten bis ein feuchter, klebriger Teig entsteht.

Die grob gehackten Walnüsse einarbeiten, nochmal kurz durchkneten und den Teig in die gefettete Backform geben, dann gleichmäßig glattstreichen.

Die Kastenform mit dem Teig in eine Plastiktüte stecken und an einem warmen Ort für 2 Stunden gehen lassen. Sie können den Teig auf einen Heizkörper stellen. Im Sommer reicht ein sonniges Plätzchen.

Den Backofen auf 250 Grad aufheizen. Den Teig aus der Tüte nehmen, in der Mitte längs mit dem Messer anritzen, damit er im Ofen besser hochgehen kann. Das Brot für etwa 20 min auf 250 Grad backen, dann den Ofen auf 210 Grad zurückstellen.

Mindestens weitere 40 min backen bis das Brot goldbraun ist. Stäbchenprobe machen. Wenn nichts am Holzstab kleben bleibt ist das Brot fertig, sonst noch so lange weiterbacken bis die Stäbchenprobe negativ ist.

Das Brot aus dem Ofen holen, die Form stürzen und das Brot auf einem Rost abkühlen lassen.

p. Scheibe 236 **KALORIEN** / 11 g **FETT** / 27 g **KOHLENHYDRATE** / 7 g **EIWEISS** / 5 g **BALLASTSTOFFE** / 0 mg **CHOLESTERIN**

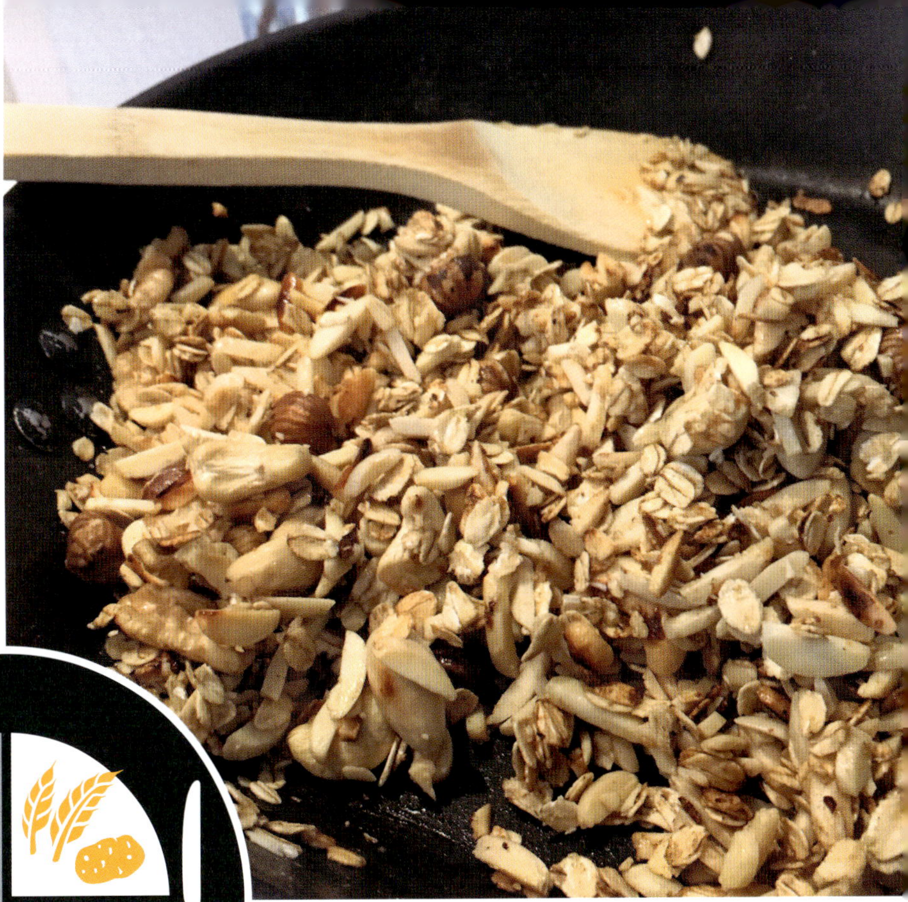

Crunchy Müsli

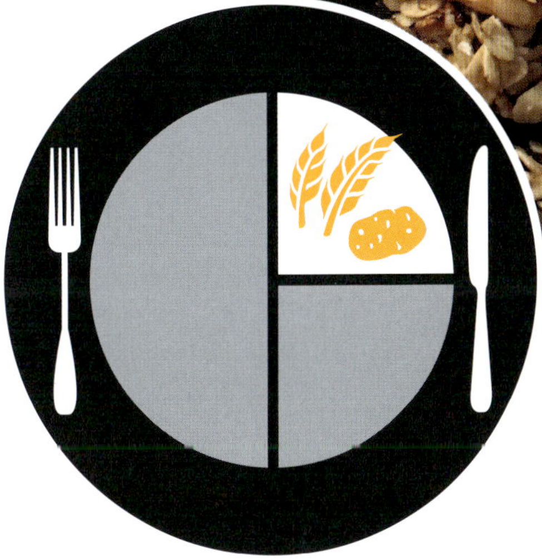

ZUTATEN FÜR
7 PORTIONEN

250 g	Sechskorn-Getreideflocken
50 g	Mandelstifte
50 g	Haselnüsse
2 EL	Honig
1	luftdichte Dose zum Verpacken

ZUBEREITUNG

Sechskorn-Getreideflocken zusammen mit Mandelstiften und Honig in einer beschichteten Pfanne bei mittlerer Hitze langsam unter ständigem Rühren karamellisieren.

Kalt werden lassen und luftdicht verpacken.

INFO

Kleiner Wochenvorrat. Geht schnell und lässt sich ohne großen Aufwand am Wochenende vorbereiten.

p. P. 217 **KALORIEN** / 9 g **FETT** / 26 g **KOHLENHYDRATE** / 9 g **EIWEISS** / 1 g **BALLASTSTOFFE** / 0 mg **CHOLESTERIN**

Glutenfreies Eiweißbrot

ZUTATEN FÜR 12 SCHEIBEN

2 EL	feine, glutenfreie Haferflocken zum Ausstreuen der Form
1 TL	Rapsöl für die Form
250 g	Magerquark
3	Eier (Größe L)
2 EL	Rapsöl
½	Teelöffel Salz
1 Päck.	Backpulver
150 g	glutenfreie Haferkleie
60 g	Kürbiskerne
60 g	Sonnenblumenkerne
50 g	Chiasamen
50 g	Leinsamen
50 g	Walnüsse, gehackt
1	Kastenform (25 cm)

ZUBEREITUNG

Den Backofen auf 180 Grad aufheizen.

Eine Kastenform (25 cm Länge) mit 1 TL Rapsöl einfetten und mit den Haferflocken ausstreuen.

Die Haferkleie mit dem Backpulver mischen und mit den restlichen Zutaten mit einem großen Rührlöffel zu einem homogenen Teig verarbeiten.

Den Teig in die Form geben und glattstreichen.

Ca. 1 Stunde auf der mittleren Schiene im vorgeheizten Backofen bei 180 Grad backen. Nach einer halben Stunde die Backtemperatur auf 160 Grad senken.

Nach der Backzeit den Ofen ausschalten und das Brot bei leicht geöffneter Backofentür weiter im Ofen stehen lassen bis der Backofen kalt ist.

Mit einem Messer das Brot vom Rand der Backform lösen und wenn es kalt ist aus der Form stürzen.

p. Scheibe 228 **KALORIEN** / 15 g **FETT** / 12 g **KOHLENHYDRATE** / 13 g **EIWEISS** / 4 g **BALLASTSTOFFE** / 60 mg **CHOLESTERIN**

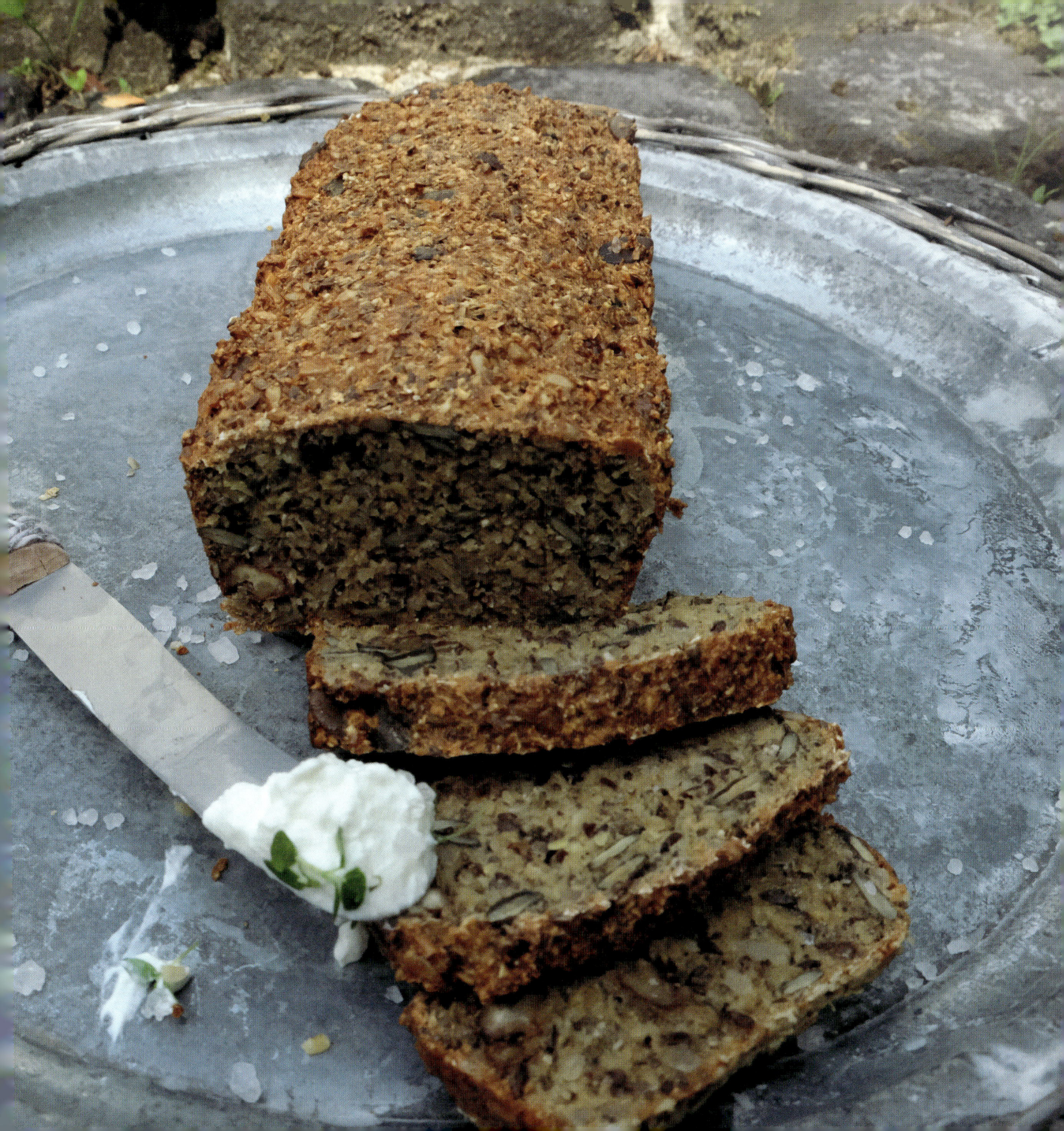

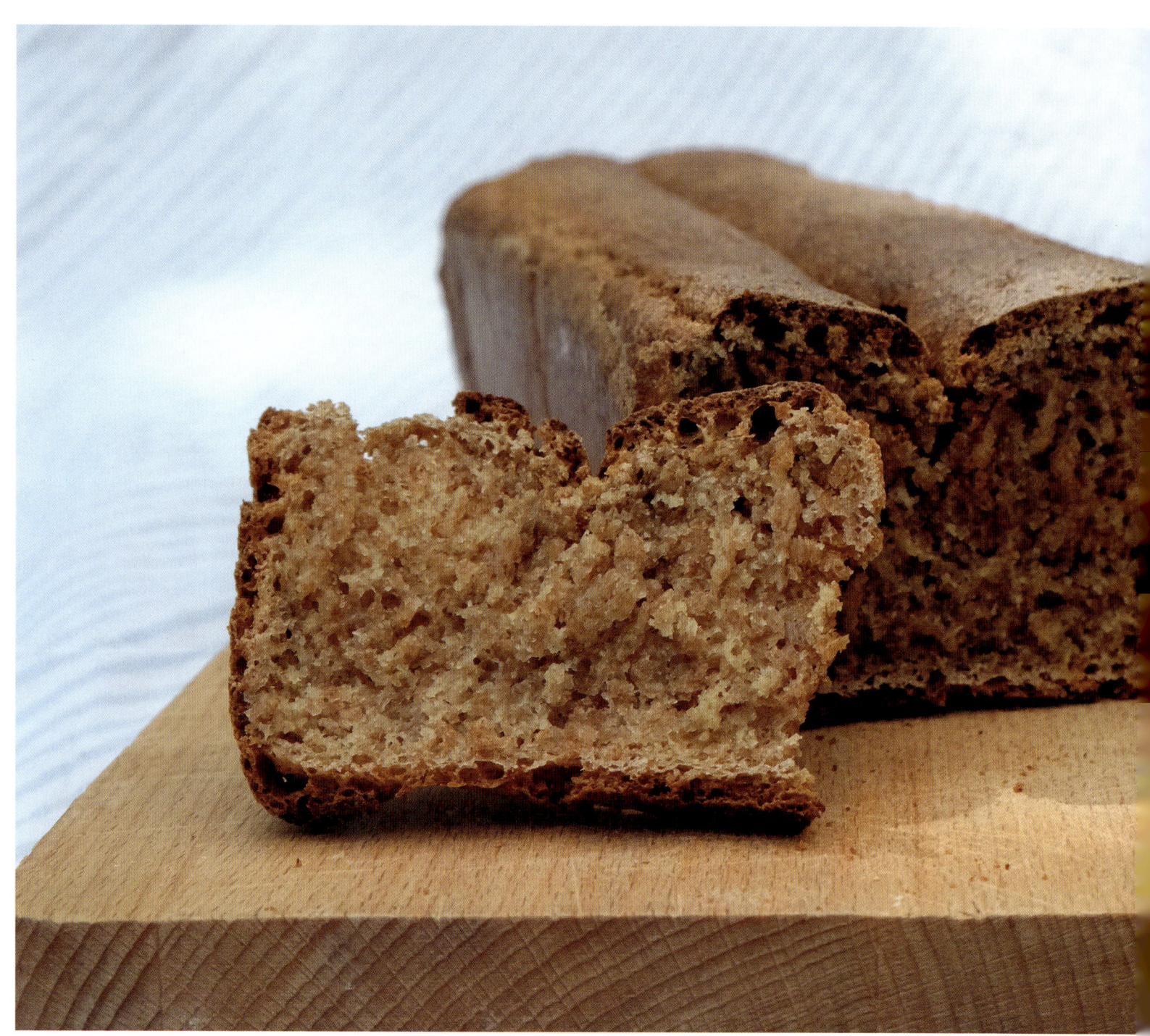

Dinkelvollkorn-Toastbrot

ZUTATEN FÜR 12 SCHEIBEN

500 g	Dinkelvollkornmehl
20 g	frische Hefe (½ Würfel)
15 g	Zucker
10 g	Salz
25 g	Butter
300 ml	lauwarmes Wasser
1 TL	Sonnenblumenöl zum Einfetten der Form
1	Kastenform

ZUBEREITUNG

Die Hefe in ca. 100 ml lauwarmem Wasser auflösen.

Die weiche Butter, den Zucker und das Salz sowie ca. ⅓ des Mehls einarbeiten bis sich alles gut vermengt hat, langsam das restliche Mehl und Wasser dazugeben und so lange durchkneten bis ein elastischer Teig entsteht. Nicht wundern, der Teig ist relativ flüssig.

Den Teig abgedeckt an einem warmen Ort ca. 30 min gehen lassen, dann nochmal gut durchkneten und in eine mit Sonnenblumenöl eingefettete und ausgemehlte Kastenform geben.

Wieder gehen lassen, bis der Teig soweit aufgegangen ist, dass er die komplette Kastenform ausfüllt.

Bei 180 Grad Umluft 1 Stunde backen.

p. Scheibe 171 **KALORIEN** / 4 g **FETT** / 28 g **KOHLENHYDRATE** / 6 g **EIWEISS** / 4 g **BALLASTSTOFFE** / 5 mg **CHOLESTERIN**

Vollkorn-Roggen-Dinkelbrot

ZUTATEN FÜR 24 PORTIONEN

700 g	Roggenvollkornmehl
300 g	Dinkelvollkornmehl
150 g	flüssiger Roggen-Sauerteig
2 Päck.	Hefe (je 7 g)
2 TL	Salz
750 ml	handwarmes Wasser
1 TL	Zucker
1	Gärkörbchen

TIPPS

Damit das Brot nicht am Gärkörbchen oder am Stein klebt, beides immer gut einmehlen.

Aus Ihrem normalen Backofen können Sie ganz einfach einen Steinofen machen, in dem Sie einen Schamottstein auf das Backblech legen. Das ist ein Backstein, den man relativ preisgünstig erstehen kann.

Am besten lässt man das Brot über Nacht liegen und schneidet es erst am Folgetag an. Es bleibt übrigens problemlos mehrere Tage frisch.

ZUBEREITUNG

Die Hälfte des Mehls, Hefe, Salz und Zucker gut vermischen. Danach 750 ml Wasser hinzugeben und zu einem glatten Teig verrühren.

Den flüssigen Sauerteig hinzugeben. Alles gut vermischen und nach und nach das restliche Mehl hinzugeben.

Gut durchkneten. Falls der Teig zu flüssig bleibt, zusätzlich so lange noch etwas Dinkelvollkornmehl dazukneten bis sich ein gut knet- und formbarer Teig ergibt.

Den Teig abgedeckt in einem gut bemehlten Gärkörbchen an einen warmen Ort stellen und warten bis der Teig um ca. die Hälfte höher geworden ist.

Teig nochmals kräftig durchkneten. Nochmal das Gärkörbchen gut einmehlen und den Teig hineinlegen und nochmals abgedeckt stehen lassen, bis der Teig wieder um ca. die Hälfte höher geworden ist. Ofen mit dem Stein vorheizen.

Teig dann aus dem Körbchen holen, in den heißen Ofen auf den bemehlten Stein schieben und eine Schale Wasser hinzustellen. 50-60 min bei ca. 250-300 Grad backen.

Nachdem das Brot fertig gebacken ist, den Stein mit dem Brot aus dem Ofen holen und beides zusammen abkühlen lassen. Das hat den Vorteil, dass das Brot noch etwas nachbackt und definitiv nicht zu feucht ist. Ob es fertig ist, erkennt man am Ton, wenn man unten gegen das Brot klopft, sollte es einen schönen dumpfhohlen Ton geben. Dann ist es genau richtig.

p. P. 140 **KALORIEN** / 1 g **FETT** / 28 g **KOHLENHYDRATE** / 5 g **EIWEISS** / 5 g **BALLASTSTOFFE** / 0 mg **CHOLESTERIN**

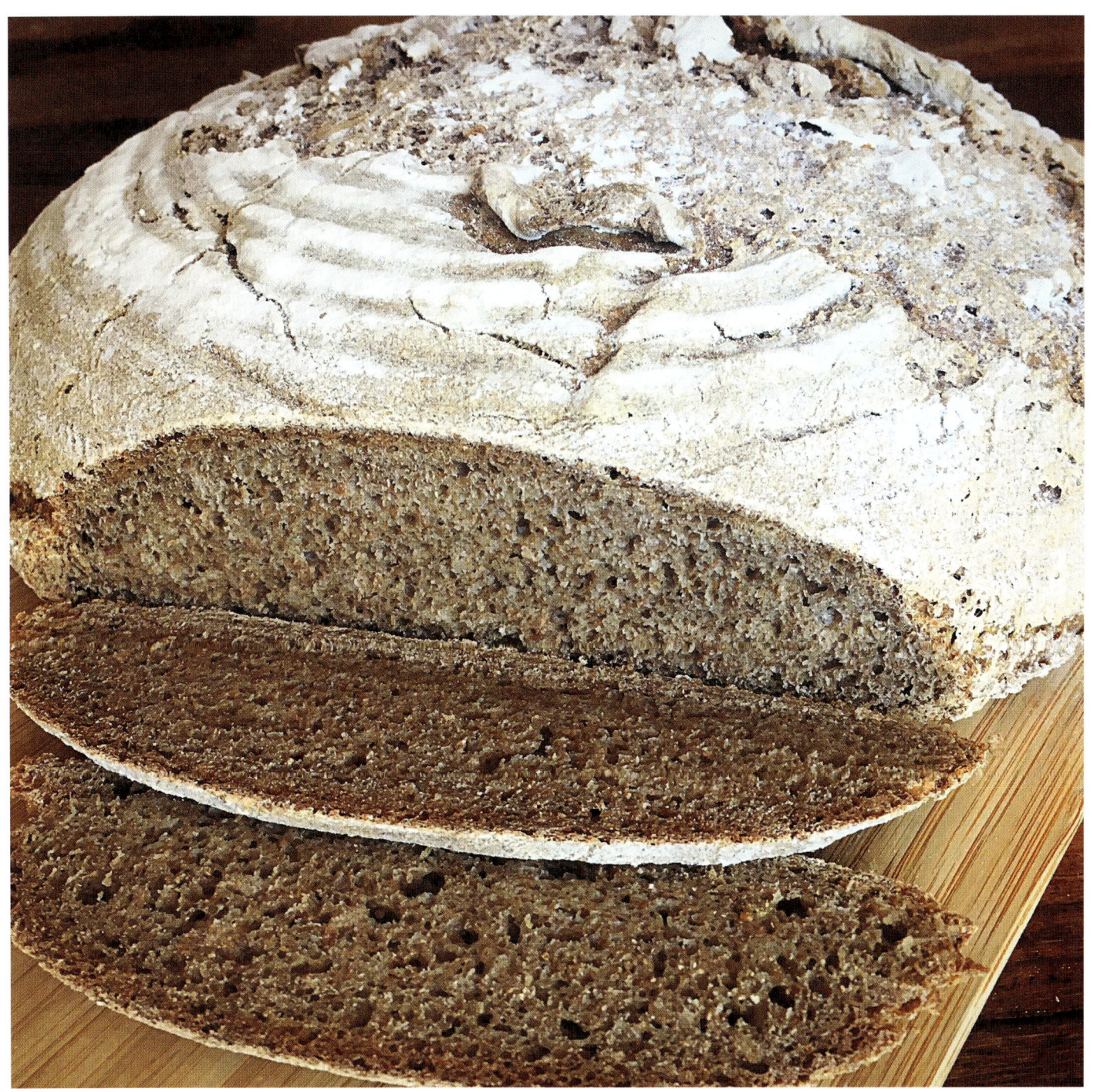

Ballaststoff-Brot

ZUTATEN FÜR 8 SCHEIBEN

100 g	feine Haferflocken
30 g	Leinsamen
30 g	Chiasamen
60 g	Sonnenblumenkerne
50 g	Kürbiskerne
100 g	Hirsemehl (Hirse im Mixer fein zu Mehl mahlen)
1 TL	Flohsamenschalenpulver
25 g	Walnüsse gehackt

Flüssige Zutaten und Gewürze:

200 ml	Wasser
½ TL	Kristallsalz
½ TL	Fenchel gemahlen
½ TL	Anis gemahlen
½ TL	Kreuzkümmel gemahlen
½ TL	Koriander gemahlen
1 TL	Kokosöl zum Bestreichen
1	kleine Kastenform
1 Blatt	Backpapier

ZUBEREITUNG

Den Backofen auf 180° C vorheizen. Ein Backblech mit Backpapier auslegen.

Alle Zutaten, bis auf das Kokosöl, in eine große Schüssel geben, zu einem „Brotteig" verarbeiten und mit den Händen gut durchkneten, bis die Masse nicht mehr am Schüsselrand hängen bleibt.

Sollte der Teig zu feucht sein, kann etwas Hirsemehl dazugegeben werden, ist er zu trocken, etwas Wasser dazugeben.

Den Brotteig in eine Kastenform füllen und gut andrücken, sodass er gleichmässig flach in der Form verteilt ist.

Den Teig ca. 45 min an einem warmen Ort nachquellen lassen.

Das ist sehr wichtig, da sowohl Chia-, Lein- als auch Flohsamen eine enorm hohe Quellfähigkeit haben und sie im Teig ausquellen sollen und nicht anschließend im Darm.

Nach der Quellzeit die Form auf das Backpapier stürzen und das Brot ohne Form backen. Unter Umständen die Kanten mit der Hand nochmal abrunden. Geübte können auch ohne Form einen Brotlaib formen. Wichtig ist nur, dass er gleichmäßig ist.

Dann das Blech mit dem Teigling in den Ofen stellen und ca. 40-45 min backen. Einmal in der Mitte der Backzeit aus dem Ofen holen und mit dem Kokosöl bestreichen. Herausnehmen und auskühlen lassen.

Dieses herrlich-knusprige und pikant-würzige Brot sieht nicht nur köstlich aus, sondern schmeckt auch genau so.

p. Scheibe 223 **KALORIEN** / 11 g **FETT** / 22 g **KOHLENHYDRATE** / 9 g **EIWEISS** / 4 g **BALLASTSTOFFE** / 0 mg **CHOLESTERIN**

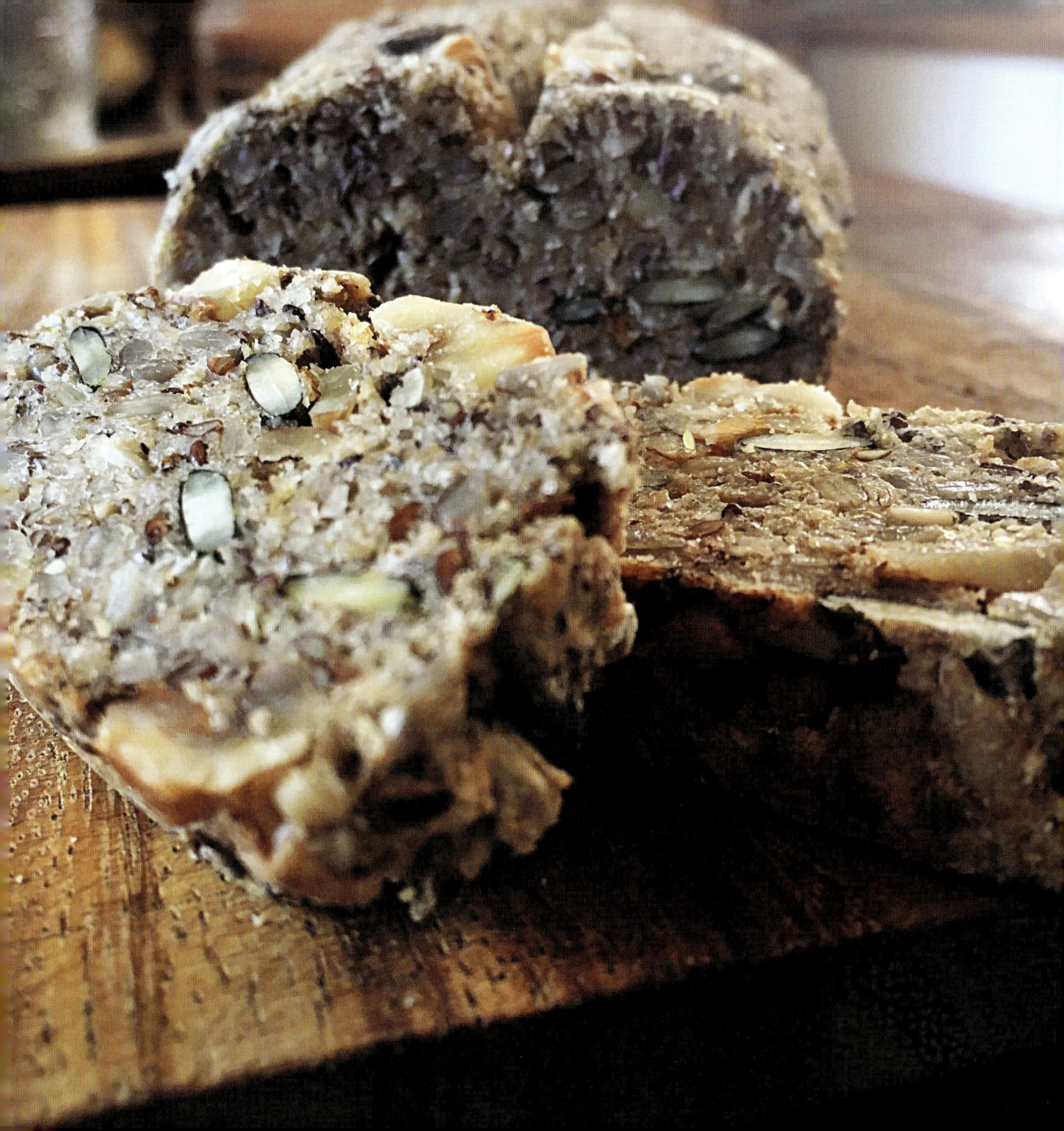

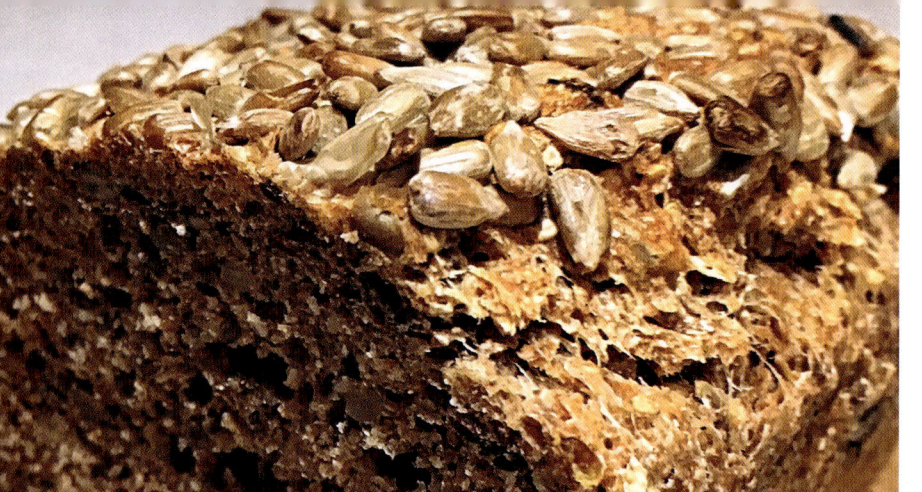

LEUBERTS

Vollkornbrot

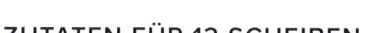

ZUTATEN FÜR 12 SCHEIBEN

450 ml	Wasser
1 Würfel	frische Hefe
250 g	Dinkelvollkornmehl
250 g	Weizenvollkornmehl
50 g	Sonnenblumenkerne
50 g	Sesam
50 g	Leinsamen
2 TL	Salz
2 EL	Apfelessig (oder Brottrunk)
2 EL	Sonnenblumenkerne zum Bestreuen
1	Kastenform (25 cm)
1 Blatt	Backpapier

ZUBEREITUNG

Die Hefe zerbröseln und in eine Schüssel mit lauwarmen Wasser geben. Mit dem Schneebesen so lange verrühren, bis sich die Hefe komplett aufgelöst hat.

In einer zweiten Schüssel das Dinkelvollkornmehl, Weizenvollkornmehl, Sonnenblumenkerne, Sesam, Leinsamen und Salz vermischen.

Apfelessig und Hefe-Wassermischung zugeben und mit den Knethaken des Handrührers zu einem glatten Teig verarbeiten.

Eine Kastenform (25 cm) mit Backpapier auslegen, den Teig einfüllen und glattstreichen. Sonnenblumenkerne daraufgeben und ein wenig festdrücken.

In den kalten Ofen stellen, erst dann auf 200 Grad (Ober- und Unterhitze) aufheizen und das Brot für 50-60 min backen. Mit der Stäbchenprobe testen, ob es fertig ist.

p. Scheibe 216 **KALORIEN** / 6 g **FETT** / 30 g **KOHLENHYDRATE** / 10 g **EIWEISS** / 6 g **BALLASTSTOFFE** / 0 mg **CHOLESTERIN**

INGWER NUSS Granola

ZUTATEN FÜR 20 PORTIONEN

2 EL	natives Kokosöl
125 ml	Ahornsirup
2 TL	Honig
1 Prise	Salz
300 g	Haferflocken
50 g	Sonnenblumenkerne
100 g	Sesam
100 g	Walnüsse
50 g	Kürbiskerne
100 g	gehackte Mandeln
100 g	getrocknete Feigen
150 g	getrocknete Kirschen
50 g	kandierter Ingwer

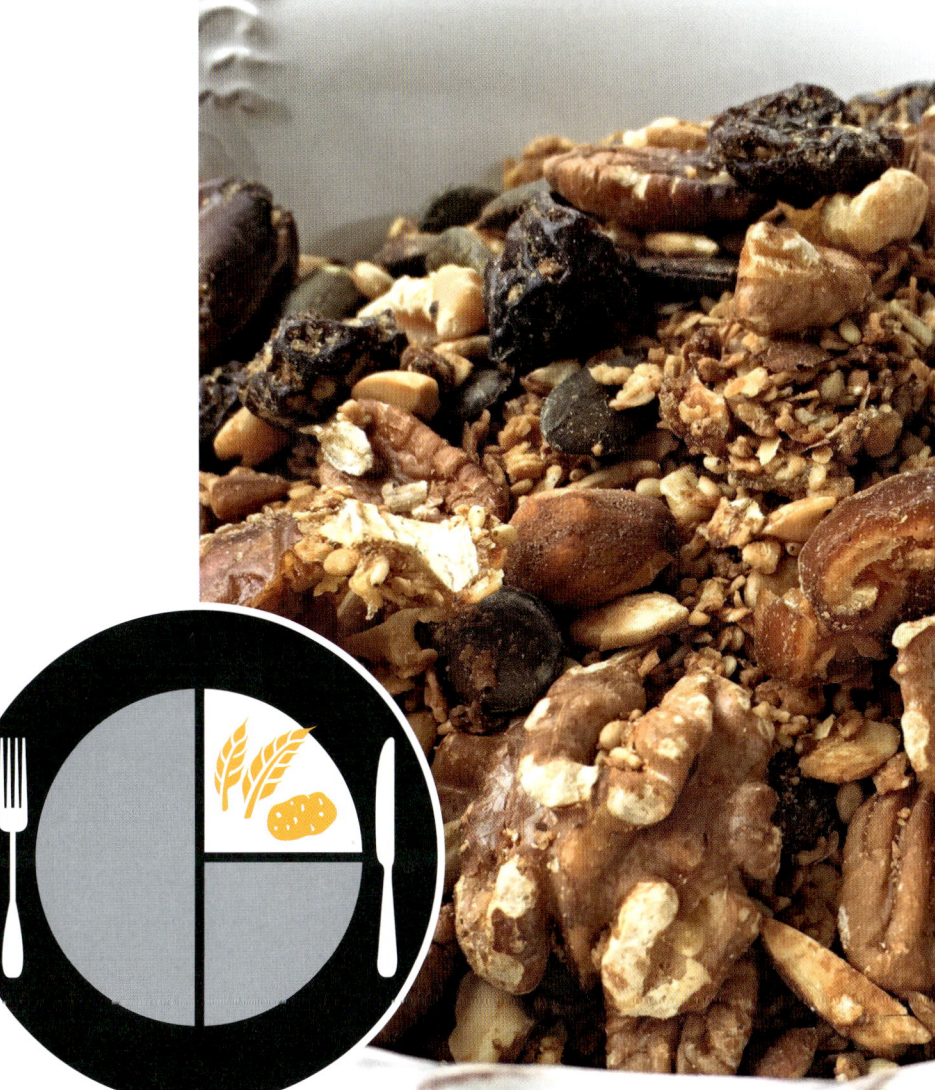

ZUBEREITUNG

Kokosöl, Ahornsirup, Honig und Salz in einer großen Schüssel mischen.

Haferflocken, Sonnenblumenkerne, Sesam, Walnüsse, Kürbiskerne und Mandeln dazugeben.

Das ganze Granola ordentlich durchkneten, damit sich das Fett gut verteilt. Auf ein mit Backpapier ausgelegtes Backblech verteilen und bei 150 Grad Ober- und Unterhitze ca. 20 min backen.

In der Zwischenzeit getrocknete Feigen und Kirschen und den kandierten Ingwer kleinhacken und zu dem Granola auf das Backblech geben.

Weitere 10-15 min backen und zwischendurch immer wieder herausholen und durchmischen, damit es gleichmäßig bräunt.

Vorsicht! Immer schön beobachten, damit die Pracht nicht zu dunkel wird. Anschließend gut auskühlen lassen und in einem luftdichten Glas lagern.

Wer keinen Ingwer mag, lässt ihn einfach weg, aber gerade der gibt den zusätzlichen Kick und eine leichte Schärfe.

p. P. 234 **KALORIEN** / 13 g **FETT** / 23 g **KOHLENHYDRATE** / 7 g **EIWEISS** / 4 g **BALLASTSTOFFE** / 0 mg **CHOLESTERIN**

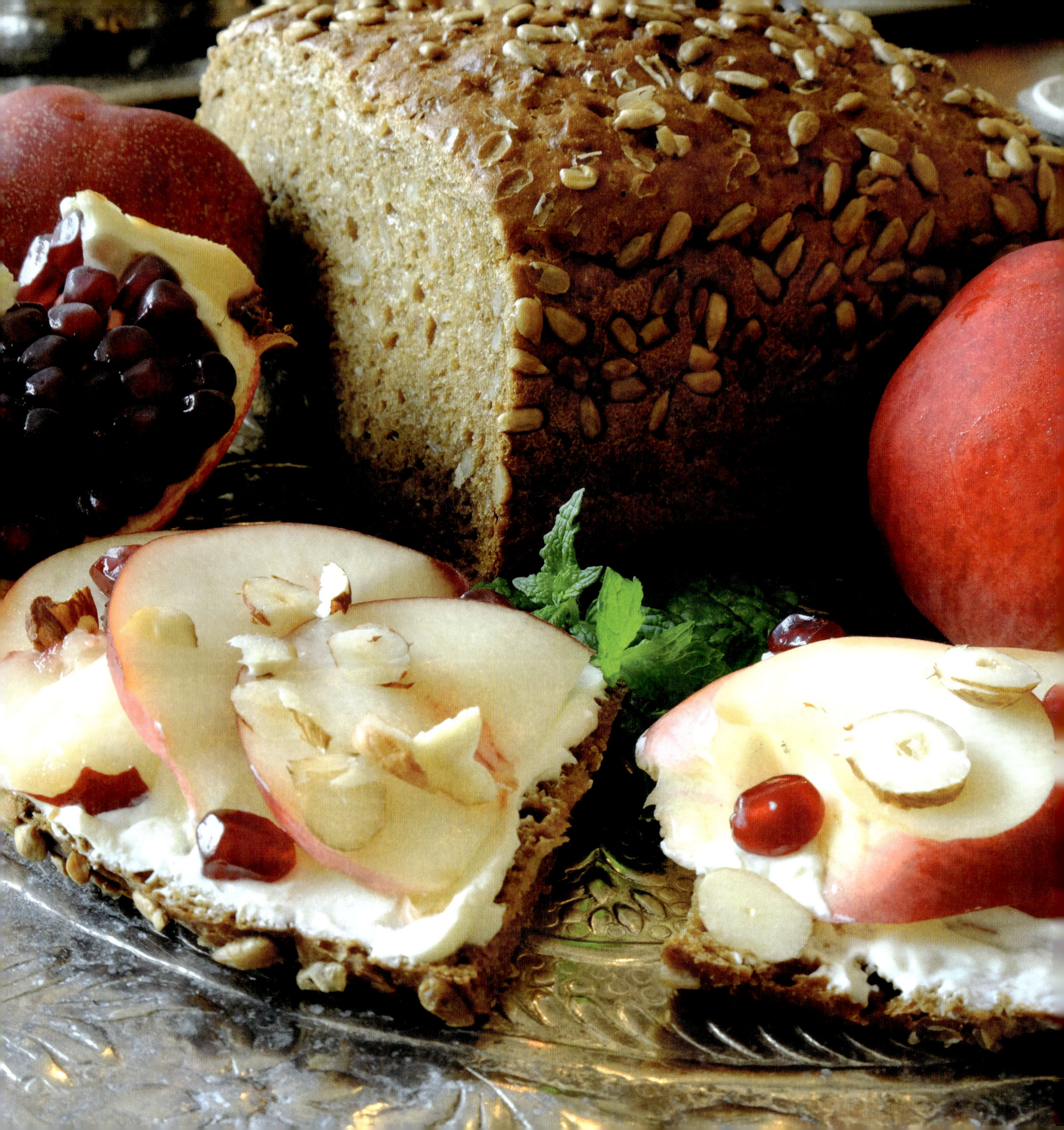

REZEPTE

Statt Marmelade aufs Brot

Belegen Sie Ihr Brot mit frischem
Obst. So sparen jede Menge Zucker
und nehmen viele Vitamine zu sich.

Frischkäse

MIT PFIRSICH UND GRANATAPFEL AUF VOLLKORNBROT

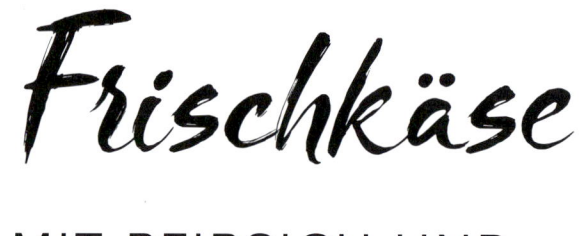

ZUTATEN FÜR 1 PORTION

100 g	fettarmer Frischkäse
1 TL	Granatapfelkerne
1	weißfleischige Pfirsich
3	Haselnüsse
100 g	Vollkornbrot

ZUBEREITUNG

Pfirsich in Scheiben schneiden, Nüsse in Scheibchen schneiden und Granatapfelkerne heraus- lösen.

Das Vollkornbrot mit Frischkäse bestreichen und alles schön auf dem Brot anrichten.

p. P. 375 **KALORIEN** / 8 g **FETT** / 51 g **KOHLENHYDRATE** / 23 g **EIWEISS** / 11 g **BALLASTSTOFFE** / 10 mg **CHOLESTERIN**

Mango-Kumquat-Brot

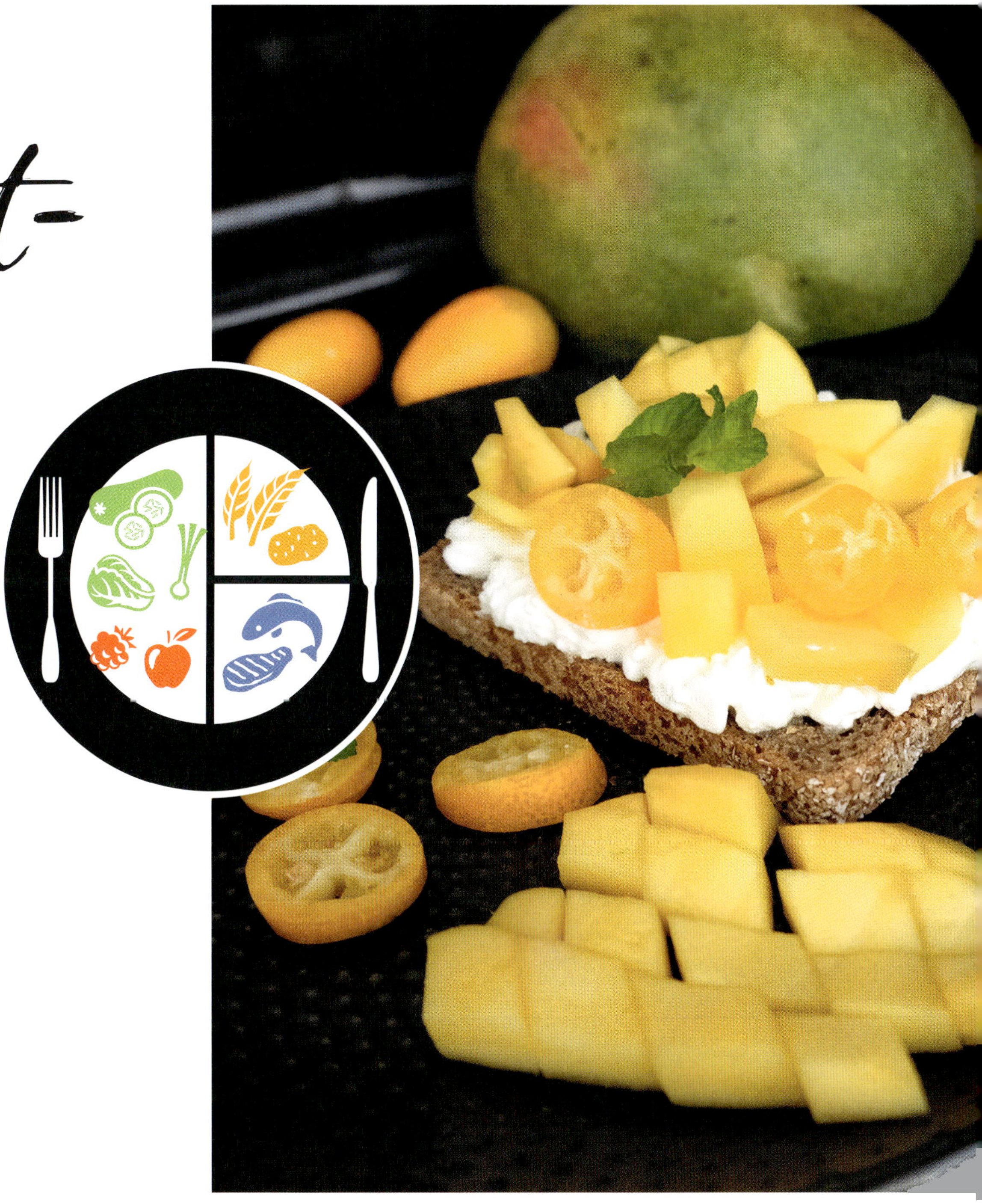

ZUTATEN FÜR 1 PORTION

1 Scheibe Vollkornbrot (ca. 60 g)

50 g   körniger Frischkäse

½   Mango

4   Kumquat

ZUBEREITUNG

Vollkornbrot mit körnigem Frischkäse bestreichen.

Die Mango in kleine Stückchen
und Kumquat in Scheibchen
schneiden.

Beides auf das Brot legen.

p. P. 306 **KALORIEN** / 3 g **FETT** / 54 g **KOHLENHYDRATE** / 13 g **EIWEISS** / 10 g **BALLASTSTOFFE** / 5 mg **CHOLESTERIN**

HÜTTENKÄSE
Kiwi-Brot

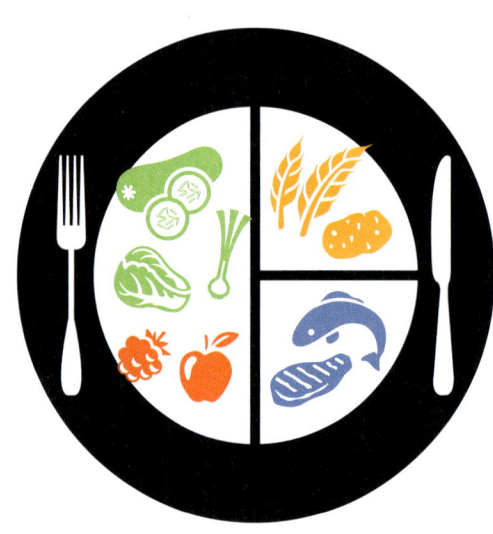

ZUTATEN FÜR 1 PORTION

50 g	körniger Frischkäse
100 g	dunkles Vollkornbrot
1	Kiwi
½	Grapefruit

ZUBEREITUNG

Die Kiwi schälen und in Scheiben schneiden, die Grapefruit halbieren.

Den körnigen Frischkäse auf das Vollkornbrot streichen und die Kiwischeiben darauflegen. Eine Hälfte der Grapefruit zum Brot reichen.

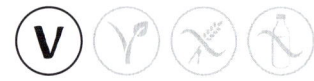

p. P. 322 **KALORIEN** / 3 g **FETT** / 53 g **KOHLENHYDRATE** / 15 g **EIWEISS** / 11 g **BALLASTSTOFFE** / 5 mg **CHOLESTERIN**

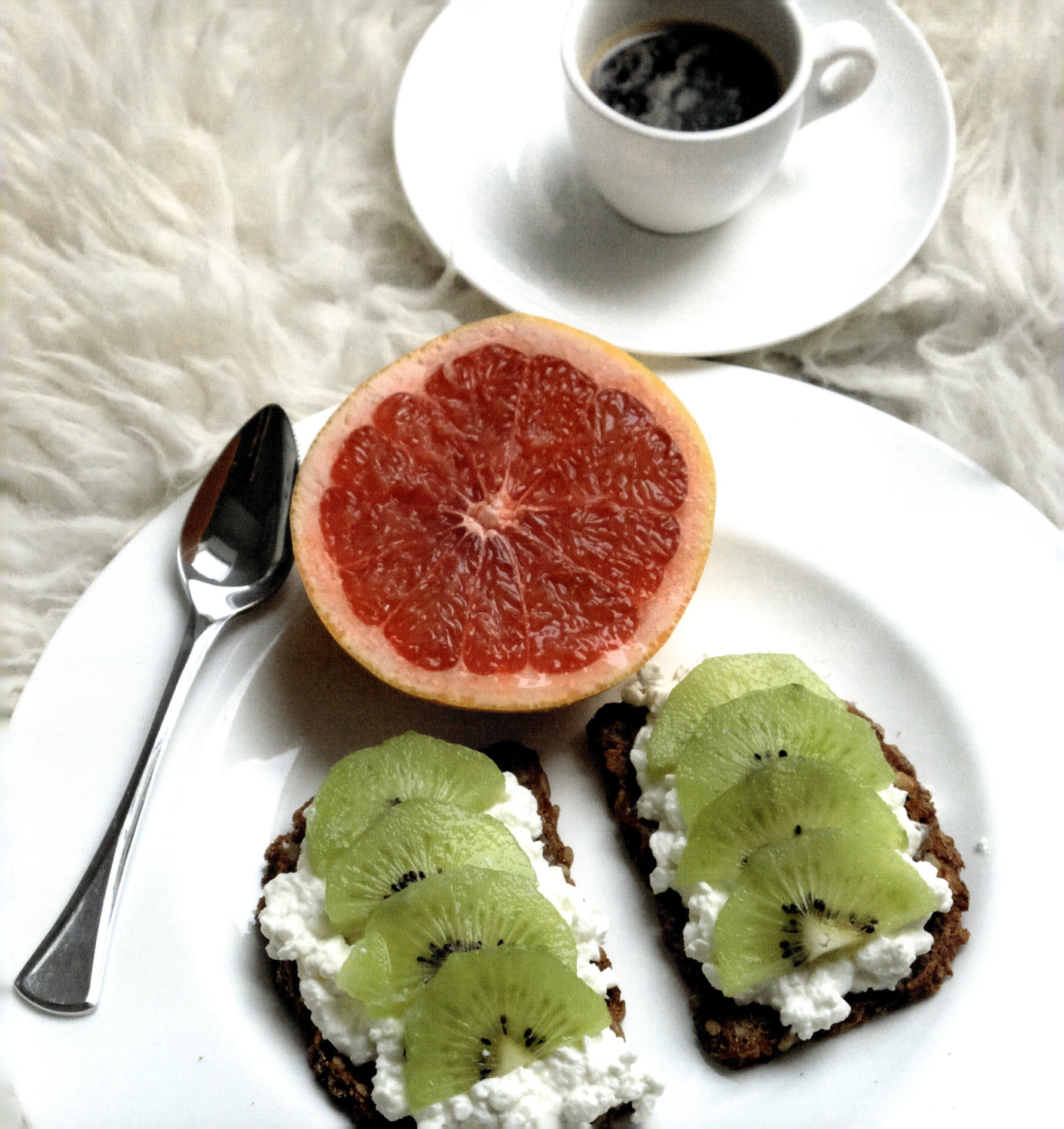

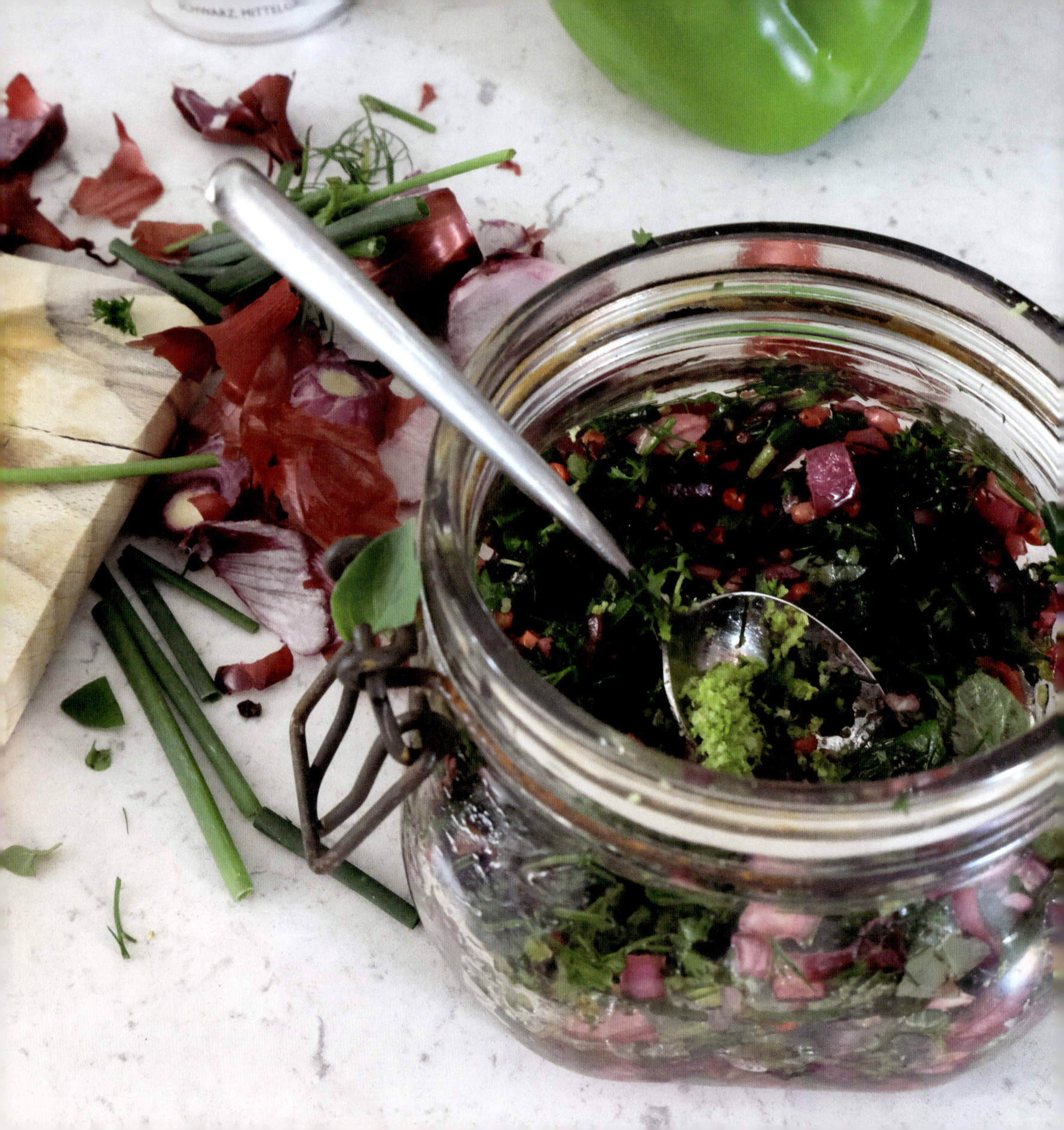

Dips und Dressings

Dips und Dressings – sie machen aus einfachem Gemüse oder Salat raffinierte Gerichte.

Kräuter-Dressing

MIT ROTEN PFEFFERBEEREN

ZUTATEN FÜR 4 PORTIONEN

1	rote Zwiebel
1	Knoblauchzehe
2	Limetten (Schale und Saft)
1 EL	Schnittlauch
1 EL	(Thai)-Basilikum, sonst normales Basilikum
1 TL	Dill
1 EL	Petersilie
1 EL	rote Pfefferbeeren
1 EL	Olivenöl
1 EL	weißer Balsamico
1 TL	Honig
	Salz

ZUBEREITUNG

Zwiebel, Knoblauch und alle Kräuter hacken.

Die Schale der Limetten mit einer feinen Reibe abreiben.

Limetten auspressen und mit allen anderen Zutaten mischen.

Mit Salz abschmecken.

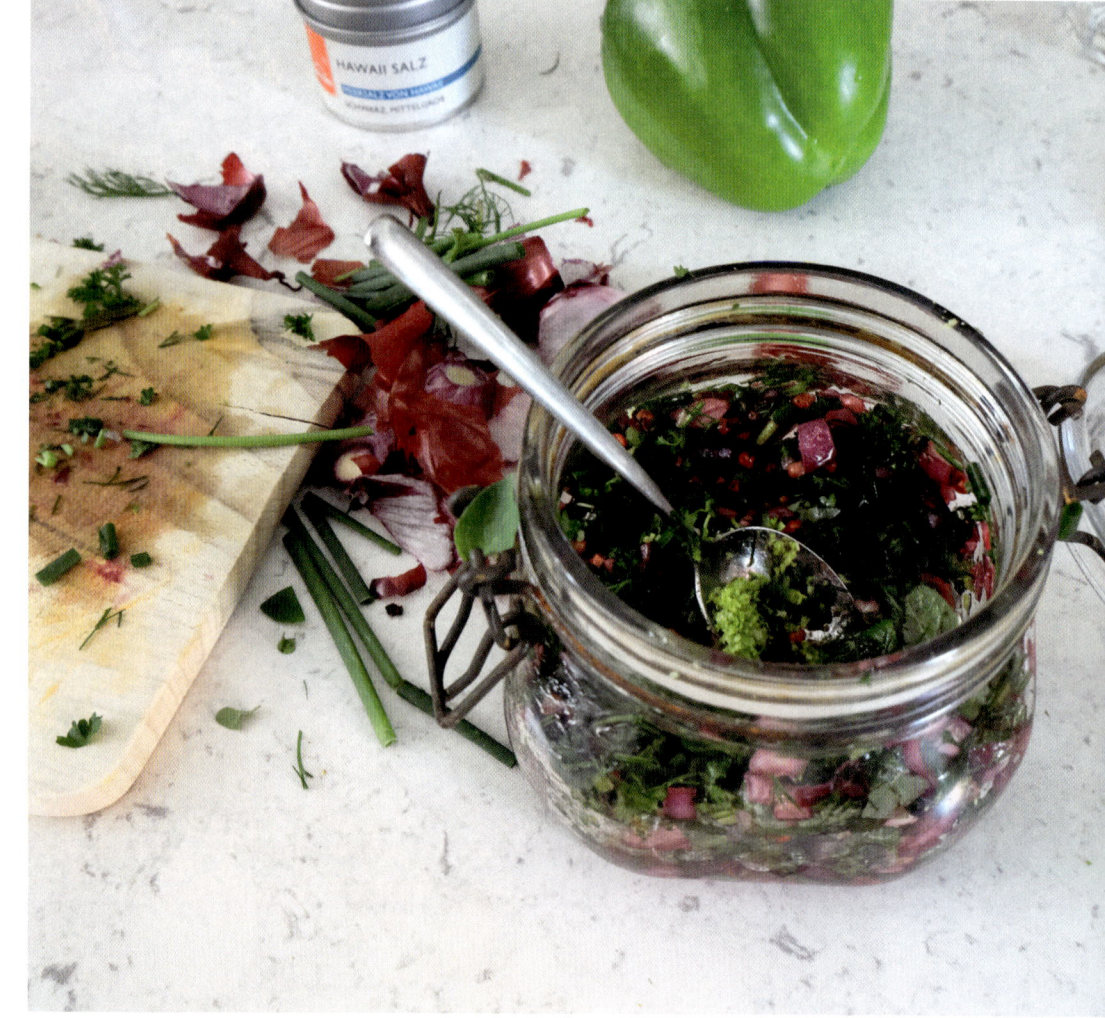

p. P. 80 **KALORIEN** / 5 g **FETT** / 6 g **KOHLENHYDRATE** / 1 g **EIWEISS** / 1 g **BALLASTSTOFFE** / 0 mg **CHOLESTERIN**

Avocado-Radieschen-Dip

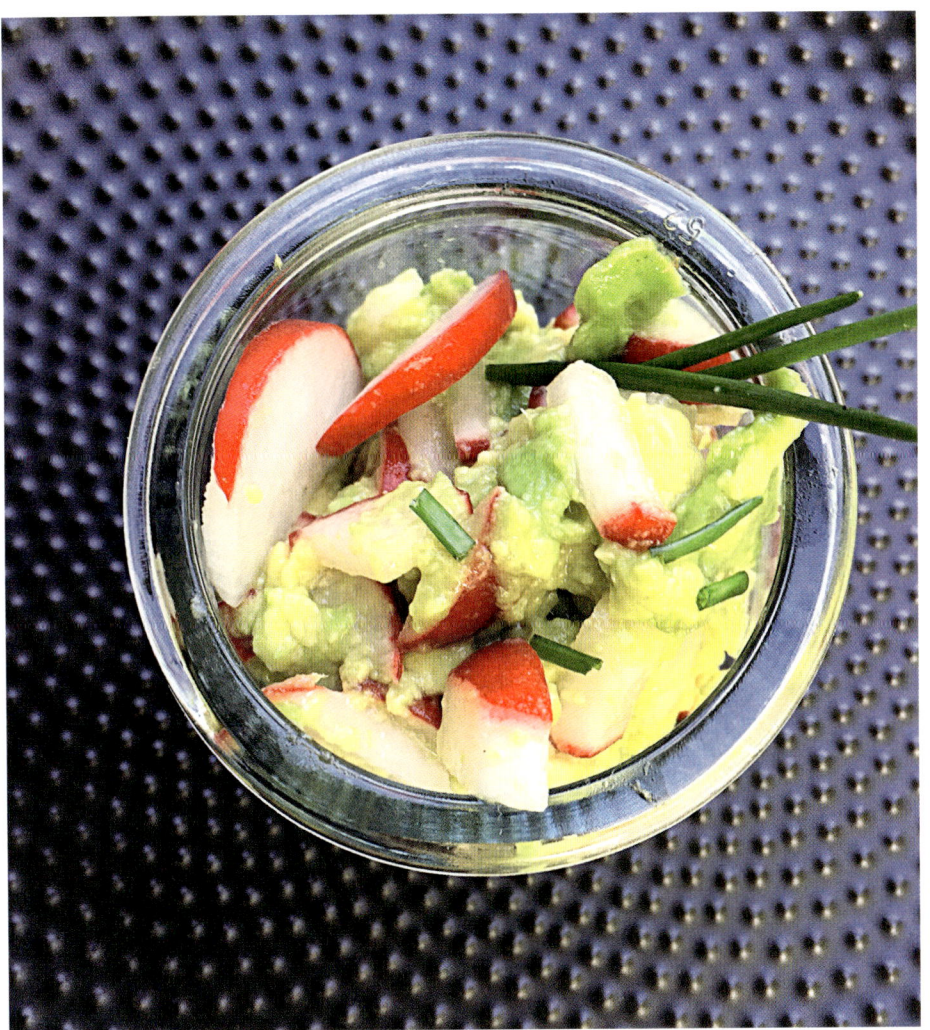

ZUTATEN

1	Avocado
etwas	Zitronensaft
4-5	Radieschen
1 TL	Schnittlauch
	Salz, Pfeffer

ZUBEREITUNG

Avocado aufschneiden, entkernen und grob pürieren, es dürfen ruhig ein paar gröbere Stückchen übrigbleiben.

Radieschen in kleine Stücke schneiden und Schittlauch hacken.

Alle Zutaten miteinander verrühren und mit etwas Zitronensaft, Salz und Pfeffer abschmecken.

gesamt 225 **KALORIEN** / 20 g **FETT** / 8 g **KOHLENHYDRATE** / 3 g **EIWEISS** / 8 g **BALLASTSTOFFE** / 0 mg **CHOLESTERIN**

ORIGINAL
Mojo Verde

ZUTATEN

1	grüne Peperoni
1	grüne Paprika
1	Knoblauchzehe
1 Bund	Koriandergrün
1 Bund	glatte Petersilie
100 g	Olivenöl
½ TL	Salz, geht auch weniger
1 Prise	Zucker
½ TL	Kreuzkümmel gemahlen
etwas	Limettensaft
1	Limette (Schale)

ZUBEREITUNG

Die Peperoni und die Paprika putzen, entkernen und in Stücke schneiden, die Knoblauchzehe schälen und kleinschneiden, die Petersilie und den Koriander grob vorhacken.

Die grüne Schale der Limette abreiben und zur Seite stellen, die Limette auspressen.

Alles mit den restlichen Zutaten in den Mixer geben und grob durchhacken lassen.

Mit Salz vorsichtig abschmecken.

TIPP

Hält im Kühlschrank eine Woche.
Lässt sich auch portionsweise einfrieren.

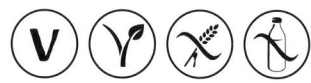

gesamt 1010 **KALORIEN** / 103 g **FETT** / 15 g **KOHLENHYDRATE** / 5 g **EIWEISS** / 6 g **BALLASTSTOFFE** / 0 mg **CHOLESTERIN**

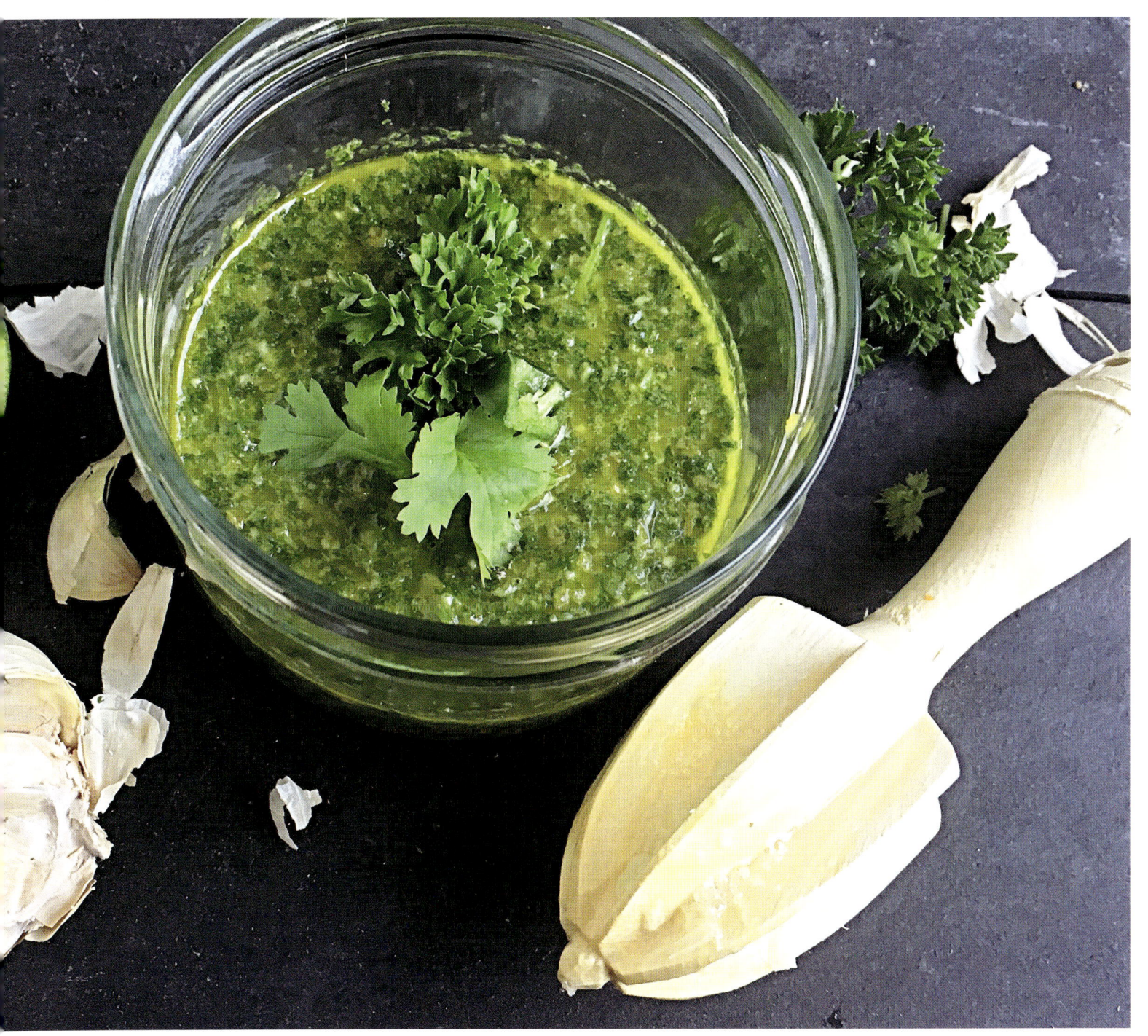

Granatapfel-Dressing

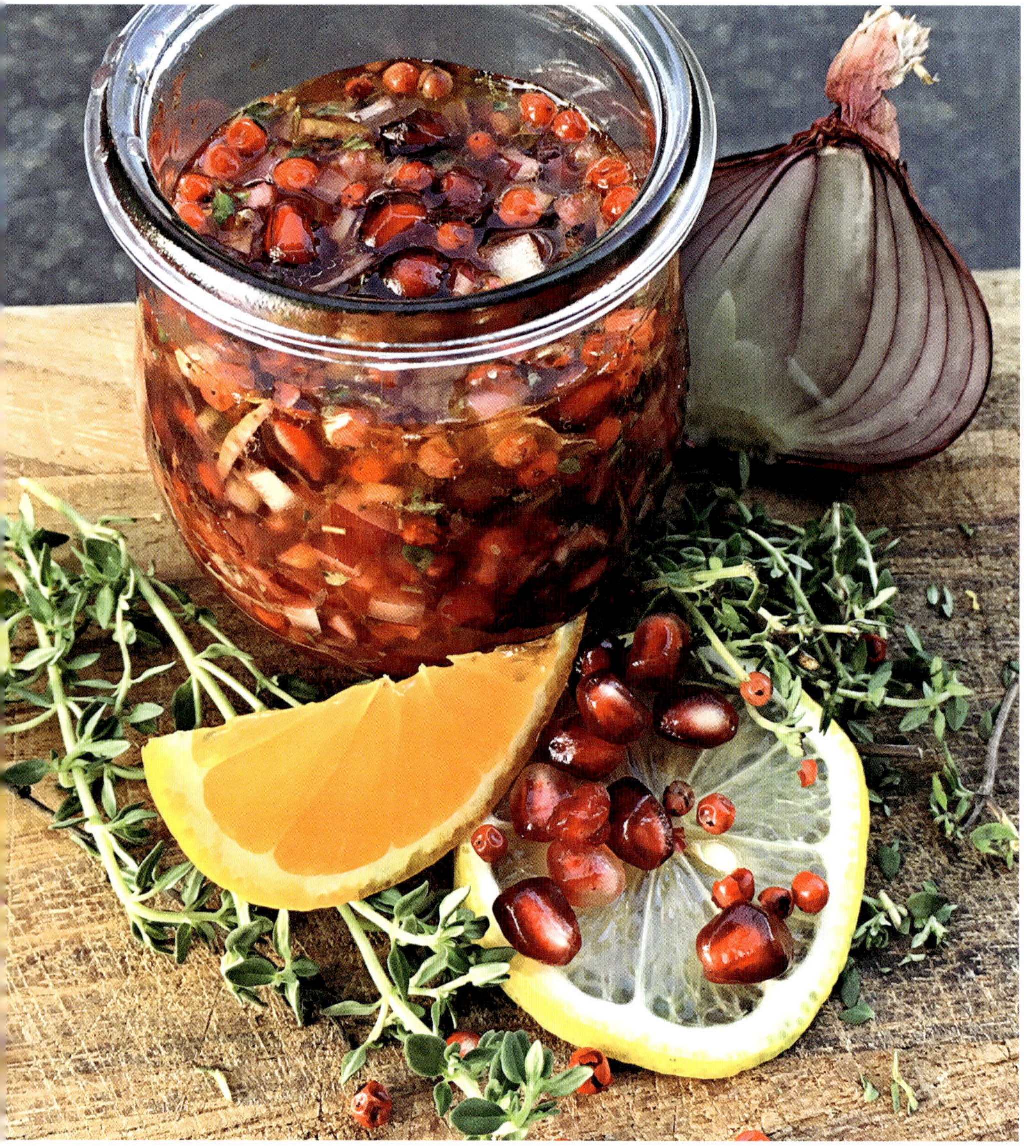

ZUTATEN FÜR 4 PORTIONEN

½	Knoblauchzehe
½	rote Zwiebel
1	Zitrone (Saft und Schale)
½	Granatapfel
1	Orange (Saft)
50 ml	Granatapfelsaft
3 EL	Grenadine
2 EL	Olivenöl
3 Prisen	Salz
1 EL	gehackter frischer Thymian
1 EL	rote Pfefferbeeren

ZUBEREITUNG

Knoblauch und Zwiebel in sehr kleine Stückchen schneiden.

Auch die Schale der Zitrone in feine Streifen schneiden und dazugeben.

Orange und Zitrone auspressen.

Die Kerne eines halben Granatapfels, sowie den Zitronen-, Orangen- und Granatapfelsaft, Grenadine, Olivenöl, Salz, gehackten Thymian und die roten Pfefferbeeren dazugeben.

Alles verrühren. Fertig.

p. P. 161 **KALORIEN** / 7 g **FETT** / 22 g **KOHLENHYDRATE** / 1 g **EIWEISS** / 2 g **BALLASTSTOFFE** / 0 mg **CHOLESTERIN**

Bärlauch-Pesto

INFO

Bärlauch ist eine wahre Vitamin- und Mineralstoffbombe. Er ist reich an Vitamin C, Magnesium, Eisen und Mangan. Interessant ist er aber vor allem wegen seines hohen Sulfidgehalts. Tatsächlich gibt es keine andere Pflanze, die so viele organische Schwefelverbindungen (Sulfide) aufweist wie der Bärlauch.

ZUTATEN

2 Bund	frischer Bärlauch
4 EL	Pinienkerne
2 EL	Olivenöl
1 Prise	Salz
1 Spritzer	Zitronensaft

ZUBEREITUNG

Den Bärlauch grob in Stücke schneiden und zusammen mit der Hälfte der Pinienkerne und dem Olivenöl in einen Blender geben und solange zerkleinern bis er eine cremige Konsistenz erhält.

Die restlichen Pinienkerne grob zerstampfen und dazugeben.

Mit etwas Salz und einem Spritzer Zitronensaft abschmecken.

TIPP

Hält sich im Kühlschrank 2-3 Tage. Lässt sich aber auch portionsweise einfrieren.

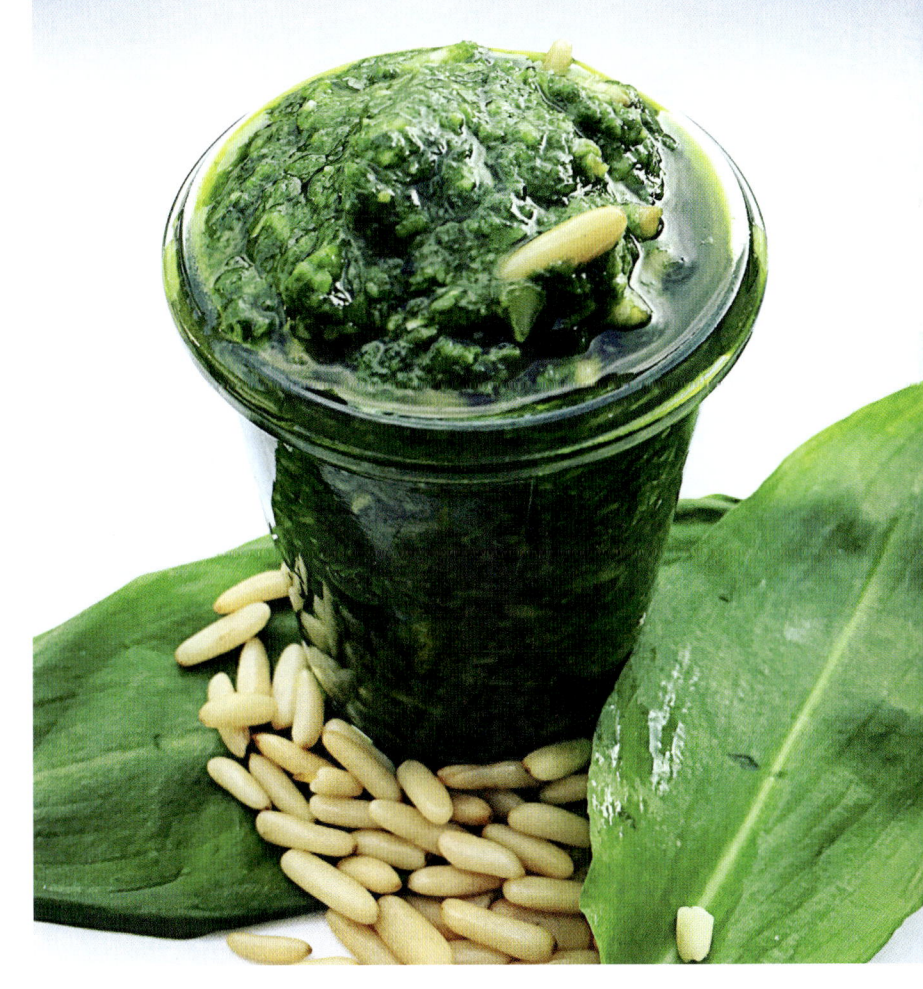

gesamt 712 **KALORIEN** / 65 g **FETT** / 12 g **KOHLENHYDRATE** / 21 g **EIWEISS** / 10 g **BALLASTSTOFFE** / 0 mg **CHOLESTERIN**

Avocado-Basilikum-Hummus

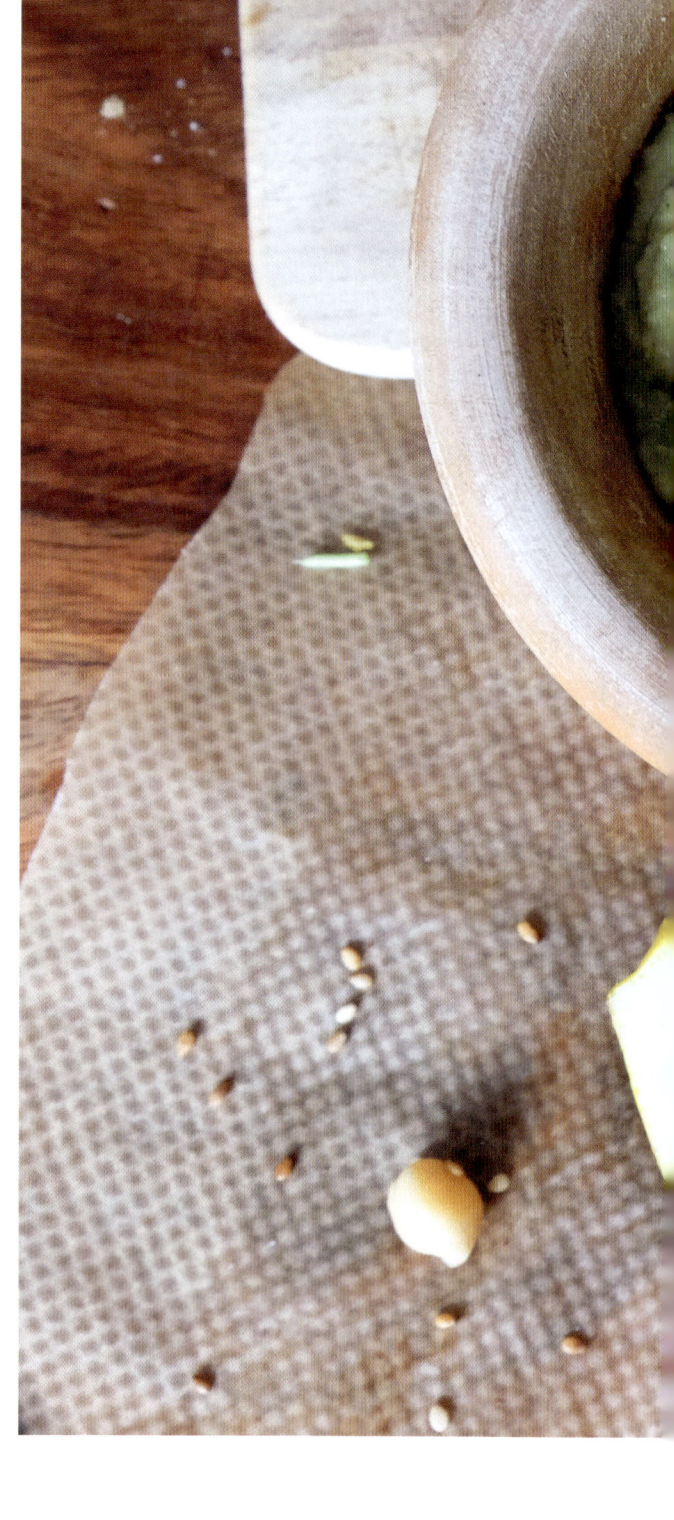

ZUTATEN FÜR 4 PORTIONEN

200 g	Kichererbsen (Konserve, gegart)
1	Avocado
8	Basilikumblätter
1 TL	Kreuzkümmel
1	Zitrone (Schale und Saft)
	Salz, Pfeffer
50 ml	Olivenöl
1 TL	gerösteter Sesam

ZUBEREITUNG

Kichererbsen in einem Sieb mit Wasser abspülen und gut abtropfen lassen.

Avocado entkernen und in kleine Stücke schneiden.

Die Schale der Zitrone abreiben und die Zitrone auspressen.

Alles, außer dem Öl, in den Mixer geben, Kreuzkümmel und Basilikum dazugeben. So lange mixen bis eine homogene Textur entsteht.

Dann das Hummus in eine Schale füllen und das Öl schön langsam unter Rühren dazugeben.

Zum Schluss mit Salz und frischem Pfeffer abschmecken und mit dem Sesam bestreuen.

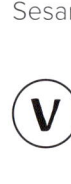

p. P. 229 **KALORIEN** / 18 g **FETT** / 11 g **KOHLENHYDRATE** / 5 g **EIWEISS** / 4 g **BALLASTSTOFFE** / 0 mg **CHOLESTERIN**

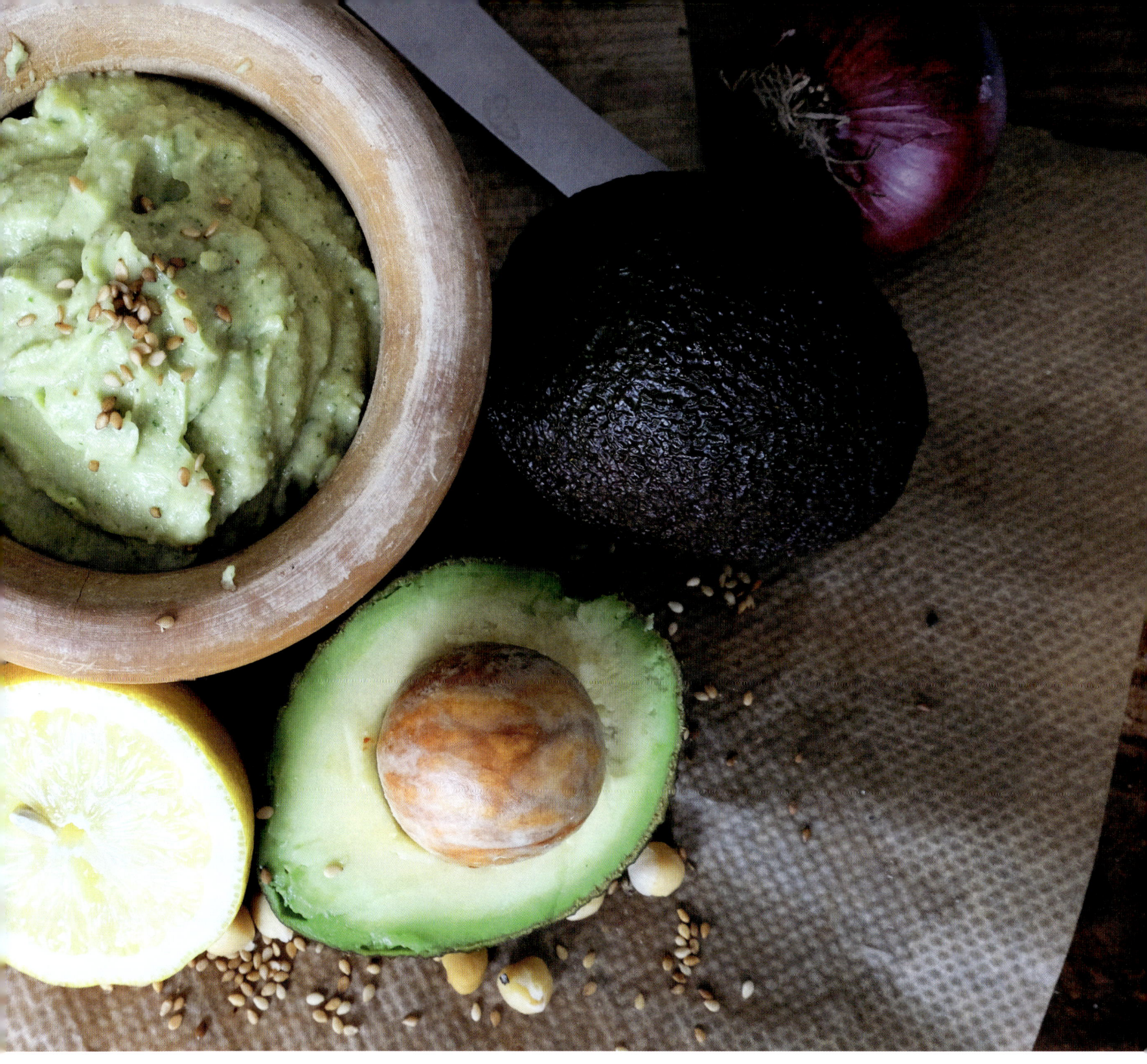

Hummus

GRUNDREZEPT

ZUTATEN FÜR 4 PORTIONEN

240 g	Kichererbsen (Konserve, Abtropfgewicht)
50 ml	natives Olivenöl
¼ TL	Salz
	Pfeffer aus der Mühle
1 TL	Kreuzkümmel gemahlen
1	Zitrone (Saft)
etwas	Basilikum

ZUBEREITUNG

Die Kichererbsen in einem Sieb gründlich mit Wasser abspülen.

Alle Zutaten in den Mixer geben und pürieren.

Anschließend mit Pfeffer und Salz noch einmal abschmecken und mit etwas Basilikum garnieren.

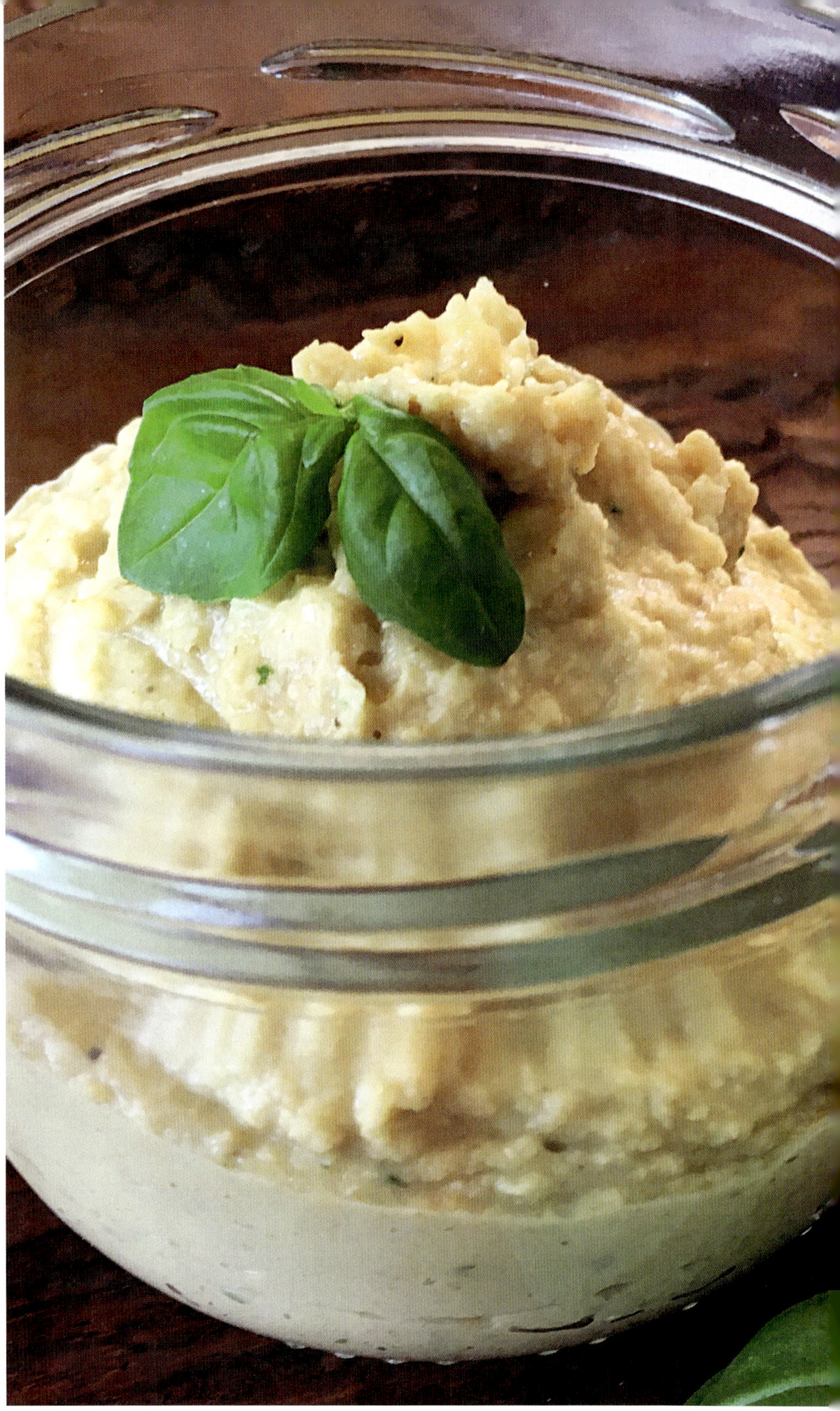

p. P. 164 **KALORIEN** / 12 g **FETT** / 10 g **KOHLENHYDRATE** / 4 g **EIWEISS** / 3 g **BALLASTSTOFFE** / 0 mg **CHOLESTERIN**

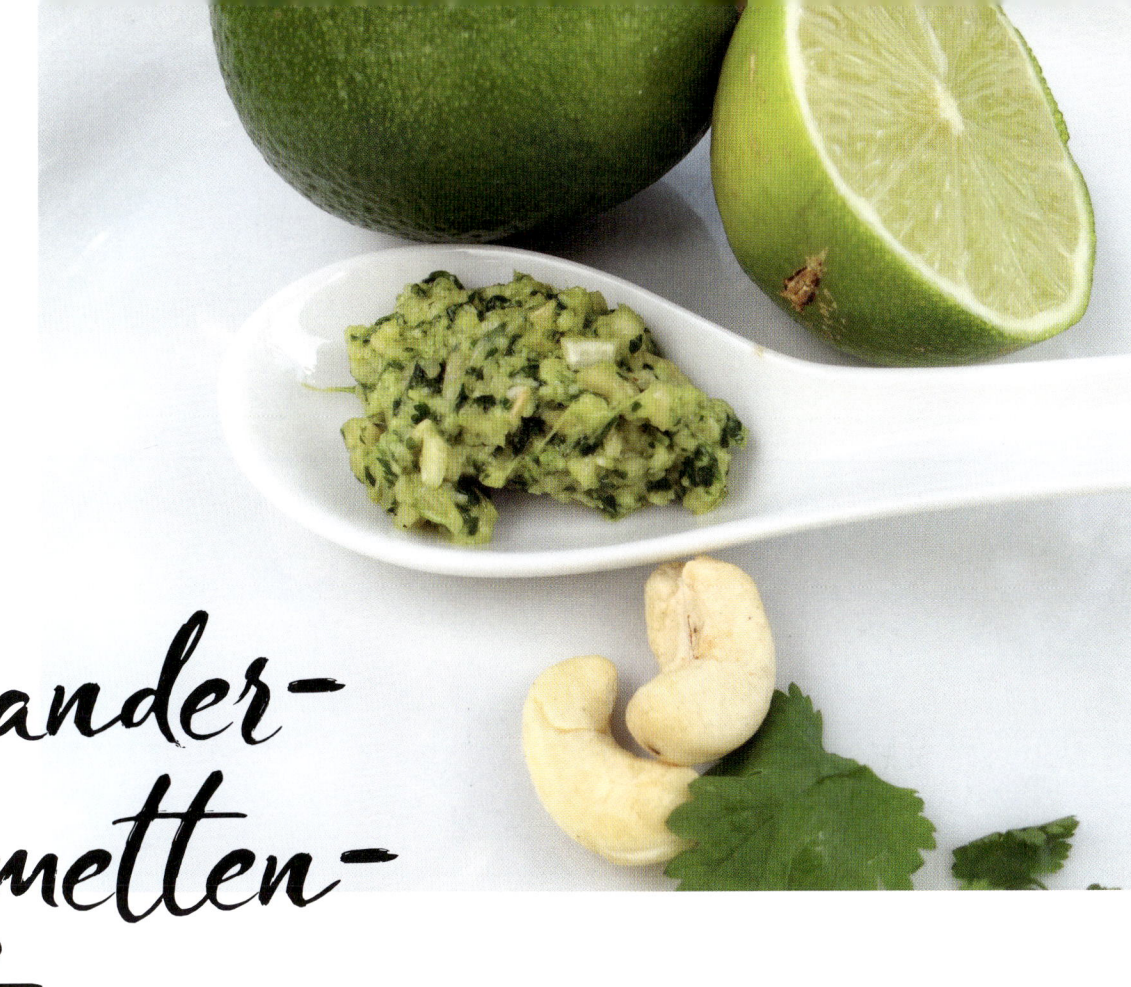

TIPP

Schmeckt gut zu Pasta, Gemüse und auf gegrilltem Fisch.

Koriander-Limetten-Pesto

ZUTATEN

4 EL	Cashewkerne
2	Limetten (Schale und Saft)
½ Bund	Koriandergrün
2 EL	Olivenöl
1 Prise	Zucker
1 Prise	Salz

ZUBEREITUNG

Die Cashewkerne fein hacken, nicht pürieren!

Die Limetten auspressen.

Die Schale einer Limette mit einem Messer fein hacken. Das Koriandergrün hacken.

Alle Zutaten in eine Schale geben und mit dem Olivenöl vermischen.

Mit Salz und Zucker abschmecken. Fertig.

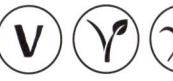 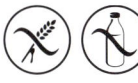

gesamt 773 **KALORIEN** / 65 g **FETT** / 24 g **KOHLENHYDRATE** / 18 g **EIWEISS** / 4 g **BALLASTSTOFFE** / 0 mg **CHOLESTERIN**

Rote Bete-Hummus

ZUTATEN FÜR 4 PORTIONEN

200 g	Kichererbsen (Konserve, abgetropft)
½	Zitrone (Schale und Saft)
1	Knoblauchzehe
1 Knolle	Rote Bete (vorgekocht)
2 EL	Olivenöl
2 TL	Kreuzkümmel
	Salz
einige	Basilikumblättchen

ZUBEREITUNG

Die Kichererbsen in einem Sieb gründlich mit Wasser abspülen.

Die halbe Zitrone auspressen, Schale grob abreiben.

Die Rote Bete in kleine Stücke schneiden. Knoblauchzehe schälen.

Alle Zutaten außer dem Zitronenabrieb, dem Basilikum und ein paar Kichererbsen in einen Mixer geben und pürieren.

Mit den Zitronenzesten, Basilikumstreifen und den zurückbehaltenen Kichererbsen garnieren.

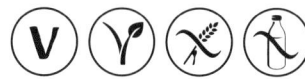

p. P. 149 **KALORIEN** / 8 g **FETT** / 14 g **KOHLENHYDRATE** / 5 g **EIWEISS** / 4 g **BALLASTSTOFFE** / 0 mg **CHOLESTERIN**

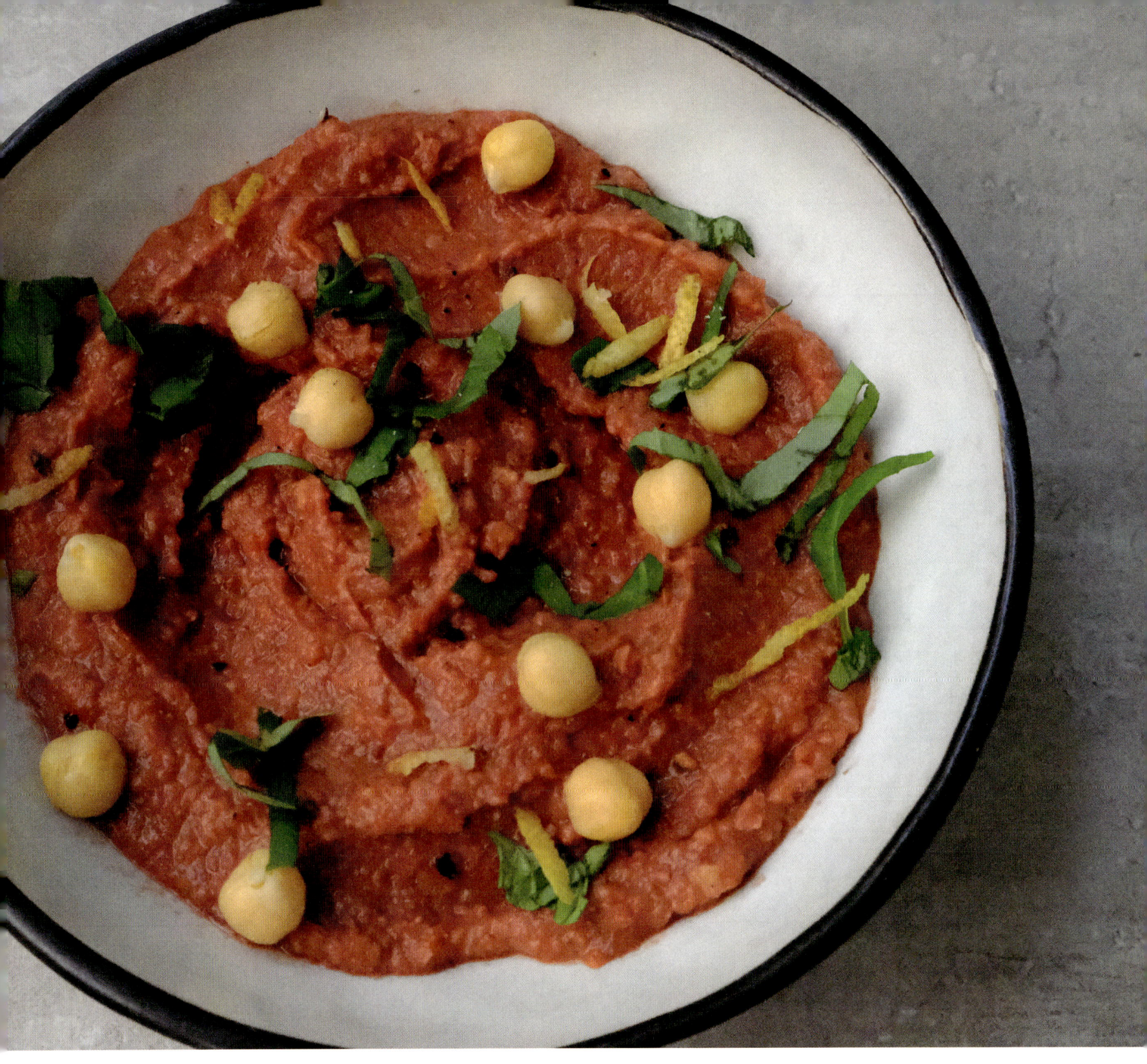

Einkaufsliste

Lebensmittel, die zum Abnehmen geeignet sind. Wählen Sie was Ihnen schmeckt...

PROTEINE

FLEISCH	Hähnchenfilet, Hähnchenbrust, Hähnchenschnitzel
	Kalbfleisch mager
	Lammfilets
	Putenfilet, Putenschnitzel
	Rindfleisch mager
	Straußenfilet
	Tatar
AUFSCHNITT	Corned Beef
	Hähnchenbrust
	magerer Schinken
	Putenbrust
	Roastbeef
FISCH UND SCHALENTIERE	Fischfilets unterschiedliche Sorten Lachs, Seelachs, Rotbarsch, Hering
	Garnelen
	Jacobsmuscheln
	Krabben
	Makrele im eigenen Saft
	Räucherlachs
	Sardinen im eigenen Saft
	Thunfisch im eigenen Saft
PFLANZL. PROTEIN	Saitan
	Soja-Joghurt-Ersatz
	Sojadrink
	Tofu

MILCHPRODUKTE UND KÄSE

	Buttermilch
	Naturjoghurt mager
	Kefir
	Milch 1,5%
	Mozzarella
	Parmesan
	Hüttenkäse
	Frischkäse mager
	Quark mager
	Sauermilchkäse (z.B. Harzer)

EIER

HÜLSENFRÜCHTE	Bohnen, grün
	Bohnen milchsauer vergoren
	Bohnen rot, Kidney
	Bohnen, weiß
	Edamame (Sojabohnen)
	Erbsen
	Erdnusskerne
	Kichererbsen
	Linsen verschiedene Arten
	Pintobohnen

KOHLENHYDRATE ALS SÄTTIGUNGSBEILAGEN

	Amaranth
	Bulgur
	Chiasamen
	Couscous

Einkaufsliste

Dinkel	
Dinkelflocken	
Erbsennudeln	
Grünkern	
Haferflocken grob	
Haferflocken fein	
Hartweizengrießnudeln	
Hirse	
Kartoffeln alle Sorten	
Kichererbsennudeln	
Linsennudeln	
Mochireis	
Naturreis	
Quinoa	
Reisflocken	
Reis braun	
Reis rot	
Roggen	
Risottoreis	
6-Kornflocken	
6-Kornbrei	
Süßkartoffel	
Tsampa (geröstete Gerste)	
Vollkorn-Basmatireis	
Vollkornbrot einzeln abgepackt	
Vollkornbrot frisch	
Vollkornnudeln	
Vollkornlangkornreis	

GEMÜSE, PILZE, SAATEN (frisch oder TK)

- Ajvar scharf und mild
- Artischocken
- Austernpilze
- Aubergine
- Avocado
- Bambussprossen
- Bärlauch
- Blattsalate
- Blumenkohl
- Brokkoli
- Brunnenkresse
- Champignons
- Chicoree
- Chilischoten
- Chinakohl
- Eisbergsalat
- Endiviensalat
- Feldsalat
- Fenchel
- Frisee
- Frühlingszwiebel
- Gemüsemischungen ohne Würzzugabe
- Gewürzgurken
- Grünkohl
- Gurken
- Hallimasch

Einkaufsliste

Lebensmittel, die zum Abnehmen geeignet sind. Wählen Sie was Ihnen schmeckt...

GEMÜSE, PILZE, SAATEN (frisch oder TK)

Ingwer
Kaisergemüse
Kapern
Karotten
Knoblauch
Kohlrabi
Kohlrübe, Steckrübe
Kürbis
Kopfsalat
Kresse alle Sorten
Lauch/Porree
Maiskolben
Maiskörner (kleine Mengen)
Mangold
Meerrettich
Morcheln
Okraschoten
Oliven, ohne Öl
Pak Choi
Paprika, alle Sorten
Pastinake
Petersilienwurzel
Pfifferlinge
Radicchio
Radieschen
Rettich
Rosenkohl

Rote Bete roh und gekocht
Rotkohl
Rucola
Salat grün
Salatherzen
Sauerkraut
Schalotten
Schwarzwurzel
Sellerie Staude und Knolle
Shiitake
Spargel grün und weiß
Spinat-Blatt oder gehackt
Spitzkohl
Steinpilze
Tomaten frisch
Tomaten gekocht in der Dose oder Glas
Tomaten getrocknet
Topinambur
Weißkohl
Wirsing
Zucchini gelb und grün
Zucchiniblüten
Zwiebeln, alle Sorten

OBST (frisch oder TK)

Ananas (keine super sweet Sorten)
Äpfel
Aprikosen
Avocado

Einkaufsliste

Beerenmischung ungezuckert	Orangen
Birnen	Papaya
Bananen, kleine Mengen nicht vollreif	Passionsfrucht/Maracuja
Blutorangen	Pfirsich
Brombeeren	Pflaumen, alle Sorten
Cranberries	Physalis, Kapstachelbeere
Datteln getrocknet, kleine Mengen	Rhabarber
Erdbeeren	Stachelbeeren
Feigen	Wassermelone
Granatapfel	Weintrauben (nur kleine Mengen)
Grapefruit	Zitrone
Guave	

NÜSSE UND SAATEN

Heidelbeeren	Cashewkerne
Himbeeren	Erdnüsse
Honigmelone	Flohsamen
Johannisbeeren	Haselnüsse ganz
Kaki	Haselnüsse gehackt
Kaktusfeige	Kürbiskerne
Kirschen	Leinsamen
Kiwi, grün und gold	Mandeln ganz, gehackt oder Stifte
Kumquat	Pekannüsse
Limette	Pinienkerne
Litschi	Saaten für Keimlinge
Loquat	Sesam
Mandarine, Clementine	Sonnenblumenkerne
Mango	Walnüsse
Mirabellen	Weizenkleie mit Keimen
Nashi-Birne	
Nektarine	

Einkaufsliste

Lebensmittel, die zum Abnehmen geeignet sind. Wählen Sie was Ihnen schmeckt...

FETTE UND ÖLE

Arganöl, kleine Flasche für orientalische Gerichte

Butter

Bratöl, high oleic

Ghee/geklärte Butter

Kokosöl

Leinöl nativ

Olivenöl nativ

Rapsöl nativ

Sesamöl nicht geröstet und geröstet (für Asiagerichte)

Walnussöl

KRÄUTER (frisch oder getrocknet)

Basilikum

Minze

Liebstöckel

Koriander

Oregano

Petersilie

Rosmarin

Schnittlauch

Thai-Basilikum

Thymian

Zitronenmelisse

GEWÜRZE UND SOSSEN

Austernsauce

Bio-Brühwürfel

Chili(schoten)

Curcuma

Currymischungen

Dijon-Senf

Fischsauce

Gomasio

Garam Masala

Ingwer

Kokosmilch

Kaffir-Limettenblätter (Asia Laden)

Knoblauch

Kümmel

Kreuzkümmel

LLiD Würzer Brühe

Muskat

Paprika edelsüß

Paprika scharf

Pesto grün

Pesto rot

Pfeffer schwarz

Pfefferbeeren, rot

Pul Biber

Salz

Einkaufsliste

Safran

Senf, mittelscharfer

Sojasauce japanisch

Teriyakisoße

Tomatenpesto

Vanilleschoten

Worchestersauce

Zitronengras

ESSIG

Apfelessig

Balsamico dunkel

Balsamico hell

SÜSSUNGSMITTEL

Ahornsirup (sehr sparsam verwenden)

Apfeldicksaft (sehr sparsam verwenden)

Honig (sehr sparsam verwenden)

Süßstoff flüssig, LLiD Süßer

TEE (ungezuckert)

Grüner Tee

Ingwertee

Kräutertee

Schwarzer Tee

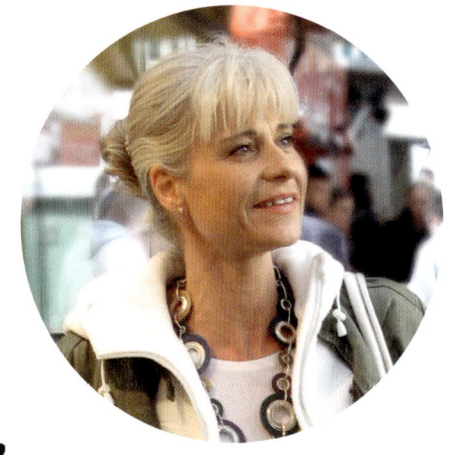

Autorin

Susanne Bosma arbeitet seit vielen Jahren mit großer Leidenschaft als Foodcoach, Diät- und Ernährungsberaterin. Im Rahmen des betrieblichen Gesundheitsmanagements berät sie in Unternehmen und Ministerien, hält Vorträge, Seminare, gibt Koch- und Abnehmkurse. Zu ihren Kunden im Bereich des persönlichen Foodcoaching zählen Berufstätige aller Art, Büroangestellte, Vielflieger, Models, Hausfrauen, Mütter und oft ganze Familien. Sie berät Menschen, die gesund leben, Gewicht verlieren und ein Leben führen möchten, bei dem Genuss, Erfolg und gesunde Lebensführung vereinbar sind.

Da jeder Mensch einzigartig ist, sind ihre Coachings immer ganzheitlich ausgerichtet und individuell auf den einzelnen Menschen abgestimmt. Mehr Informationen zu Ihrer Arbeit finden Sie unter:

www.myfoodcoach.de

Co-Autorin

Emma Bosma wuchs mit dem leichten Teller auf und kann sich gar nicht mehr vorstellen anders zu leben. Sie ist begeisterter Foodie und liebt das Ausprobieren und Erfinden immer wieder neuer Rezepte. Kochen ist für sie Entspannung pur. Unter dem Namen Emmis Foodblog betreibt sie einen eigenen Foodblog und lieferte viele Rezeptideen zu diesem Buch.

www.emmis-foodblog.de

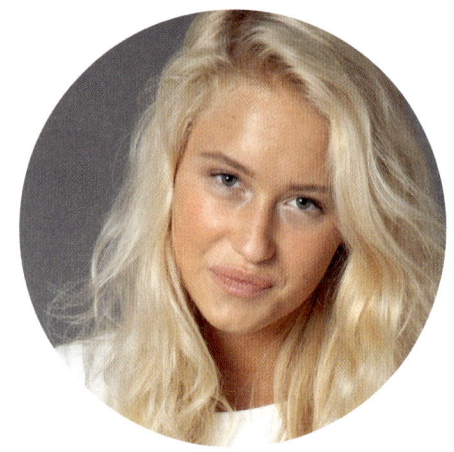

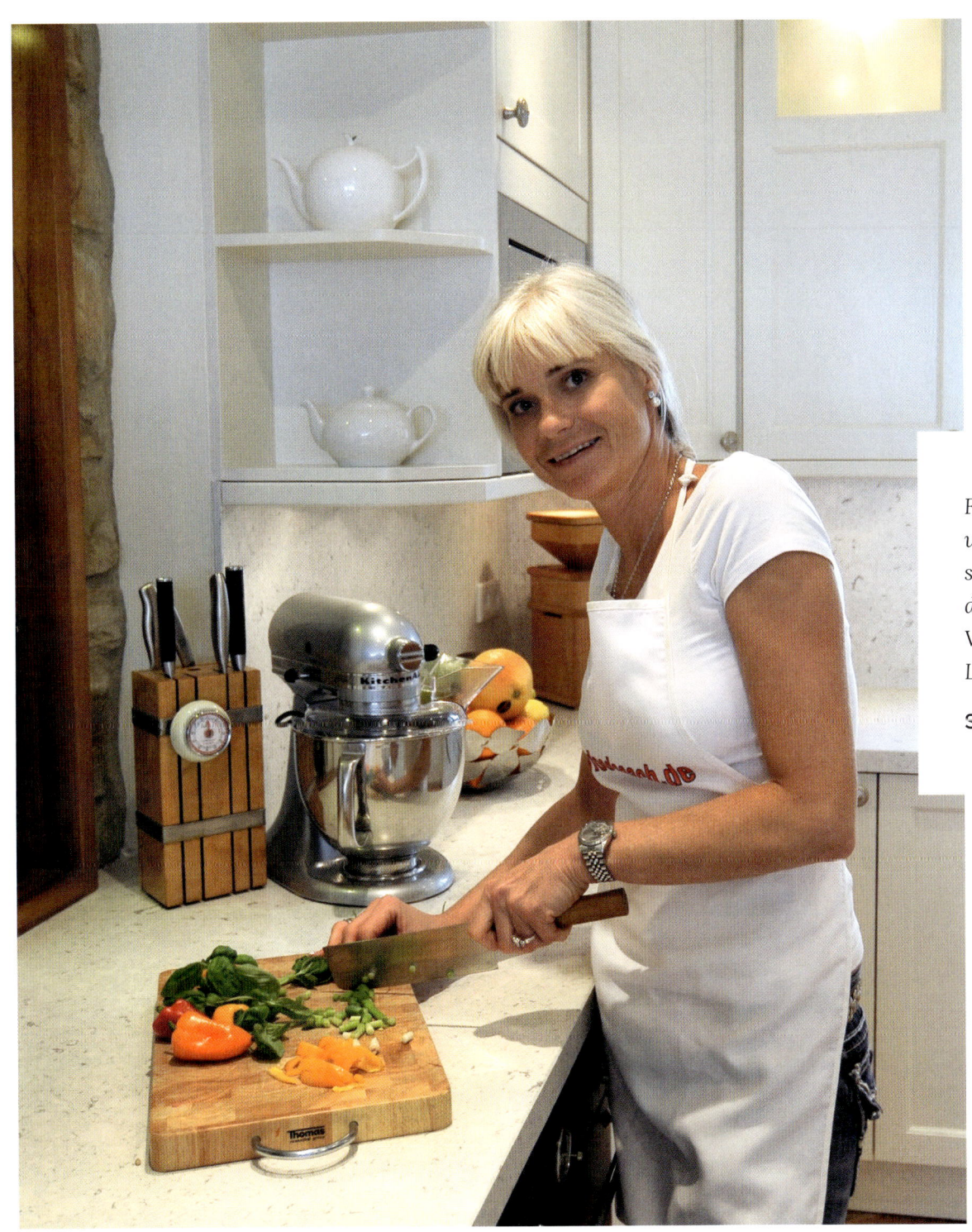

*Für mich ist es immer
wieder wundervoll zu
sehen, wie sich Menschen
durch kleine, aber effektive
Veränderungen in ihrem
Leben so viel besser fühlen.*

Susanne Bosma, Autorin

Rezept VERZEICHNIS

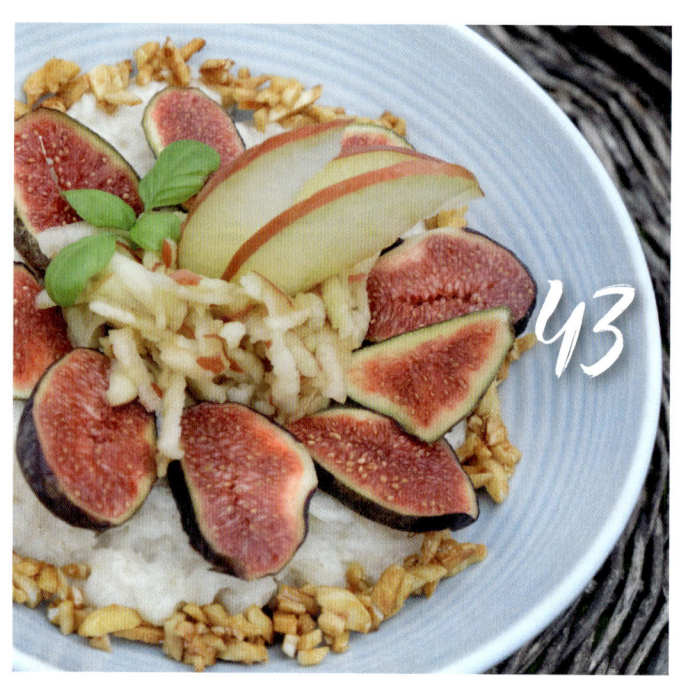

43

Vollkorn-Milchreis mit Feige und Apfel

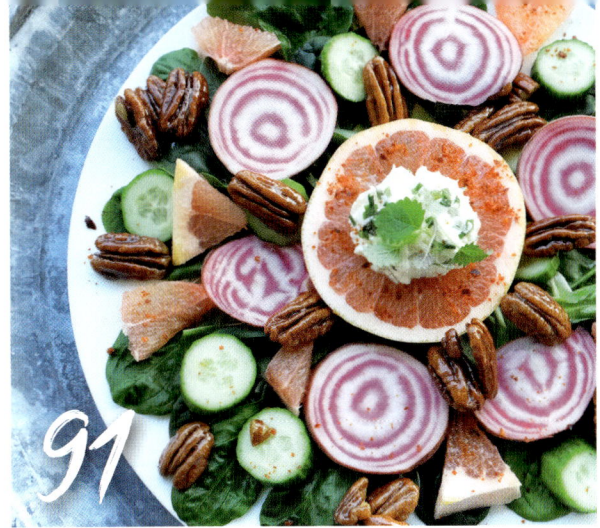

Rote Bete-Salat mit Pekannüssen und Grapefruit

Mittagessen 67

Abendessen 101

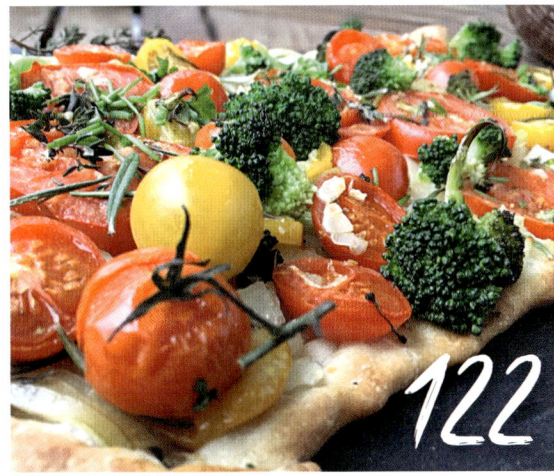

Fruchtig frischer Tomaten-Flammkuchen

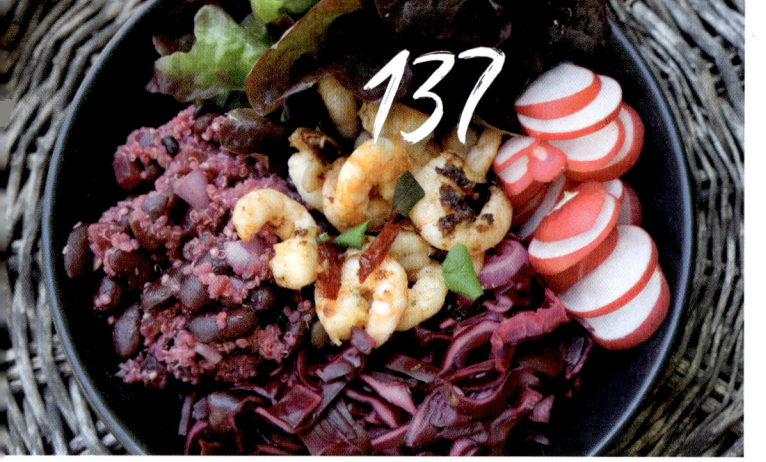

137

Lila Bowl mit Quinoa

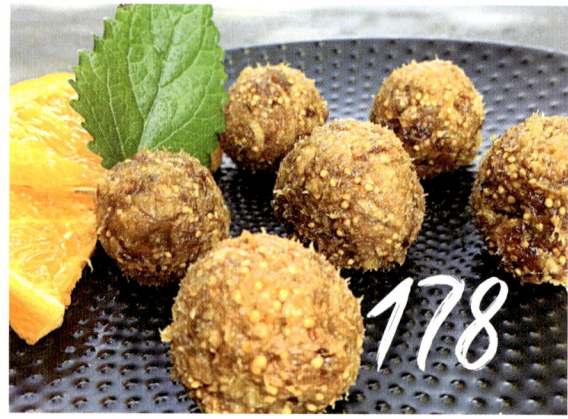

178

Figgy Bites natursüße Feigenpralinen

Brot und Backwaren 183

Statt Marmelade aufs Brot 197

Hüttenkäse Kiwi-Brot

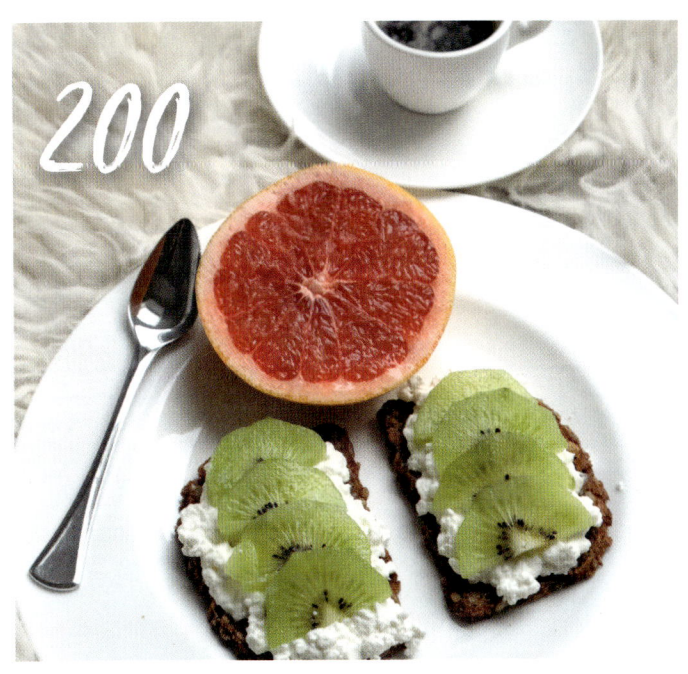

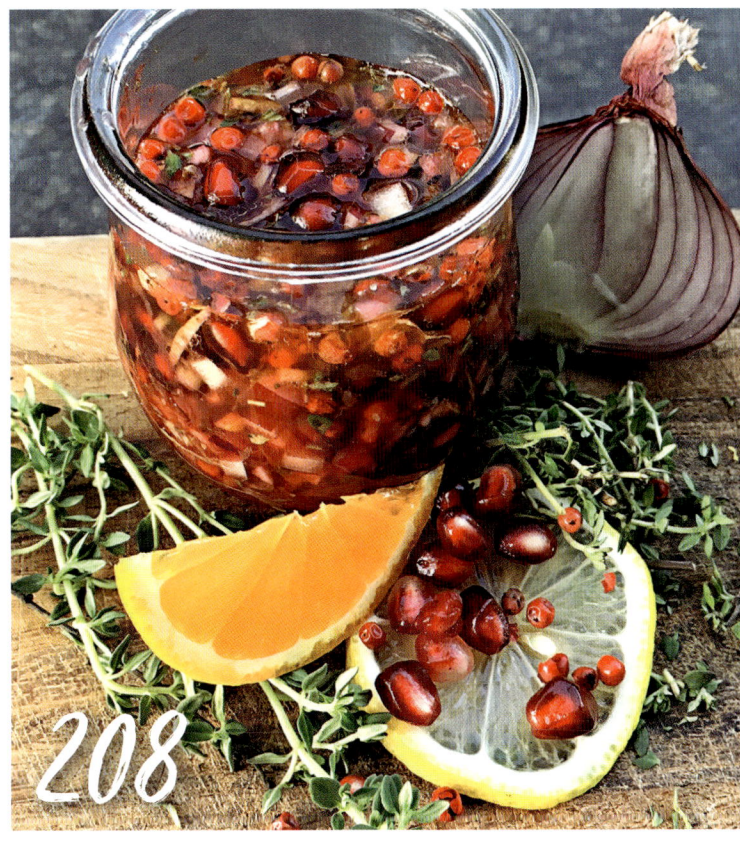

Granatapfel-Dressing

Dips und Dressings 203

**Mein leichter Teller –
flexibel abnehmen ohne Kalorien zählen**

Kochbuch von Susanne Bosma in Zusammenarbeit mit
Leichter leben in Deutschland

Impressum

IDEE, KONZEPTION UND COPYRIGHT:

Susanne Bosma, Diät- und Ernährungsberaterin, Foodcoach,
Pauli-Concept-Gesundheitscoaching, Paulistrasse 10, 40597 Düsseldorf

Attoverlag Hans Gerlach, Atting

REZEPTE:

Susanne Bosma und Emma Bosma

HERSTELLUNG UND VERTRIEB:

Attoverlag Hans Gerlach, Atting

Leichter leben Vertriebsgesellschaft mbH, Straubing
Web: www.llid.de, Mail: orga@llid.de

ERSCHIENEN:

April 2019 im Attoverlag

DRUCK:

PASSAVIA Druckservice GmbH & Co. KG, Passau, Printed in Germany

FOTOS:

Susanne Bosma, Emma Bosma,
©iStockphoto.com (Amornism, a_namenko, Aamulya, PeopleImages,
AlexRaths, HannesEichinger) ©pixabay.com ©stock.adobe.com
(Monkey Business, GVS)

GRAFIK, DRUCKVORBEREITUNG UND ABWICKLUNG:

Carina Koch, Leichter leben in Deutschland

ISBN: 978-3-942590-24-2   **PZN:** 15417390